# 江山中医医案

江山市政协学习文史委员会 编

中医古籍出版社

图书在版编目（CIP）数据

江山中医医案/江山市政协学习文史委员会编 .—北京：中医古籍出版社，2016.12

ISBN 978 - 7 - 5152 - 1335 - 4

Ⅰ.①江…　Ⅱ.①江…　Ⅲ.①医案 - 汇编 - 江山 - 现代　Ⅳ.①R249.1

中国版本图书馆 CIP 数据核字（2016）第 234389 号

## 江山中医医案

### 江山市政协学习文史委员会　编

责任编辑　郑蓉

封面设计　韩博玥

出版发行　中医古籍出版社

社　　址　北京东直门内南小街 16 号（100700）

印　　刷　三河市华东印刷有限公司

开　　本　710mm×1000mm　1/16

印　　张　26.75

字　　数　348 千字

版　　次　2016 年 12 月第 1 版　2016 年 12 月第 1 次印刷

印　　数　0001～5000 册

书　　号　ISBN 978 - 7 - 5152 - 1335 - 4

定　　价　58.00 元

# 编委会

中国人民政治协商会议
第九届江山市委员会　学习文史委员会成员名单

主　　任　　胡汉民

副 主 任　　毛一军　　姜荣珍（兼）

委　　员　　王　驰　　王　芳　　毛一军

毛明勇　　周丹丹　　周建新

周晓东　　郑犁敏　　胡汉民

姜荣珍　　郭元敏

特聘委员　　王　红　　王厚让　　王淑贞

刘鸿才　　李端贞　　汪锡华

周晋光　　周慧清　　祝龙光

徐江都　　戴明桂

# 序 言

王水亮

　　《江山中医医案》即将由中医古籍出版社出版发行，这是本届政协文史工作的收官之作，是政协学习文史委开疆辟土，将文史资料工作与中医药事业有机融合的新成果，值得祝贺。同时，也向学习文史委这种勇于创新、自我加压的精神致以敬意。

　　江山地灵人杰，人文荟萃，优秀传统文化底蕴深厚。同样，作为中华优秀传统文化瑰宝的中医药文化积淀也相当丰厚。《清·同治江山县志·人物志》载："明·汪普贤（大陈汪氏始祖），笃志经学，尤工辞赋，襟怀旷达，更精究方书，时以救人为心，著《医理直格》二卷行世。""明·伍子安，幼通经史，长遂于医，就者如市，皆不责报。郡守张实荐为御医。所著有《活人宝鉴》十卷。学者宋濂志其墓。孙敬仲，尤能世其业，疗奇疾甚众。""明·何晓，字东白，拳勇任侠，常手杀劫贼数人。遇寄客，口授禁方，为人傅药辄效。客平昌，邑故无城，虎夜半伤童子，取巨胜膏渍墙茨中濡虫杂花灌之愈……晚生子归，年已老，犹从使琉球，治其王子妇女，立效，国人神之。得海药以归。"1989 年版《江山市志》载："清代徐豳，号凤石，以医著名，被称为'凤石医仙'。毛怀唐在邻近的玉山、广丰等县颇有名气。民国初年，医道较高明的有余文奎、诸葛煦、何树清等。"可见，历代江山出了不少名医，有专为皇上养生诊病的御医伍子安，有名扬台湾（琉球）的神医何晓，有传承延续至今的大陈汪氏中医。新中国成立之后，江山中医药事业也得以长足发展，早在 1955 年由个体中医师钟芳瑾、徐志源等联合开设江山中医门诊部，1957 年改名为江山县中医院，是浙江省最早成立的九家县市级中医院之一。目前全市有执业中医师160人，主任中医师12人。先后涌现了钟芳瑾、姜瑞明、汪国佐、王继文、徐志源等不仅在本市而且在周边地区也享有盛誉的中医大家，以及刘日才、王驰、管寿明、赵建旺等浙江省基层名中医。

中医药文化又具有鲜明的地域特征，同病异治是中医辨证论治的重要特点。《江山中医医案》正是一本以收录曾在江山工作过的中医师为江山人治病资料为主的文史资料图书。中医医案是中医师临床实践记录，是典型"三亲"（亲历、亲见、亲闻）史料，这与以辑录"三亲"史料为主的政协文史资料图书完全契合。另外，从书中收录医案的作者身份而言，有不少是政协委员，如汪国佐、汪泽华父子，林梅素、王克非、王驰、郭元敏、管寿明等，可见《江山中医医案》一书的出版，不仅是中医药界的一件盛事，也是政协史上一件大事，它开启了以征编政协委员三亲史料之先河，具有开创性意义，期待学习文史委在教育文化等其他领域持续推进此项工作。

文史资料工作是人民政协事业的重要组成部分，是政协日常工作中最具特色的。多年来，江山政协文史资料工作一直走在全省前列。衷心希望政协学习文史委再接再厉，再出佳品，为江山经济社会发展留下更加丰沛翔实的史料。

（作者系江山市政协主席）

# 目　录

一、医案 ……………………………………………………… 1

  郑学岐医案十一则 ………………………………………… 1

  姜瑞明医案十五则 ………………………………………… 10

  汪国佐医案十九则 ………………………………………… 20

  王继文医案九则 …………………………………………… 32

  宋云岑医案六则 …………………………………………… 38

  徐志源医案三则 …………………………………………… 42

  汪泽华医案五则 …………………………………………… 45

  姜玉凤医案二十二则 ……………………………………… 48

  邵荣芳医案二则 …………………………………………… 63

  林梅素医案十八则 ………………………………………… 66

  王爱吉医案二则 …………………………………………… 75

  毛永业医案二则 …………………………………………… 77

  金松禄医案二则 …………………………………………… 79

  宣桂琪医十一则 …………………………………………… 81

  吴延松医案十七则 ………………………………………… 93

  廖其贵医案一则 …………………………………………… 102

  周幸来医案七则 …………………………………………… 102

  赵瑞蓉医案三则 …………………………………………… 110

  刘日才医案二十二则 ……………………………………… 113

  王克非医案二十六则 ……………………………………… 133

  顾仲明医案一则 …………………………………………… 167

徐安妗医案四则 ···································· 168

赵建旺医案七则 ···································· 172

郭元敏医案十则 ···································· 178

潘善余医案七则 ···································· 186

王驰医案二十五则 ·································· 192

姜子成医案一则 ···································· 210

徐有水医案二则 ···································· 211

管寿明医案十则 ···································· 214

姜海华医案二十七则 ································ 221

毛志远医案十二则 ·································· 242

周晓慧医案一则 ···································· 250

姜水玉医案二则 ···································· 251

徐首航医案二十则 ·································· 253

毛雄伟医案五则 ···································· 270

姜正元医案十二则 ·································· 273

周建新医案五则 ···································· 279

吴慧医案二则 ······································ 286

吕品医案十一则 ···································· 288

验案四则 ·········································· 295

二、医论 ············································ 299

翼山公妇科概论 ···································· 299

谈西医学习中医的体会 ······························ 302

内外合治输卵管炎患者 56 例 ························ 305

甘温除热法为主治愈干燥综合征 1 例 ·················· 307

感染后咳嗽的中医治疗 ······························ 310

浅谈胃食管反流病从气论治 ·························· 313

治疗内伤百病重在调理脾胃 ·························· 317

桂枝加龙骨牡蛎汤治疗小儿夜惊 16 例 ·················· 324

《伤寒论》小柴胡汤治痛症验案 ······················ 326

《伤寒杂病论》便秘治法临床应用体会 ·················· 328

钟坚活血化瘀法治疗疑难病证举隅 ···················· 333

穴位贴敷治疗支气管哮喘 162 例 ······················ 337

桂枝茯苓丸在妇科疾病中应用举隅 ···················· 339

三、验方 ···································· 346

伤风感冒 ·································· 346

疟疾 ····································· 347

痢疾 ····································· 348

温病 ····································· 348

中暑（发痧） ······························· 350

泄泻 ····································· 352

霍乱 ····································· 353

肺痨 ····································· 354

盗汗 ····································· 355

咳嗽 ····································· 356

吐血 ····································· 356

胸脘痛 ···································· 357

噎膈 ····································· 358

鼓胀 ····································· 359

黄疸 ····································· 361

水肿 ····································· 362

腰痛 ····································· 363

腹痛 ····································· 363

便秘 ····································· 363

脱肛 ····································· 364

小便不通 ·················································· 364

黄胖（桑叶黄） ········································· 365

脚气 ························································· 365

流火大脚风 ·············································· 365

疝气 ························································· 366

痿痹 ························································· 366

麻风病 ····················································· 368

头痛眩晕 ·················································· 368

养生 ························································· 369

月经不调 ·················································· 370

血崩 ························································· 370

带下 ························································· 371

孕妇呕吐 ·················································· 371

胎前水肿 ·················································· 372

麻疹 ························································· 372

惊风　脐风 ·············································· 374

疳（包括寄生虫病） ·································· 375

白喉 ························································· 377

小儿腹泻 ·················································· 377

杂治 ························································· 378

跌打损伤 ·················································· 379

刀伤 ························································· 381

烫火伤 ····················································· 381

痈疽疔毒 ·················································· 382

乳痈 ························································· 388

发丹（疹） ·············································· 389

瘿 ··························································· 389

湿疮 ……………………………………………………………… 390

疥癣 ……………………………………………………………… 391

秃疮 ……………………………………………………………… 392

痒痔 ……………………………………………………………… 393

肾囊风（阴囊湿疹） …………………………………………… 393

阴囊肿痛 ………………………………………………………… 394

疬 ………………………………………………………………… 394

杂症 ……………………………………………………………… 395

眼疾 ……………………………………………………………… 398

耳疾 ……………………………………………………………… 400

鼻疾 ……………………………………………………………… 401

咽疾 ……………………………………………………………… 403

口齿各症 ………………………………………………………… 406

蛇犬蜈蚣虫兽咬伤 ……………………………………………… 408

鱼骨竹木刺伤 …………………………………………………… 410

急救 ……………………………………………………………… 411

肝硬化 …………………………………………………………… 412

血吸虫病引起脾脏肿大（痞块） ……………………………… 412

痄腮 ……………………………………………………………… 412

水痘 ……………………………………………………………… 413

夏季热 …………………………………………………………… 413

婴儿夜啼症 ……………………………………………………… 413

# 一、医　案

## 郑学岐医案十一则

郑学岐（1892－1982），江山峡口人，长期在峡口卫生院工作，1986年退休，擅长治疗内科、妇科等杂病。

### 医案1

#### 哮　喘

占××，女，66岁，家庭妇女。1964年6月2日初诊。素有哮喘，反复发作，昨日又发，喉间痰鸣，痰多而稀，胸闷气急，不得平卧，面色晦滞，恶寒头痛，舌苔白滑，脉浮紧。属风寒外束，肺失清肃。治以三拗汤加味。

**处方**：炙麻黄3g、光杏仁6g、炙甘草3g、紫苏子9g、姜半夏9g、细辛1.5g、炙紫菀9g、陈皮6g、苏叶9g、生姜3片。3剂。

6月5日二诊：恶寒已除，胸闷气急、哮喘亦减，苔白脉滑。原方出入：炙麻黄3g、光杏仁6g、炙甘草3g、紫苏子9g、姜半夏9g、炙紫菀9g、炙款冬9g、白果4枚、五味子4.5g、生姜3片。3剂。

6月8日三诊：症状明显好转，药既对症，原方继服3剂。另配金匮肾气丸250g。待哮喘平定后，每日2次，每次9g。

## 医案 2

<h1 style="text-align:center">哮 喘</h1>

朱××，女，47岁，社员。1968年10月26日初诊。气喘急促，喉中痰鸣有声，咳呛阵作，痰黄黏稠，难咯，伴身热面赤，头痛汗出，胸闷口渴，烦躁不安。苔黄腻、舌红，脉滑数。病情凶急，宜速清热泻肺，化痰平喘。拟麻杏石甘汤加味。

**处方：** 炙麻黄6g、光杏仁9g、炙甘草3g、生石膏30g（先煎）、炙桑白皮9g、黄芩6g、葶苈子6g、姜半夏9g、生姜2片、大枣3个。2剂。

10月28日二诊：服药后，发热渐退，头痛减轻，气急较平，喉间痰鸣减少，苔仍腻微黄，脉滑微数。拟定喘汤加减。炙麻黄6g、杏仁9g、炙甘草3g、炙桑白皮9g、黄芩6g、姜半夏9g、炙苏子9g、白果4枚、前胡9g、茯苓9g。2剂。

10月30日三诊：热已退清，但哮喘未平，苔腻脉滑。原方去桑白皮、黄芩，加炙款冬花9g、广地龙9g。3剂。

11月2日四诊：哮鸣声渐平，苔薄腻，脉小滑，原方继服2剂。

**按：** 哮喘一证，在临床上有冷热之分，治当化痰平喘，并宗《内经》"寒者热之，热者寒之"的原则。如日久伤及肺肾，又当补肺益肾，郑医师治疗哮喘发作，无论冷热，喜用三拗汤加味，辨证正确，用药恰当，每有良效。三拗汤由麻黄、杏仁、甘草组成，具有宣肺平喘的作用，冷哮可加苏叶、细辛、生姜、半夏温肺散寒化饮，热哮可加石膏、黄芩、葶苈子、桑白皮清热泻肺、除痰。案一，为冷哮，故用三拗汤加温肺散寒之品而获效。哮喘缓解后，再以培补肾元，用肾气丸以图固本。案二为热哮，故用三拗汤加清热泻肺除痰之品，邪热渐退，肺热未清，可改用定喘汤加味，清肺定喘，此乃热哮的常用治疗方法。

## 医案 3

### 呕　吐

郭××，男，18 岁，工人。1978 年 9 月 15 日初诊。近来胸脘胀满，恶心呕吐，嗳气频作，食后尤其，脉弦滑，苔薄腻。此因肝气不舒，横逆犯胃，气机失调所致。治宜疏肝和胃，理气降逆。拟旋覆代赭汤合四七汤加减。

**处方：**旋覆花 9g、代赭石 12g、姜半夏 9g、茯苓 9g、厚朴 6g、佛手片 4.5g、白豆蔻 4.5g、绿萼梅 3g、制香附 9g、炙甘草 3g、生姜 3 片、红枣 3 枚。

**按：**呕吐原因甚多，本病例是肝郁气滞，横逆犯胃而引起，疏肝理气用四七汤，和胃降逆用旋覆代赭汤。其中不用党参，其意补则气滞。肝郁者，宜疏不宜补，为增强疏肝作用，故加入佛手片、制香附、绿萼梅、广郁金等药。

## 医案 4

### 水　肿

邵××，女，8 岁。1958 年 10 月 25 日初诊。患儿畏寒发热，咳嗽咽痛，面目浮肿已三天，今日起全身四肢皆肿，腹泻便溏，苔薄白，脉浮。此乃风邪客表，肺气失宣，水道不利所致。治宜疏风宣肺利水。拟越婢汤加减。

**处方：**净麻黄 3g、苦杏仁 6g、赤小豆 9g、茯苓皮 9g、大腹皮 6g、炒苍术 6g、厚朴 6g、连翘 6g、生姜衣 3g、炙甘草 3g、白茅根 9g、大枣 3 枚。

**二诊：**发热，恶寒，咽痛已减，腹泻已止，原方去苍术、厚朴，加陈皮 6g、冬瓜皮 6g。

**三诊：**浮肿减退，余症已除，苔薄白，脉濡。生姜衣 3g、五加皮

6g、白术 6g、茯苓皮 6g、大腹皮 6g、陈皮 4.5g、白茅根 12g、大枣 3
枚、炙甘草 3g。

**四诊：**浮肿已明显减退，原方 5 剂。

**五诊：**浮肿基本退清，但食欲不好，精神软，苔白，脉无力。党
参 6g、炒白术 6g、茯苓 6g、炙甘草 3g、炒白扁豆 9g、淮山药 9g、陈皮
3g、炒薏苡仁 9g、芡实 6g、大枣 3 枚。

**按：**本证属"风水"，为风水相搏所成。因外感风邪，肺气闭塞，
"肺主气，为水之上源"，肺气闭塞，则水道不通，以致水湿潴留，发
为水肿。风为阳邪，其性向上，故水肿自上而起，其脉证如《金匮要
略》所云："风水其脉自浮，骨节疼痛，恶风。"因而风水辨证的特点，
应具有外感表证，如恶风，头痛，骨节酸痛，咳嗽咽喉红痛，脉浮。
从现代医学来说，风水初起往往具有上呼吸道感染症状，治当疏风宣
肺，利水，越婢汤主之。方中麻黄，发汗利水，通过发汗使风湿从汗
而解，即《内经》"开鬼门"之意；杏仁宣肺气以通调水道，使水湿从
下而解，即《内经》"洁净府"之意；石膏、连翘清肺热。本案因热像
不重，故去石膏加赤小豆、茯苓皮、白茅根以利水。初诊时，因有大
便泄泻，故加苍术、厚朴燥湿健脾，服药 5 剂，外邪去，寒热退，改用
五皮饮加白术、潞党参、薏苡仁、淮山药等使脾健湿去，以收全功。

# 医案 5

## 眩　晕

祝××，女，47，社员。1958 年 10 月 31 日初诊。头晕眩，反复
发作多年，近来又作，性情急躁，少寐多梦，面色潮红，左半身发麻，
舌红，苔薄黄，脉弦数。此乃肝阳上亢，肝风内动。治宜平肝熄风，
潜阳降火。拟天麻钩藤饮加减。

**处方：**明天麻（先煎）6g、石决明（先煎）12g、钩藤（后下）
12g、生白芍 9g、抱茯苓 9g、海风藤 9g、络石藤（先煎）9g、桑寄生

12g、怀牛膝9g、黄芩6g、花龙骨12g、煅牡蛎（先煎）18g。4剂。

二诊：头眩晕减轻，但面麻仍然，睡眠仍差，原方去牡蛎，加夜交藤9g、地龙9g，上方继进9剂，诸症已愈。

**按**：本例眩晕是由肝风内动，肝火上冲头面而引起。故用天麻、钩藤平肝潜阳，黄芩清火，桑寄生、淮牛膝滋水涵木，而怀牛膝又能引药下引，海风藤、络石藤、地龙祛风通络，以治半身麻木，标本兼治，故获得良效。

## 医案6

### 眩　晕

徐××，女，53，社员。1978年7月7日初诊。头晕耳鸣，两目畏光，项颈抽掣，心烦失眠，足心发热。形体消瘦，舌红、质少脉弦细。此肾阴不足，肝木失养，虚风上浮所致。治宜滋肾涵木以熄风。拟左归丸加减。

**处方**：大熟地9g、淮山药9g、山萸萸9g、枸杞子9g、菟丝子9g、制龟板8g、怀牛膝6g、灵磁石（先煎）18g、五味子4.5g、知母9g、白菊花9g、炙甘草9g。5剂。

7月12日二诊：颈项抽掣已止头晕耳鸣，心烦失眠，足心发热已减轻，原方4剂。

7月16日三诊：虚风渐平，内热未除，仍见心烦失眠，五心烦热，改用知柏地黄丸加减。知母9g、黄柏9g、大熟地9g、淮山药9g、山萸萸9g、茯苓9g、牡丹皮9g、地骨皮12g、五味子6g、夜交藤12g、怀牛膝9g。5剂。

7月21日四诊：头晕心烦好转，改丸剂巩固之。知柏地黄丸250g，每日2次，每次6g。

**按**：本案乃肾虚水不涵木，以致虚阳上浮，肝风内动，而发为眩晕，治当左归丸去鹿角胶之温补，加灵磁石等滋阴潜阳之品。滋水涵木以熄风，左归丸滋肾之力较强，对肾虚眩晕进行适当加减，疗效较好，故服药 9 剂，眩晕即止，后因虚火未平故改用知柏地黄丸以滋阴清火。

# 医案 7

## 眩　晕

陆××，田 73，农民。1978 年 9 月 11 日初诊。素有眩晕，今疲劳又作，头眩不能转动，动则屋转欲倒，恶心呕吐，面色㿠白无华，神倦气浅懒言，心悸，少寐，纳差，舌淡苔薄，脉细弱。此气血不足，心脾两虚。治宜补气血，益心脾。拟归脾汤加减。

**处方：** 党参 9g、黄芪 9g、炒白术 9g、炙甘草 3g、茯苓 9g、炙远志 9g、广木香 4.5g、酸枣仁 9g、当归 9g、五味子 4.5g、龙骨 12g、姜半夏 6g。4 剂。

9 月 15 日二诊：恶心呕吐已止，眩晕减轻，余症亦见好转，原方去姜半夏，加白芍 9g。3 剂。

9 月 18 日三诊：诸症基本痊愈，改以丸剂巩固之，归脾丸 250g，每日 2 次，每次 6g。

**按：** 本例眩晕多年，体弱。气血亏损，不能上奉清窍而成，乃张景岳所谓"无虚不作眩。"脾为后天之本，生化之源，能化生气血，故气血不足，当补脾为先，脾气足则能运化水谷，化生气血，上奉于脑，归脾汤最合其意，它既能益气健脾，以助生化之源，又能补血养心，以安心神。本例治疗眩晕之法，不是见眩治眩，而是见眩治本的方法。

眩晕一证，病因很多。经云："诸风掉眩，皆属于肝。"丹溪云："无痰不作眩。"景岳云："无虚不作眩。"而河间、王肯堂却认为眩晕从"火"而起。这些论述，都从各个不同角度阐述了眩晕的病因病机，对临床眩晕病的辨证施治起到了很大的指导意义。就实而言，有风、火、痰。就虚而言，多心脾二亏，肝肾不足。虚实二者，虚者为多。

故张景岳云："虚者，居其八九，而兼火兼痰者十中一二。"

本篇所录三案，均为典型病例，均有一定的指导意义。案一，为肝风内动，肝阳上亢，并有化火之象，故用天麻钩藤饮平肝熄风。案二，为肝肾不足，虚风内动。故用左归丸滋水涵木以熄风。案三，为心脾不足，气血两亏，不能养脑，故用归脾汤益心脾，补气血。

此外，痰浊中阻引起眩晕，临床亦不少见，症以眩晕、头重、恶心呕吐，食欲不振，胸闷少寐，苔白腻为主。治当祛痰和中，温胆汤或半夏白术天麻汤加减，如因情志起者，还应加入理气开郁之品并给予精神上的开导。

## 医案 8

### 急性腹泻

姜××，男性，18 岁，农民。1978 年 8 月 22 日初诊。两天来腹痛泄泻，大便稀薄，肠鸣，纳呆，精神倦怠，肢体酸软，脉濡滑，苔白腻。证属中焦脾胃湿浊不化。治宜健脾燥湿。拟四苓散合痛泻要方加减。

**处方：**云茯苓9g、猪苓6g、建泽泻9g、炒苍术9g、炒白芍9g、软防风6g、广陈皮6g、广藿香6g、车前子9g（包）、飞滑石12g（冲）、建神曲9g、炒薏苡仁12g。水煎服3剂。

8 月 25 日二诊：腹泻已止，胃纳尚欠佳。保和丸125g，每服9g，日服3次，温开水吞服。

**按：**此案为外感湿邪，脾胃受困，湿浊不化而形成的急性腹泻。治疗本病时在健脾化湿的方剂中加用痛泻要方之后，提高了疗效，加速了疾病的痊愈。在此病例中，白芍主要是起止痛作用，而防风祛风燥湿，陈皮理气化痰湿，特别白术改用苍术更增强燥湿化浊之动。因此痛泻要方应用于湿浊不化、脾胃受困而致的腹痛腹泻同样是有良好的效果的。本案运用中的特点是把白术改用苍术。

## 医案 9

### 慢性腹泻

余××，男性，35岁，农民。1978年10月29日初诊。腹泻反复发作，大便不爽，泻前腹部阵痛，泻后痛减，脾气急躁，时觉胸胁痞满，食欲不振，嗳气频作，苔薄，脉弦。证属肝气犯脾，脾气虚弱所致。治宜柔肝扶脾。拟痛泻要方加味。

**处方**：炒白芍15g、炒白术9g、软防风6g、广陈皮6g、宣木瓜6g、制香附9g、广木香6g、神曲12g。水煎服3剂。

11月1日二诊：腹痛已减轻，大便次数亦减少，但食纳仍欠佳。原方加山楂肉15g、炒麦芽9g。水煎服2剂。

## 医案 10

### 慢性腹泻

邓××，男性，26岁，农民。1978年8月29日初诊。2个月前因患急性肠胃炎而住院治疗，经治疗5天症状消失出院。迨后稍有饮食失度，即有轻微腹痛腹泻发生。近几天又感脘腹隐隐作痛，大便次数较多，每日4~5次左右。纳食减少，精神倦怠，四肢酸软乏力，面色苍白，舌淡略胖嫩，苔白润，脉濡软。证属中气虚弱，湿困脾胃。治宜扶脾化湿。拟参苓白术散合痛泻要方加减。

**处方**：西党参9g、炒白术9g、炒扁豆12g、炙甘草3g、广陈皮6g、炒薏苡仁15g、云茯苓9g、白芍炭9g、软防风6g、法半夏6g、大枣3枚。水煎服3剂。

9月1日二诊：大便次数已减至日2次，腹痛基本消除，肢体酸倦亦觉减轻，但食欲不振，舌苔白，脉濡。宜原方去白芍炭、软防风、法半夏，加山楂肉12g、法鸡内金5g（研粉吞）。服3剂。

9月6日三诊：大便次数已正常，但便质尚软，纳食尚可，精神也好转，舌质淡嫩，苔薄白，脉濡缓。病已基本痊愈，为杜绝后患，宜续进健脾补气之剂，以图全功。西党参 9g、炒白术 9g、炙黄芪 9g、炒扁豆 12g、广陈皮 6g、云茯苓 12g、广木香 4.5g、淮山药 9g、炙甘草 3g、法鸡内金 6g。水煎服 4 剂。

**按：** 中焦脾气虚弱，运化失常所致的慢性腹泻。本病用参苓白术散健脾补气治其本，合用痛泻要方疏肝止痛治其标，是标本兼治的复方。在运用中，特点是重用白术，因白术既健脾又祛湿，一药即有标本兼治之作用。另一点是白芍炒炭用。因炭有收敛止痛作用，所以白芍烧炭后用既可以止痛，又可以止泻，一物二用，药尽其效。慢性腹泻在治本补脾的同时，适当采用收敛止泻，可以提高疗效，加速疾病早日痊愈。

## 医案 11

### 急性痢疾

何××，男性，30 岁，教员。1978 年 9 月 23 日初诊。昨天开始腹痛腹泻，今天来病情逐渐加重，大便一天 10 余次，呈脓血样便，里急后重，肛门灼热疼痛，小便短少黄赤，不思饮食，舌红苔黄腻，脉滑数。证属湿热积滞肠中。治宜清热解毒，化湿行气。拟白头翁汤合痛泻要方加减。

**处方：** 北秦皮 9g、白头翁 12g、川黄连 3g、广陈皮 4.5g、炒白芍 9g、软防风 6g、炒白术 6g、广木香 6g、焦山楂 9g、炙甘草 3g。水煎服 2 剂。

9 月 24 日二诊：腹痛腹泻大减，诸证明显好转。药既对症，宜原方 2 剂煎服。

9 月 26 日三诊：腹痛腹泻基本停止。但大便略软，偶觉中脘部轻微疼痛，饮食尚欠佳，舌苔薄腻，脉濡。治宜继续清解余邪，和胃化湿。白头翁 9g、北秦皮 6g、广木香 4.5g、川云连 3g、淮山药 9g、白芍炭 9g、炒苍术 9g、广陈皮 6g、云茯苓 9g、车前子 12g（包）、炒楂肉 9g、鸡内金 6g。水煎服 3 剂。

**按**：急性痢疾是由湿热积滞肠中所致。清热解毒、化湿行气是其治疗大法。白头翁汤是首选方剂。配合痛泻要方可以增强化湿行气止痛之功。防风、陈皮散风理气，气行则湿行；白术、陈皮健脾利湿，湿去则无所依。白芍和中止痛。又据药理分析，白芍除有类似阿托品一样对胃肠自主神经有良好止痛作用外，对痢疾杆菌也有强大的抑制作用。因此，痛泻要方对痢疾是有较好的治疗作用的。在运用中，应注意白术用量宜轻，以免补脾而使湿热之邪壅塞不去。

# 姜瑞明医案十五则

姜瑞明（1898－1986），中医师，1979年10月退休，在江山市中医院从事外科的中医治疗工作，钻研《外科正宗》《外科十三方》《景岳全书》《仲景全书》等，擅长治疗瘟疽毒，疔疮流注。

## 医案1

### 乳　痈

诸葛××，女，28岁。1979年4月23日初诊。初产四旬余，左乳房发生硬肿作痛已2天，皮色微红，脉弦细，舌红，苔薄。乳痈初起拟消散，瓜蒌牛蒡汤合鹿角散化裁。

**处方**：柴胡4.5g、青陈皮各4.5g、全瓜蒌10g、牛蒡子10g、浙贝10g、法半夏6g、橘子3g、王不留行10g、白芷5g、左牡蛎15g、鹿角霜10g（鹿角片缺）。外用：冲和散葱酒调涂日数次。

基本上守此方前后服17剂，乳房硬肿渐消散。

## 医案2

### 乳　痈

何××，女，25岁。1978年12月25日初诊。哺乳9月，左乳红肿热痛已一周，乳房外下方皮色变薄白，按之软又波动感，今用刀溃出脓颇多，舌苔薄白花剥，脉弦细。拟清热排脓。

**处方**：柴胡 4.5g、黄芩 9g、法半夏 6g、桔梗 6g、全瓜蒌 10g、银翘各 12g、千里光 10g、炒白术 10g、生黄芪 10g、陈皮 6g、炙甘草 6g。3 剂。外用海浮散药线。

12 月 28 日二诊：脓出减少，新肉渐生，原方去黄芩、千里光。

三诊：换药 3 次，脓净新肉已满口，外敷生肌散收口。

## 医案 3

### 乳　痛

杨××，女，22 岁。1979 年 4 月 3 日初诊。初产三月，旬日前发觉右乳疼痛，未加注意，后逐渐红肿，即用草药外敷。来诊时右乳房外下方乳痈已溃，溃口大约 4cm×5cm，腐肉未脱，脓出不畅，舌红苔白，脉浮数。治拟清热解毒，理气活血。

**处方**：青陈皮各 4.5g、当归 10g、白芍 10g、全瓜蒌 10g、浙贝 10g、白芷 5g、王不留行 6g、连翘 10g、蒲公英 12g、生黄芪 10g、制首乌 10g、生甘草 4.5g。外用海浮散，换药时将腐肉适当剪除，以不痛为原则。换药四次，腐肉渐脱，但新肉未长。内服药去王不留行，加淮山药 12g、炒白术 10g，续服 4 剂。

4 月 10 日二诊：右乳痈腐肉基本脱清，溃口亦见缩小，但右乳内侧又生硬块作痛，防其化脓，原方去陈皮、王不留行，加柴胡 4.5g，生牡蛎 12g，疮口外敷同前，内侧硬肿出用冲和散酒葱调涂。该方配服 12 剂后，内侧硬肿已消，疼痛亦除。

4 月 23 日三诊：右乳内侧硬块渐变软不痛，外侧溃口新肉，日渐长满尚未收口，但上腭红痛，伴有鼻衄，舌红赤，脉弦细。治拟补托养阴。

**处方**：元参 12g、小青皮 4.5g、枸杞子 10g、炒白术 10g、炒白芍

10g、全瓜蒌 10g、浙贝 10g、连翘 10g、制首乌 12g、生黄芪 10g、生牡蛎 12g。8 剂。

5 月 4 日四诊：乳痈疮口渐缩至鸡子黄大小，脓水已净，鼻衄止，但咽部红痛加重，舌边尖红，脉细弦治拟补气养阳。

**处方：** 党参 10g、生黄芪 10g、生地 12g、玄参 10g、制首乌 10g、茯苓 10g、炒白术 12g、炒白芍 10g、板蓝根 10g、山豆根 10g、生甘草 3g。服药 4 剂后，咽喉红痛好转，停服中药，单用外敷，换药 3 次，疮口愈合。

# 医案 4

## 乳　发

姜××，男，51 岁。1979 年 4 月 13 日初诊。左乳嫩红肿痛已 1 周，经抗生素注射及草药外敷，皮虽破见多头，但仍硬肿无脓，灼热色红作痛，根盘有 10cm×6cm，且伴畏寒发热，上午 T37.3℃，左腋下淋巴结肿大 2 枚，似桃核，左手活动受限，脉浮数，舌红苔白厚。此及肝经之气，阳明之热郁结而成乳发。治拟清肝解郁略佐外托。

**处方：** 柴胡 4.5g、银花 10g、连翘 10g、炒赤白芍各 10g、蒲公英 10g、青陈皮各 4.5g、全瓜蒌 12g、浙贝 10g、白芷 5g、茯苓 10g、生黄芪 10g、皂角刺 9g。二次配方，服药 6 剂，外用金黄散油膏、海浮散外敷。

4 月 20 日二诊：热已退，左乳多头发出，脓渐多，腐肉成片脱落，肿势渐减，仍灼热作痛，脉转和缓，舌红苔薄白。治拟清肝解郁，托里排脓兼施。

**处方：** 柴胡 4.5g、连翘 10g、赤白芍各 10g、茯苓 10g、蒲公英 12g、香白芷 4.5g、生黄芪 10g、制首乌 10g、紫丹参 12g、当归丸 10 粒（分吞）、炒白术 10g、生甘草 3g。

上方先后服 14 剂，腐肉基本脱尽，新肉渐长，但溃口仍大如鸡蛋，尚未收缩，左腋下淋巴结已消散，左手能活动。左乳发，脓出已少，溃口仍大如鸡蛋，新肉尚未长满，右眼红赤作痛数日，苔黄糙，脉弦细。治宗原意出入。

**处方**：生黄芪12g、炒白术10g、云茯苓10g、夏枯草10g、川芎10g、当归丸20粒（分吞）、炒白芍10g、连翘10g、制首乌12g、生地10g、白菊花4.5g、生甘草3g。

上方服5剂后，眼红赤已退，溃口渐缩，新肉已长满，停内服药，外敷几次而收口。

## 医案 5

### 产后癃闭

李×，女，34岁，住院号6445。9月8日开始腹痛，至9月9日产一女婴，生产经历26小时。产后即诉小便不能自解，腹胀难受，虽经导尿2次，症状暂时减轻，逾时又复如前。9月10日请中医会诊。初诊：大产一日，膀胱气闭成癃，小便涓滴不出，小腹胀痛气坠，欲溲不能，努责亦无，大便则脱肛，面色萎黄，气怯懒言，痛甚呻吟不安，恶露虽行，色淡不鲜，舌苔淡白，中沟前光，脉象细濡微滑。自诉产前即患子肿咳嗽，产后尚未康复。辨证参脉。证由素禀脾、肺气衰，产后中气虚陷，肺失通调治节之令，三焦气机不畅，决渎失司，膀胱气化无权，输泻失职，水积气闭成癃。治拟生益脾肺之气，振其气化之权，以恢复通调水道、下输膀胱之权。

**处方**：潞党参10g、炙黄芪10g、炒白术6g、炙升麻4.5g、全当归6g、炒泽泻6g、车前子9g、官桂4.5g、猪茯苓各10g、广木香3g、川牛膝6g。

9月11日二诊：昨日药后，小便得解2次，虽通而不畅，少腹仍有轻度腹胀，时有咳逆，咳则自觉前阴气坠，痹塞不通，欲溲不能。药已有效，毋庸更张，效方更展一筹方治。原方去木香，加杏仁9g。取杏仁以降肺气，下达州都导水必致高原之地也。

9月12日三诊：两进益气温化法，小便已能畅解，少腹亦无胀感，按之柔软如常，病者精神饮食均有改进，咳嗽、浮肿、亦大减退。唯患者又感新寒，头痛鼻塞，自汗恶风，舌苔白薄脉濡。仍拟温化益气，兼以利水疏表，

**处方**：炒白术 6g、大黄芪 10g、党参 10g、桂枝 4.5g、炒泽泻 6g、鸡苏散 10g（包）、生姜 2 片。药后得汗，表里证皆霍然。

## 医案 6

### 产后癃闭

蒋××，33 岁，第一胎，住院号 61030。患者于 9 月 13 日行产钳助产，产后即感小便不畅，继则点滴难出，一日夜须导尿 2 次，9 月 15 日请中医会诊。初诊：大产三朝，小便不通，恶露不行，脐腹胀痛，状若覆碗，按之坚硬刺痛，形寒发热（T 38℃）脉细肢寒，舌色水白。证由寒气客于下焦，瘀凝停于少腹，阻塞胞门，膀胱气化失职，以致癃闭。治拟温通下焦，化瘀利水。

**处方**：上肉桂 4.5g、淡附片 6g、全当归 10g、上血珀 1.5g（研末和服）。

9月16日二诊：药后下紫色血块甚多，小便癃闭已通，但少腹仍有板痛，瘀凝未净，再拟温化。

**处方**：肉桂 3g、元胡 10g、红花 4.5g、桃仁 10g、丹参 12g、归尾 6g、炮姜炭 4.5g、冬葵子 10g、车前子 10g。2 剂后病情痊愈。

**按**：产后小便不通称产后癃闭，祖国医学对本病机理早有认识，如《素问·灵兰秘典论》说："三焦者，决渎之官，水道出焉。"又云："膀胱者州都之官，津液藏焉，气化则能出矣。"《素问·标本病传论》："膀胱病，小便闭。"又如《巢氏病源·产后小便不通候》说："因产动气，气冲子胞，胞转屈辟，不得小便故也。亦有小肠本夹瘀热，因产水血俱下，津液竭燥，胞内热结，则小便不通也。……气和则小便

通也。"综上所述，可见小便之通与不通，全赖于膀胱的气化，然膀胱的气化又与肺脏、三焦的通调、治节有密切的关系。故本病的形成，多随其兼症夹症的不同，有寒、有热、有虚、有实，虽是一证，治法亦异。

## 医案7

### 走马牙疳

1958年，院内派我到妙里圳乡巡回医疗，经过点的地方由巡回医生负责看病，或此或彼何日到点由本人自己决定，到点后与该地负责人相结合看病，轮流不已。有一天，我到了石后地方，住在农会主任家，农会主任正在开会，有位老妇对我说，姜医师多年没见面了，这个开会的就是她儿子，现当农会主任，小时是我把他救出来的，今能为国为民办事，真是多多感谢。于是，我回忆往事，该孩子年方七岁左右，患的是走马牙疳，由麻疹后余毒未清而成，诊时已起七八天，牙龈迅速变黑腐烂，破流血水，臭秽难闻，坚硬渐开，病儿常用手指抓搯，不痛作痒，以致落牙多枚，穿腮缺唇，身热不食，病情危急。本地医生皆辞不治，经我三次治疗，腐脱新生，热退能食而痊愈。本地区医生亦来会叙，皆云非老兄来此治疗，不能挽已倒之狂澜，今病已愈，皆老兄之赐也。当时治以：清热解毒，内外兼施。

**处方：** 人中黄6g、川黄连6g、银柴胡3g、肥知母3g、连翘3g、炒牛蒡子3g、犀角0.2g（另蒸冲）、元参4.5g、防风3g、淡竹叶2g、生玉女6g、灯芯7条（金鉴清疳解毒汤加减）。

复方时，原方去防风，加薄荷1.2g，水芦根6g。外用，砒望散加味（砒枣散）。红枣5个去核，白砒1.5g纳入每个枣0.3g，煅人中白6g，共研极细末，吹于坚硬及腐烂处。

**按：** 走马牙疳为疳之一种，生于牙龈上的名牙疳，若腐烂迅速势如走马之速称"走马牙疳"，发毒攻蚀，齿龈腐烂成疳，杀人最速，可见此症为牙疳中最重要和危险的一种。究其病因，总由癖疾积火痧痘余毒，或为杂痛、伤寒、时疫、痢疾之后，体虚受寒郁热而成。本例乃因麻疹后余毒未清，上攻而成，治宜清热解毒，投金鉴清疳解毒汤。同时外用砒枣散。砒枣散，有祛腐杀菌之能，治走马牙疳，原方系枣、砒、冰片少许，姜老以人中白易冰片，同样具有清热降火解毒之功，从姜老的经验，该病光内服药往往不能奏效，一定要配含外用药，使药物能直达病所，收到祛腐拔毒之功，如此内外兼施，其效速矣。

## 医案8

### 甲状腺肿大

×××，女，有岗背坞地方人。十岁即患甲状腺肿大，当时未加注意。至十八岁结婚，甲状腺迅速肿大。近八九天来，肿势骤增，头向后倾，可仰而不可俯，口闭难开，语言不清，饮食七八天未进，才急到县医院诊治。因诊断不明，改赴巨县医院，亦未明确原因，复赴金华区医院，金华亦难确诊，要伊先住院观察。因钱粮关系，不能进院，又回江山，转中医院会诊。经余详细检查，重按颈部肿大高突坚硬如石，皮肤隐隐微红，痛感不大，摸至结喉处粟米大软点，反复验证确系软点。余断为感染新邪，结毒化脓之现象，当即用三棱针在软处刺入，果得脓液，当时放脓三大盘，肿势骤减，头即能下俯，疮口用海浮药线引流拔毒，内服托里排脓之剂，于是病情渐好，饮食渐进。先后换药数次，即痊愈返家。过一月余，来感谢再三。

## 医案9

### 炸弹散片伤治验

×××，男。被鸟枪击中，当时炸药散片铁子击中面部及四肢暴露部位，疼痛不堪，取出不易又恐日后留疤，顾虑重重，请余往诊。见面肢部弹片铁子大小不一，嵌入肌肉深浅不等，时叫患者忍着痛，用小钳钳出浅表数粒大的铁子，但深陷细小的铁子无法解决，嘱用生南瓢捣患部，南瓜水干即弃而再换，如法四五次，全部铁子弹片即脱，终不留痕，患者喜道谢。此法价廉效实，大可推广。

## 医案 10

### 蜡烛漏

余××，女。大拇指尖忽然红肿发痒，用清热消肿，诸药调敷，红痕渐退，入手中指尖状如游凤丹毒，亦如火烫、汤泼之形，治疗难全，余乃用针挑刺红处以泄恶血，继用马钱子，用涎沫磨涂，明日痒止肿消而愈。

**按**：马钱子即番木鳖，苦微甘有毒，能消积块，化脓毒，治疗肿痛，乳痈，恶疮，痔漏，瘰疬，泻痢，用此能消肿化毒。

## 医案 11

### 溃疡久不收口

×××，有患大腿溃疡数月，久不收口，疮口高肿突起，坚硬如石，伊亦为医。见此形状，以腐肉也，屡用降丹敷之，腐不能去，硬不能消，口不能合，脓不能成，唯流清水而已，数沉疴，自治乏术，请余医治。余曰，此系疮口受风所致，非腐也。伊不信，请余用药。余用酥丸研细末搽疮口内外盖太乙膏。明日启示疮口，果冗平软，腐肉裂纹脱起，色现鲜红，敷脓成，脓出腐起脱落新肉渐生，继用生肌散，不几日而痊愈。外科蟾酥丸有驱毒发汗之功，外敷有化腐、消坚之能，故用之效如桴鼓。

## 医案 12

### 龙胆泻肝汤治案

×××，女，江西玉山下镇地方人。自觉会阴部烘热发痒，热痒过甚，则欲到田野奔走，犹如狂人，无法控制，但神志始终清楚，认定为肝火偏亢，投龙胆泻肝汤，不料服几剂，阴部热痒俱除，好如常人。

## 医案 13

### 阴囊破裂

×××，男。小孩玩耍，戏跑常跌扑，又穿开裆裤，时有擦破阴囊者，睾丸外露，曾邀余为治。洗净外皮后用丝线对口缝合，后用拔毒生肌散外敷，不日即愈。然有一次，政棠两大人，因纠纷打架，胜者将对方翻在地，骑他身上，败者即用手抓其阴囊，当时阴囊即被撕破，睾丸有外露亦邀余诊治。余往，视其状与小孩一样，亦如法缝合，外敷。但明日诊视，线脱睾丸仍外露，今缝明破，连续三次均无效，不解其故。后思睾丸、阴囊具有伸缩性，成人下垂后较重，故不易愈合，后再次缝合，令用袋装入阴囊，将袋用带系在裤袋上，如此托起阴囊，果然生效完好。

## 医案 14

### 膀胱损破

×××，女，毛家仓人。秋收时拔高粱梗，拔时用力过大，高粱梗起，人即坐跌，恰巧跌在粪箕上，会阴部被粪箕茎刺破，当即疼痛难忍，尿从洞口出，沿大腿而流，请医诊治。医用纱布堵其口，尿虽暂停，疼痛不止，且棉花纱布不能久置，取出又复如故，尿仍外流，后请余治。余亦无法，后细查医书，见《女科辑要》记曰：尝见收生者不谨损破产妇尿胞，致尿淋漓，遂成废疾，一妇年壮难产，得此，因思肌肉破伤在外者皆可完补，胞虽在腹谅亦可治。遂以参芪为君，穹归为臣，桃仁、陈皮、茯苓、熟地为佐，用猪羊胞煎汤入药，极饥时饮之，令气血骤长，其胞自完，恐少迟缓，亦难成功也。次日往诊，为处上方，嘱用猪胞煎汤入药，外口敷海浮散，药后果然获效，尿不外流，原方续服二剂告愈。后遇摘桃从桃树跌下，桃树枝刺破尿胞者，犁头刺破尿胞者，豆杆刺破尿胞者六七例，均用上去治愈。可见中医治病，不论内科、外科是统一的，只要辨证正确，同样可收到良效。

## 医案 15

### 大头瘟

×××，南塘社地方人。猝然患疾，牙关紧闭不开，咽喉硬肿，数日汤饮不进，合家阖问不起，备办后事。闻余名邀余治疗，余至则病者仰卧床第间，两目炯炯，体不能转，切其脉洪而有力，乃作大头瘟治。用冰硼散搽牙根处，外磨围丸涂敷，拟方以辛凉解毒之品，初服不能咽，渐渐灌之始从牙缝间渗入，于是牙关渐以放松，药饮渐进，数日调理痊愈，强健如昔。不料第二年夏初，又恶寒发热，额部疼痛，因乏力医治，缠绵一月有余。忽于五月初二突然变态，又牙关紧闭，旧症发作，近地某医诊之辞不开方，举家惊惶议请余治，仍用前法，二帖病竟霍然。

**处方**：牛蒡子 6g、白僵蚕 3g、净蝉衣 5 只、花荆芥 4.5g、济银花 6g、开连翘 4.5g、光射干 3g、白菊花 4.5g、白花粉 4.5g、正川贝 3g、白桔梗 2.5g、生甘草 3g、冬桑叶 4.5g、绿豆一撮。

**按**：此方系吴鞠通《温病条辨》之普济消毒饮去升、柴、芩、连加减，吴氏用治温毒、咽痛、喉肿、耳前耳后肿、颊肿、面正赤，或喉不痛但外肿甚则耳聋之大头瘟，取其辛凉清肺，化痰解毒；去升柴者，防其升腾飞越太过，除芩连者，初在猝发，尚未入中焦，不须里药而犯中焦，用之确有显效。

# 汪国佐医案十九则

汪国佐（1901—1978），字翼山，早年毕业于兰溪中医学校，在校五年，亲聆中医大家张山雷先生之教诲，从医 50 余年，学验并富，擅治内妇儿科，而妇科造诣尤深，用药轻灵活泼，举重若轻，疗效显著，医德医技有口皆碑。

## 医案 1

### 哮 喘

郑××，男。脉浮数，舌红，有白苔。原有肺气肿，时作咳喘，此次受寒又作，已有多日，咳嗽气喘，难以平卧，痰白而多。拟化痰止咳平喘。

**处方**：当归 6g、前胡 5g、苏叶 3g、白前 6g、浙贝 6g、皂角刺 5g、橘红 3g、川芎 5g、生姜 3 片、全瓜蒌 6g。

**按**：本例病人西医 X 光诊断为肺气肿，汪氏经验，治疗此类病人，往往选用前、杏、橘、苏叶、当归、皂角刺以治之。因皂角刺气浮而散，入肺经，开关窍，搜痰浊，为痰喘痼疾之良药。余曾仿照此法，治一李姓病人患肺气肿，因外感而发生咳嗽的，一剂症状大减，三剂即基本控制。

## 医案 2

### 谷 贼

徐××，女。脉浮数，舌红，有白薄苔。据云病因吃饭时忽感胸膈碍痛，迄今两天，疼痛加剧，吞咽时，痛尤明显。病属谷贼，拟宽胸清热止痛。

**处方**：制川朴 5g、百合 10g、银花 10g、薄荷 3g、白豆蔻 2g、枳壳 3g、生甘草 3g、玄参 10g。

**二诊**：上药服后，疼痛大减，进食时仅有轻度隐痛，原方 2 剂。

**按**：上例病人汪氏断曰谷贼，夫谷贼之名，昔人曾有论及，然均指稻谷芒梗之故，治法亦与此不同，证之临床实际，诚不若本病本方之多见、多效也。谷者，饮食也。贼者，伤害也。因本病均因进食后引起，故名曰谷贼。疼痛一般自咽喉始，继则由上及下，甚则上至咽喉，下及胸脘，痛势颇剧，食入尤甚，汪氏言早年曾见一人病此失治而伤生的。他根据《内经》"热伤气，气伤痛"的理论，认为此病是热伤上焦气分所致，自拟一方，名曰"谷贼汤"，即制川朴、银花、百合、生甘草、薄荷、枳壳、白豆蔻，七味药是也。方中银花、百合甘寒滋润以清热，薄荷辛凉轻浮以散热，厚朴、白豆蔻、枳壳以宽胸理气，甘草以协和诸药，共奏清热、散满、止痛之功。本病临床上不为少见，余临证以来，亦经治数人，均用本汤出入治疗，效果确切，足资参考。

# 医案 3

## 泄　泻

方××，女，2 岁。指纹红紫，舌红，有白苔，脾胃虚弱，大便作泻，一日数次，纳呆，腹胀，小便少，口渴引饮，久治未愈。拟健脾化湿为治。

**处方**：潞党参 3g、焦白术 3g、生甘草 2g、炒扁豆 9g、煨干葛 6g、藿香叶 2g、云茯苓 2g、生谷芽 6g、红枣 3 枚。

**按**：本例病人时值夏天，曾服过利尿之药，未见效。汪氏认为病之主要矛盾在于脾不健运，致清阳不升，浊阴下流，乃从七味白术散法，健脾升阳。二剂药后，即告痊愈。

## 医案 4

### 痢　疾

杨××，男，3岁。指纹红紫，舌红有白苔，津燥，病下痢脓血，一日十余次，数日来未止，上腹痛，喜啼，体温上午40℃（肛温）。证属热毒下痢，拟疏解透邪，清热导滞。

**处方**：银花12g、煨干葛9g、炒白芍9g、生甘草3g、黄芩5g、黄柏5g、白头翁10g、防风3g、连心冬6g、黄连片2片×2。

**按**：本例病人，系三岁小儿，因高热下痢，脓血多日未正，神倦身疲，给上方后，一剂即热退痢止，腹亦不痛，二剂服完，即告痊愈。病人先前亦曾服过白头翁等清热止痢之剂，效果不显。汪氏诊时，见其指纹色紫而显露，身有壮热，认为挟有外邪，遂参照原来方意，加入干葛、防风，以疏表透邪，又加银花一味，以其甘寒入肺，散热解毒能治肠澼，血痢，乃获速效。由此可知，痢证如挟表邪而发热者，则解散表邪，实为重要，表气一通，里气自和。若专治滞下脓血，舍表邪而不顾，则滞下一时难愈，甚者导致表邪陷里，而增重病情。

## 医案 5

### 单鼓胀

刘××，女。患血吸虫病有年，腹胀满，肝脾肿大，时有鼻衄，身体瘦弱，脉细，舌红，有白苔。久病体虚，气血凝滞，拟温中助运，软坚化积为治。

**处方**：党参9g、炒枳壳6g、炙鳖甲10g、焦白术6g、生南瓜子粉15g（分吞）、荜澄茄3g、柴胡3g、麦冬6g、桃仁泥3g、煅瓦楞子10g。

**二诊**：服上药后，腹胀有明显好转，小便亦较通畅，脉舌如前，仍守原法原方5剂。

按：本例病人是晚期血吸虫病，即腹大如箕，骨瘦如柴之单鼓胀也。高士宗云："世有鼓胀，吾无治法。"足见此证之棘手难治。治疗此证最要时时顾及脾胃用药以温中健运，调达气机，缓缓图治为上策，若以快药下利，峻下逐水。虽取快于一时，实贻祸于将来，故温中健运是常法，攻下逐水是变法，不可不审。

## 医案 6

### 腰 痛

朱××，女。病腰部酸楚疼痛，后半夜发作，辗转反侧不得安卧，起床后则诸症若失，历时数月，治疗未效，不堪其苦。脉来细弦，舌红有白苔。此血虚肝气不调所致也，拟养血疏肝为治。

**处方：**柴胡6g、当归6g、炒白芍6g、川芎5g、茯苓6g、官桂1.5g、焦白术6g、川断9g、桑寄生9g、川楝子6g、炙甘草3g。4剂。

二诊：据云上次腰痛，服药后即已停止，近日又有轻度发作，它无不适，脉舌平平。原方加黑大豆12g。

按：本例病人服壮腰健肾剂效果不佳，汪氏从养血疏肝主治，用逍遥散增损，收到满意效果。窃思肝藏血属木，性喜条达，稍有郁结，变患百出，况肝肾同源，子病及母，发为腰痛理所当然。这种腰痛从调肝气立法，昔人虽有论及，然治法方药则与此不同，余亦碰到数人，均仿逍遥增损出入为治，效果尚属满意，特为拈出以供审择。

## 医案 7

### 痹 证

薛××，男，16岁。病四肢关节肿痛历时已久，时轻时重，甚则卧床不起，不能步履。脉来弦数，舌红有白薄苔。证属风热内蕴，筋失濡养，拟用清疏之剂。

处方：炒白芍 10g、生地 15g、络石藤 10g、白茅根 12g、生甘草 3g、红花 3g、桑寄生 10g、川断 6g、地龙 5g、秦艽 6g。5 剂。

二诊：服前 5 剂，肿痛显减，已能自来门诊，脉亦稍和，仍原方继服 5 剂。

按：本例病人是热痹证，夫风热之邪，客于经络，气血运行受阻，络脉失于濡养，病人多有患处红肿热痛的表现，脉象亦多见数实，汪氏经验每用上方取效，且自拟方。名曰：热痹汤。生地、白芍、甘草养血和营，白茅根、秦艽、络石藤清热祛风活络，桑寄生、川续断益肝肾，强筋骨，地龙入络搜风，泻热利湿，红花活血润燥，消肿止痛，如热甚加忍冬藤、知柏，下肢可加牛膝、木瓜，上肢加桑枝、海桐皮，痛甚加乳没，伤阴加玄参、当归，斑疹加赤芍、丹皮、茜根，投之对证，效果尚属满意。

## 医案 8

### 淋 病

周××，男。脉来浮弦，舌红有白苔，小便淋痛，势颇剧烈，腹中亦痛，已有多日，伴鼻孔闭塞，呼吸不利。此肺气失宣，通调失司。拟理肺通淋，为隔二之治。

处方：炙桑皮 6g、阿胶 6g、炒黄芩 3g、生甘草 3g、当归 5g、炒白芍 6g、淡竹叶 5g、车前草 9g、细辛 1.5g、杏仁 5g。2 剂。

二诊：上药 1 剂后小便即通畅，唯腹痛依然，仍步原意为治，原方加川楝子 6g、元胡 6g。

按：本例病人，曾服过车前、木通等通淋利尿药，病情有增无减，来诊时见其鼻塞且干，呼吸不顺，因断为肺气失宣，气不下降，通调水道之功能失常，所以小便不通，而淋痛。治法从润肺宣窍着手，即俗所谓开上窍通下窍之提壶揭盖法也。一服小便即通，转方加川楝、元胡以理气止痛而腹痛亦瘥，若徒知见淋治淋，八正、石韦杂药乱投，非徒无益而有害矣！

## 医案 9

### 癃　闭

邵××，女，60岁。病起十余日，初则小便频数淋痛，继后二便不通，经西药治疗，大便已通，小便仍闭，需隔一二天导尿一次，否则腹胀且痛，苦楚万状，体温正常，脉沉涩，舌红黯，苔白厚，曾服五苓、滋肾等方无效。证属气血淤滞，净腑受阻，气化不利。拟活血祛瘀，理气通淋为治。

**处方**：当归尾 10g、川芎 5g、生地 10g、赤芍 6g、白茅根 10g、升麻 3g、滑石 10g、生蒲黄 5g、血余炭 5g、冬葵子 10g、生甘草 3g、官桂 2g、金匮肾气丸 15g（分吞）。1 剂。

**按**：本例病人系血分瘀滞致使膀胱气机窒滞，小便癃闭，服寻常清热利尿剂，如隔靴搔痒，所以无效。本方抓住脉舌及腹痛剧烈诸症象，认为是病在血分用祛瘀通淋法，服药一剂，小便即通。

## 医案 10

### 崩　漏

毛××，37 岁，大桥人。脉象沉细，舌红有白苔，经水先期，淋漓不断已 3 周，腹中时痛，心中虚悸，属心脾二虚，血不循经，拟调摄心脾。

**处方**：当归 12g、焦白术 6g、党参 6g、炙黄芪 6g、炙甘草 3g、防风 3g、生地 6g、酸枣仁 9g、川断 6g、黄芩 3g、阿胶 10g。3 剂。

**二诊**：服上药后，经水已净，唯腰部仍觉酸楚，心中尚感虚悸，脉细弱，舌红苔薄白，仍步原意。原方去川断，加茯神 10g。5 剂。

**按**：本例病人，原有心脏病，平时经事常提前，初诊时，经水淋漓二十余日不止，用归脾汤调养心脾，血即停止，经后共服药 13 剂，不仅当时症状消除，且下次经行，诸症已趋正常。

## 医案 11

### 崩 漏

叶××，城关镇人。脉象细弦，舌红有微苔，经事拖延时日不净，小腹两旁作痛，服药已多，竟不得愈。据云用失笑类则腹痛止而血增多，用胶艾类则血止而痛加剧，此起彼伏，互为颉颃，病者颇以为忧。此体质衰弱、气血瘀滞之正虚邪实证也，法拟虚实兼顾。

**处方**：生地 10g、川断 6g、黄芩 3g、川芎 3g、当归 6g、茜根 5g、阿胶 10g、生甘草 3g、炒白芍 6g、旋覆花（包煎）6g、葱叶 10 支（后入）。1 剂。

**按**：本例病人，经来淋漓，月余不净，服药颇多，竟无少效，后请家父诊治，投以上方，一剂而愈。病者颇以为奇，观其用药，血去既多，体质已虚，故取胶艾，因气血瘀滞，又取法旋覆花汤，虚实兼顾，气血并调，对症下药，丝丝入扣，故使月余之病，覆杯而安。考旋覆花汤，《金匮要略》五脏风寒积聚及妇人杂病门中见之，一治肝着，一治半产漏下，后者古今医家多认为方证不合，当存疑。今得此案可以释疑。且此方不仅可以治肝着及半产漏下，实调肝理气之第一神方也，往昔医家，甚少注意，唯吴塘鞠通，深明其理，善用其方，读其书者，定不河汉斯言。

## 医案 12

### 崩 漏

李××，54 岁，清湖人。经事断绝数年复来，近一月余，每日出血量多，色黑成块，腹痛喜按，脉来沉涩，舌红有白苔。证属老年血崩，拟养血清热止崩。

**处方**：阿胶 10g、炙龟板 10g、炒白芍 6g、地榆炭 6g、川断 6g、当归 5g、炙甘草 3g、生地 9g、黄芩 3g、防风 3g。1 剂。

二诊：昨药服后，颇感安适，血量亦稍减，原方继进2剂。

**按**：本例病人，即戴人所云"天癸已尽，本不当下血，盖血热而流散"之证也。病者经绝复来，色黑成块，与《产宝》"受热而赤，谓之阳崩"之旨正合，血去既多，故腹痛喜按，营血虚亏，脉乃沉涩。本方养血清热止崩，所谓清源塞流齐头并进也。一服即减，三服而崩已痊愈。若从寒论治，失之毫厘，谬之千里矣。

# 医案 13

## 崩 漏

张××，城关人。平日经事先期来潮，此次经来淋漓月余不止，小腹重坠作痛，脉细弱，舌红有白苔津燥。证属气血双亏，木火横逆。治拟平肝清风热兼调气血。

**处方**：制女贞12g、生白芍6g、旱莲草6g、防风5g、黄芩3g、黄芪6g、地榆炭9g、生甘草5g、血余炭5g、炙龟板10g、白术6g、生地10g。5剂。

**按**：本例病人服用上方，一剂血止，继服四剂而安。本方系从沈氏崩证极验方与二至丸化裁而来，以治体虚挟热者，随症增损，多有良效。其中防风、黄芩二味，即古人治肝经风热致血崩、便血、尿血之防风黄芩丸也，黄芩寒以胜热，防风辛以举陷，相互为用，其效彰彰。

# 医案 14

## 子 气

朱××，大陈人。怀孕四月，二脚浮肿，皮色紫黯，局部麻木不适，心中嘈杂，饮食无味，下午诸证尤甚，脉细滑舌红少苔。证属阴虚气滞，拟益阴理气为治。

**处方**：炒白芍6g、当归6g、阿胶6g、茯苓6g、黄芩3g、麦冬6g、苏叶 3g、炒枳壳 3g、红枣 3 枚。2 剂。

**按**：本例病人先用天仙藤散加减见效甚微，后用上方益阴为主，参以疏导，服了二剂，肿即消退。后因劳动过度，肿病又起，复予上方，服后即退。平常子气，多因脾肾虚弱，脾虚不能运化水湿，肾虚不能化气行水，致水湿停聚为肿为满，且以胎气胀满，脏腑枢机不灵，气机升降窒塞，以致水湿潴留者为尤多，天仙藤散疏导气血，化气行水最为有效。本案用阿胶甘平清润，和血补阴，阴血得充，阴阳和调，不治水而水自消，是子气门中又一法门矣。

# 医案 15

## 头　痛

陈××，男。病头痛呕吐，已有多时，伴颈项强直，脉来迟滞，舌红有白厚苔。西医诊断为结核性脑膜炎，服用中西药物，多未见效。证属寒湿中阻上犯清空，仿仲景治例。

**处方**：炒白芍 9g、炙甘草 3g、胆南星 5g、茯苓 6g、枳壳 3g、肉桂 3g、附片 6g、潞党参 9g、麦冬 6g、红枣 3 枚。4 剂。

**按**：本例病人，服上方二剂，头痛呕吐大减，继服二剂，头痛即止，呕吐亦平。夫头为诸阳之会，寒湿之邪，伤于阳络，伏留不去，发为头痛，方中桂附益阳消阴，茯苓南星化痰燥湿，芍草柔肝缓急，潞党麦冬养阴益气，方药不多，面面俱到，宜乎收效之速。

# 医案 16

## 头　痛

郑××，女。素有头痛，时起时伏，痛势隐隐，此次发作已经三天，昨日因服温燥祛风药一剂，痛势陡剧，头重脚轻，似欲仆地。全身有轻微抽掉，乃就诊于余。切脉细数，舌红少苔。此阴虚之体，燥烈伤阴，风阳扰动之证，宜滋阴熄风。

**处方**：生白芍9g、炙甘草3g、桑叶9g、麦冬9g、生地9g、怀牛膝9g、山茱萸6g、钩藤9g、石决明12g、牡蛎12g、白菊花5g。2剂。

二诊，服药后疼痛缓解，抽掉已定，脉稍和，内风稍敛，阴液未充，仍守前法。白芍9g、生甘草3g、桑叶9g、麦冬9g、生地9g、山茱萸6g、怀牛膝9g、钩藤9g、太子参9g、玉竹9g。4剂。

**按**：本例病人，素体瘦弱阴虚多火，复用荆防蒿芷，劫伤阴津，促使肝阳上亢，肝风内动，急用滋阴熄风，镇摄浮阳之品，二剂而安，复诊去镇摄之品，增滋阴之药以善后，亦是急则治标、缓则治本之意也。

## 医案17

### 头　痛

戴××，男。脉浮滑，舌红有微苔，病起一年，先则咳嗽，曾咯血数口，继则胸胁作痛，经治疗后胸胁疼痛已止，现见颈项及后脑抽痛，全身亦痛。据X线透视，左上肺有结核病灶，但不严重。每日咳出厚痰多口，两耳气塞欠聪，胃纳一般。病属外感客邪，肺气失宣，络脉不和，法拟清疏。

**处方**：荆芥炭5g、生甘草3g、炒枳壳3g、大豆衣9g、煨干葛5g、元参9g、白芷4g、川菖蒲3g、金银花9g、防风6g。4剂。

二诊，上药服后，除头项抽痛与肩背痠重未除外，其他症状已减，脉舌如前，仍守原意。荆芥炭5g、生甘草3g、炒枳壳3g、白芷4g、金银花9g、桔梗3g、橘红3g、浙贝6g、僵蚕6g、独活3g、白芥子3g。4剂。

**按**：本例病人，初因感受外邪，失于表散，表邪入里，犯肺则肺络受伤，咳嗽痰红，犯经络则络失濡养，身痛项强，且有痰火内结之象，故初诊用金银花、元参清金散火，白芷、防风、葛根祛风散邪，菖蒲以开窍，枳壳豆衣以理气养肝，尤妙在荆芥炭一味入血疏风。二诊因项背掣痛未除，故加僵蚕、独活、白芥子以疏风止痛。白芥子一味，汪氏经验谓，辛温入肺，理气豁疾，通行经络，为胸胁疼痛之要药。此例病状，乍见甚是杂乱，辨证似难入手，然追本求源，从表邪失宣着眼，顿觉秩序井然，这种手眼全从临证时细心究索中得来。

## 医案 18

### 头 痛

揭××，女。脉沉细，舌边尖红苔白，六七年来，头额时痛，病时发热畏寒，腰背筋脉抽掣，甚则四肢抽搐，咳嗽多痰，今年以来发作较频，且痛连后脑，面色㿠白少华，神倦肢软，头晕目眩，脚冷过膝，溲黄带盛。先请钟医师诊治，钟师不决，乃邀余会诊。当时因其平日体质虚弱，脚冷过膝，遂议用茸珠丹予服。

二诊，前药服后，诸症平平，未见进退。因思病人平日眩晕肢软，舌边尖赤，溲黄带多，病时伴见寒热，此是肝肾二虚，风热内郁之象，非单纯阳虚也，宜滋养肝肾，清透风热为治。处方：制女贞10g、蔓荆子5g、荆芥炭5g、生地黄10g、川芎5g、制首乌12g、羌活3g、生石膏10g、生甘草3g、煨干葛6g、香白芷5g。2剂。

三诊，脉弦细，舌红有白薄苔，昨药服后头痛略缓，睡眠转好，药既入彀，毋庸更张，原方2剂。

四诊，脉舌如前，头痛头晕轻减，腰背筋脉抽掣已停，咳嗽痰尚盛，寒热未清，二便正常，再守原法出入。拟方：制女贞10g、生甘草3g、蔓荆子5g、羌活3g、生石膏10g、香白芷5g、生地10g、荆芥炭5g、制首乌10g、黑大豆10g。上方连进数剂，数年痼疾，竟获痊愈。嘱服六味地黄丸半月以善后。

**按：**本例病人症情复杂，几乎无从入手，初诊因其素体虚弱，面白，脚冷，遂用茸珠丹，据以往经验，投之对症，效如响应。今乃如石投水，因思病人尚有风热一面，茸珠顾此失彼，未见大效宜也。改方滋肝肾之真阴，清内蕴之风热，获效乃著，二相对照，足见辨证之细之难。

## 医案 19

### 头　痛

郑××，男。脉来弦数，舌红有白腻苔，七个月前，见左腿酸楚疼痛，继后全身作痛，尤以头部疼痛为甚，如胀如裂，苦状难名，痛时伴背部畏寒，右半身抽痛。属肝风内动，上扰清阳，肝阴不足，筋失濡养，急拟养肝熄风为治。

**处方**：桑叶 10g、白菊花 6g、钩藤 12g、荆芥炭 3g、炒白芍 10g、金银花 9g、生甘草 3g、蔓荆子 5g。1 剂。加针刺大椎、头维、太阳。

二诊：昨药服后，诸症平平，未见进退，原方加羌活 3g，1 剂，加针合谷。

三诊：二经针药，病势有增无减，头身抽痛，整夜不止，白天亦然，头痛处略显肿凸，脉舌如前，仍拟养阴熄风为治。处方：生地 10g、女贞子 10g、生甘草 3g、炒白芍 6g、荆芥炭 3g、煨干葛 5g、金银花 10g、白菊花 3g、黑大豆 10g。1 剂。

四诊：昨药服后，痛势轻减，夜能入睡，原方加桑叶 6g。1 剂。

五诊：昨药服后，疼痛又作，痛势之剧与前日大痛时不相上下，仍守前法，重加镇填。处方：生地 10g、女贞子 10g、生甘草 3g、白菊花 5g、黑大豆 10g、荆芥炭 3g、炒白芍 6g、炙龟板 15g、山茱萸 6g、黄柏 3g、附片 3g。1 剂。

六诊：前药服后，头痛稍减，颈项强痛仍然，脉舌如前，仍守原法。处方：生地 10g、女贞子 10g、生甘草 3g、黑大豆 10g、炒白芍 6g、炙龟板 20g、山茱萸 6g、黄柏 3g、附片 3g、六味地黄丸 15g。1 剂。

七诊：药后诸症续减，脉象稍敛，原方继服 3 剂。

**按**：本例病人，痛势之剧烈，是我待诊以来仅见的一例。五诊以后数方，收效之佳，实出意表。初复二诊，药用柔肝熄风之剂，又据病人要求请针灸科刘医师兼用针刺，都未见效。三诊时减轻祛风之品加用养阴之药，病势一度缓解。四诊时加桑叶一味，疼痛又复大作，由此提示，疼痛之因，在于阴之虚致阳之亢，抽痛项强是筋失濡养的一种表现，故五诊时加玄武之镇填，萸肉之酸敛，尤妙在附片一味。本草言附子能通行十二经，无所不至，又能引补气血药以滋不足之真阴。又佐以阴沉下降之黄柏相反相成，一剂而症缓，再剂诸症续减。七诊时按原方继服三剂，病愈十之八九。后即以原方续服数剂，从此向愈未再复发。

# 王继文医案九则

王继文（1902—1984），男，江山石门镇人。出生于书香门第，其父秀才，自幼聪慧，精通国学，熟读医书，自学成才，在石门街开药店门诊坐堂，医名重一时。30岁许，曾赴上海三月余参加上海中医行医资格考试合格，得沪上名医王仲岐先生推崇。曾任江山市（县）政协委员、人民代表、中医学会名誉会长。术传其女王爱吉、外甥吴廷松。

## 医案1

### 遗　精

周××，男，25岁，凤林人。1979年1月2日初诊。遗精多时，近日加重，几乎夜夜梦遗，并见头昏腰酸，形疲乏力，面色无华，眠多梦，舌润，脉细数。此乃阴虚火旺，治宜滋阴降火，佐以安神。

**处方：**川芎8g、柏子仁7g、朱砂茯苓10g、赤丹参10g、丹皮8g、淮山药10g、山茱萸8g、金樱子8g、炙黄芪10g、制首乌10g、石莲须6g。5剂。知柏地黄丸250g，每日2次，每次10g。

二诊：服药后，头昏痛减轻，遗精减少，精神好转，以原方去丹皮、丹参，加枸杞子8g。5剂。

三诊：遗精已止，再以原法巩固之。川芎8g、朱砂茯苓10g、枸杞子8g、淮山药10g、山茱萸8g、金樱子8g、制首乌10g、滁菊6g、麦冬8g、泽泻8g。5剂。

四诊：食咸鱼后复发，再以原法出入，并嘱其禁食鸡、咸鱼之类。炙黄芪10g、金樱子10g、莲须5g、大川芎8g、木瓜6g、制首乌10、淮山药10g、山茱萸8g、炙甘草6g、女贞子10g、朱砂茯苓10g、泽泻8g、党参8g。

**按**：患者多梦而遗，相火盛也。头昏腰痛，肾阴亏也。方内山药、山茱萸、金樱子、首乌、莲须以涩精，黄芪益气，柏子仁、茯苓、丹参、丹皮泻火安神，合以知柏地黄丸，水火互济，取《内经》阴平阳秘之义。遗精一证不能单用一派因涩之品，虚则补之，余则泻之，总之以调和阴阳为主，但本病多为年轻无知，思想无穷，五志之火过极，引动相火，扰动精室而成。所以患者少思妄为极重要，在治疗上安神宁志亦必不可少，安能使心静梦少，精室不乱而达到固精的作用。

# 医案2

## 脑震荡后遗症

周××，女，17岁，长台朝旭大队人。1978年8月9日初诊。两年前从树上跌下，当时昏厥半小时，醒后无什么不适。近来见头昏耳鸣，惊恐不安，视物模糊，有复视现象，两耳能听，但不能言，步履欠稳，每易夜间发作，舌红少津，脉濡弱。治宜养营熄风，养血安神。

**处方**：白菊花6g、连翘6g、双钩藤6g、豨莶草6g、制天虫6g、柏子仁6g、川芎8g、当归6g、太子参10g。5剂。

二诊：8月15日神志渐清，步履渐稳，仍有耳鸣眼花。白菊花6g、大川芎6g、豨莶草8g、钩藤6g、连翘6g、天虫6g、太子参8g、柏子仁6g、朱砂茯苓6g、炙远志6g、牛黄清心丸4个（每日2次，每次2个）。5剂。

三诊：症有好转，原方进之。

四诊：服养营熄风，补血安神之剂，神志已清，精神愉快，恐惧、眼花、耳鸣之症均消，再以原方法出入，以巩固之。白菊花6g、大川芎6g、柏子仁6g、钩藤6g、当归5g、朱砂茯苓8g、炙甘草5g、远志5g、菖蒲6g、党参6g、白芷6g、制黄精8g。5剂。

**按：** 脑震荡后遗症的治疗一以扶正，一以祛邪，起初以祛邪为主，日久以扶正为主。扶正须分别气血阴阳，或以养血，或以益气，或以养阴，或以温阳。祛邪当分别风火痰血，或以熄风，清火，化痰，活血，因脑损则少眠，故需佐以安神。本病症起二年，正气已虚，故以头昏眼花、耳鸣等虚证为主。方用太子参、党参、黄精、茯苓、当归、川芎、柏子仁益气养血，扶正以祛邪，再用菊花、双钩藤、连翘、豨莶草、天虫祛外风，佐以远志、茯苓、柏子仁、菖蒲宁心安神，故投药十余剂，病情霍然。

# 医案3

## 痫 病

周××，男，21岁，农民。1978年11月19日初诊。病起三年，近又复发，感头昏眩晕，四肢麻木，筋脉抽动，痰多结块。近日突然昏厥，四肢抽搐，口吐白沫，十分钟后方醒，醒后神糊不清，舌红苔胖，脉滑。此为痰郁心包，发为痫病。治宜熄风定惊，清热涤痰。

**处方：** 法半夏6g、猪胆星6g、制天虫10g、钩藤10g、连翘6g、川芎6g、浙贝9g、党参6g、白菊花6g、青礞石9g、红枣2枚。10剂。

二诊：痰风未清，服药期间发作次数减少，再以原方加减。元山楂10g、猪胆星6g、羌活6g、川芎6g、钩藤9g、青礞石9g、瓜蒌子6g、法半夏6g、连翘6g、太子参9g、天虫10g、红枣2枚。10剂。

三诊：仍发作一次，但病情减轻，时间减短，仍按原法加减。猪胆星6g、礞石丸3g、川芎6g、天虫10g、太子参10g、法半夏6g、连翘

6g、钩藤 10g、白菊花 6g、生大黄 3g、浙贝 10g、橘红 3g、炙甘草 5g。10 剂。

**四诊：**头晕肢麻已减，抽搐未发，神志亦清，但痰浊未除，再以原方加减，以巩固疗效。羌活 6g、大川芎 8g、猪胆星 6g、礞石丸 6g、僵蚕 8g、太子参 10g、法半夏 6g、川菖蒲 6g、白菊花 6g、橘红 5g、钩藤 9g、炙甘草 5g。10 剂。

**按：**患者发病三年，症见头晕惊厥，吐白沫等症，为痫症无疑。痫症病机正如《医家四要》所说："不越痰火惊三字范围"，故投以礞石、胆南星、半夏、橘红、菖蒲以消痰镇惊，大黄、连翘以清热泻火，因火能生风，故以双藤、羌活、白菊花以祛风，因病久体虚，故加太子参轻提元气，药与病合，故三年之疾经月余调治而愈。

## 医案 4

### 癫狂病 （火热发生阳狂）

毛××，40 岁，石门公社新群大队人。十余年前，发生狂病，裸体跑跳，狂奔怒骂，昼夜不眠。用铁链捆缚柱边，才得诊脉望舌。脉搏洪大无伦，舌黄津燥，大便秘结。此属肝火横决，实热发狂。拟泻心汤加减。

**处方：**正川连 6g、生大黄 12g、炒枳壳 9g、元明粉 9g、明琥珀 6g、生赭石 9g、鲜石斛 12g、犀角尖 1g。

初服 2 剂狂言即止，夜卧即安。随后除去犀角，加牛黄清心丸连服数剂而愈。该病隔了五年复发一次，今年又发了一次，仍用泻心汤加减治愈。

## 医案 5

### 癫狂病 （火热发生阳狂）

李××，女，40 岁，石门公社新群大队人。十五年前发生狂病，口唱歌曲，夜不熟睡，经常向外逃跑，有时逃往和睦、清湖各地人家宿夜。症见：舌赤脉洪，语言杂出，发笑骂人，随她所欲。此人由于情窦早开，所欲未遂，情志之火，上冲于脑，发而为狂。

**处方：**拟泻心汤加礞石丸 6g、川贝 6g、明琥珀 6g、川菖蒲 6g。

连服十余剂而愈。十余年未复发。

## 医案 6

### 癫狂病 （火热发生阳狂）

徐××，45 岁，茅坂公社人。1974 年患精神病曾到湖州精神病院住院治疗。经常狂骂不停，手舞脚跳，昼夜不寐。初诊拟泻心汤加猪胆星 6g、青礞石 6g、生大黄 12g、生赭石 9g、滁菊花 6g、川贝母 6g、羚羊片 1g，另加猪胆 1 枚冲服。服药 5 剂狂言即减，神志转清。复发仍用原方除羚羊片加鲜石斛连服二十余剂而愈。该患者愈后三年，去年秋天，因兄弟分家发生争吵，数天失眠，旧病复发，再来我院治疗，服泻心汤加减而愈。

## 医案 7

### 癫狂病 （火热发生阳狂）

×××，男，白石公社人。1971 年患神经病，十余昼夜不能睡眠，骂人打人，飞奔狂骂。此人由于求婚不遂，心火郁结，思想紧张，情志之火不能抑制，挟肝火而上冲大脑，因而神经错乱发生阳狂。投黄连泻心汤加减。

**处方：**正川连 5g、生大黄 12g、枳壳 10g、青礞石 10g、生赭石 10g、明琥珀 6g、川贝母 6g、制南星 6g、滁菊花 10g、牛黄抱龙丸 1 颗。

初服 2 剂即能安静入睡，随后依照原方加磁硃丸 5g，连服十余剂而愈，该病治愈后四年没有复发。

## 医案 8

### 癫狂病　（痰迷心包心郁不遂发生阴癫）

徐××，女，43 岁，本县城关人。1973 年发生癫狂。症见：迷睡不醒，牙关紧闭，心悸怕生，头眩发抽，筋惕肉瞤，语言杂出，时而发笑，时而悲哭流泪。治疗拟清心开窍，镇癫熄风之剂。

**处方：**钩藤 10g、直僵蚕 10g、淡全虫 3g、川贝母 6g、制南星 6g、法半夏 10g，另吞礞石滚痰丸 5g。

复诊时加羚羊片 1g，猪胆汁 1 枚。服药 10 剂，病情减轻。后又复诊 2 次，如常人。

## 医案 9

### 癫狂病　（痰迷心包心郁不遂发生阴癫）

饶××，女，44 岁，敖村人。1966 年患癫症，来我院就诊。症见：天天抱头迷睡，醒时唱戏不停，头巅晕重，鼻腔闭塞，经常发笑悲哭，三年来不知家务。此证系痰迷心包，火郁不达。拟清心开窍，宣郁通窍之剂。初用葱豉汤肺宣气通，随用镇癫熄风。

**处方：**滁菊花 6g、制南星 6g、法半夏 6g、礞石滚痰丸 6g、羌活 5g、豨莶草 10g、川菖蒲 6g、川贝母 6g、牛黄抱龙丸 1 颗。

服十余剂之后，迷睡好转，神志渐醒，复诊原方加磁硃丸 5g，再服二十余剂，神志清，略知家务事。三个月后，劳动操作恢复正常，至今再访未发。

**按：**从上述几案来看，癫症静而多，狂病多动而喜怒，两者多为七情所伤，其病机均为痰浊。前者为痰气郁结，后者为痰火上扰。故癫症当以理气、解郁、开窍、涤痰为治；狂病当以清火涤痰为先。王继文老中医在癫狂病的治疗中积有一定经验。对于狂症，王医师认为狂皆因火而起，火除则痰无以生，神无所扰，故心安神宁，则病愈。

因而，在临床上王医师常在辨证施治的基础上喜从火着手，用泻心汤加减治疗。遇大便秘结者重用大黄，使火从下出，这的确抓住了狂症的症结所在，故本文所举几例，均用泻心汤加减，其意就在于此。对于癫症，为气郁痰阻，心气被蒙，故治以涤痰开窍为主。同时，要注意宣通气机，如案二用葱豉汤，其意就在于宣郁通窍，而非发汗解表，气机通利，痰难孕生，则病易治愈。

# 宋云岑医案六则

宋云岑（1904－1991），别名朱衰柱，原籍安徽省歙县上丰公社，中专学历，中医专业。1954年4月在保安乡卫生院参加工作，1979年10月退休，擅长针灸。

## 医案1

### 小便失禁

许××，男，80岁，豆敷水库人。1979年1月19日初诊。高年气亏，肾阳虚弱，以致膀胱固摄无权，小溲不禁，夜间自遗，形寒体倦，脉虚细，舌胖而有裂纹。治以益气滋肾。

**处方**：炙黄芪15g、西党参10g、补骨脂10g、官桂4g、菟丝子10g、炒白术10g、枸杞子10g、熟地10g、炒白芍10g、覆盆子10g、大川芎5g、炙甘草5g。4剂。

**按**：小便从膀胱而出，与膀胱关系密切，故经有"膀胱者，州都之官"之说，而膀胱与肾相表里故小便异常，与肾亦有关系。一般，实则膀胱，虚则属肾。故膀胱虚寒者，当从肾治。本例病人，年已八十，肾阳已虚，闭藏无权，再加高年气衰，中气下陷，下迫膀胱，更致膀胱约束无力，以致小便自遗难禁，故方中官桂、熟地、菟丝子、补骨脂、覆盆子以益肾助阳，参、芪、术、草益气补脾，综观全方，益气滋肾以摄小便。服药 4 剂，虽高年之病，亦药到病除。

## 医案 2

### 呃 逆

祝××，女，52 岁，龙井大队人。1979 年 3 月 1 日初诊。中脘胀闷，呃逆频作，哕声响亮，夜间较剧，有时呕吐酸水，脉弦细苔白腻。证属肝气犯胃，胃失和降。治以疏肝降逆，养血调气。

**处方：**赤丹参 10g、煅瓦楞子 10g、广郁金 5g、佛手片 5g、法半夏 5g、茯苓 10g、炒枳壳 6g、降香 5g、炒白术 8g、炙黄芪 7g、金石斛 10g、生香附 8g、炙甘草 5g。4 剂。

## 医案 3

### 呃 逆

江××，女，31 岁，保安大队人。1979 年 1 月 11 日初诊。肝郁化火，胃阴受损，肝火横逆挟胃气上冲，以致呃逆频作，下午尤甚，夜间微热，舌红少苔。治以平肝降逆，养阴和胃。

**处方：**炒白芍 10g、代赭石 10g（打）、旋覆花 8g（包）、银柴胡 8g、北沙参 10g、麦冬 10g、陈皮 5g、淡竹茹 10g、白茯苓 10g、炒枳壳 5g、金铃子 8g、甘草 5g。2 剂。

**按：**呃逆一症，乃属胃气上逆，当分寒热虚实，实证多为胃火上冲，或寒积于中。虚证多为脾肾阳虚或胃阴不足。在治疗上当以和胃降逆为主，不足者补之，有余者泻之，寒者热之，热者寒之，上述 2 例呃逆，均为肝郁气滞横逆犯胃，胃失和降而成。但案一尚未化火，故治以疏肝理气，降逆和胃之法。案二为肝郁化火，郁执于内，耗灼胃阴，胃阴不足故症见舌红少苔，在治疗上，用了沙参、麦冬、白芍、竹茹、代赭石，养阴清胃，平肝降逆为主。因辨证正确，用药紧扣病机，故一诊则呃逆消除。

## 医案 4

### 癫 狂

王××，男，43岁，保安大队社员。1979年2月6日初诊。精神失常，言语错乱，时作无意识之举，夜间少寐，苔腻脉滑数。治以清心平脉，涤痰安神。

**处方**：龙胆草5g、生白芍8g、朱砂麦冬8g、朱砂茯苓10g、琥珀4g（冲）、党参4g、制胆星10g、川贝8g、炙远志5g、川菖蒲7g、橘红5g、钩藤15g（后入）。3剂。另用生铁落100g先煎半小时以此代水煎药。

**二诊**：言语尚多，但精神较安，无意识行动已停止，自觉皮肤瘙痒，睡眠不佳，大便溏薄，再以原法佐以祛风解毒。炒白术10g、柏子仁5g、密陀僧3g、琥珀2g（冲）、朱砂茯苓10g、炙远志5g、党参8g、熟地10g、夜交藤10g、合欢皮10g、白蒺藜10g、白鲜皮6g、炙甘草5g。3剂。服用后精神恢复正常。

**按**：《证治要诀》云："狂病多因恼怒愤郁，不得宣泄，郁而化火，病在肝胆与胃，肝胆气逆，木火乘胃，津液被熬，结为痰头，痰火上扰，心窍被蒙，神志逆乱而发。"其病机多为气郁痰火，治当镇心安神，解郁散结为主，有痰者化痰，有火者泻火。本案为痰火内郁，上扰心神，神明无舍，发为狂证，故用龙胆草泻肝火为主药，火能耗津成痰，故用胆南星、菖蒲、贝母、远志、橘红化痰，火热伤阴故以麦冬、白芍养阴生津，火能生风，故用蒺藜、钩藤平肝熄风，再以生代赭石、琥珀、朱砂、茯神、柏子仁、夜交藤、合欢皮镇静安神，白芍、橘红、柔肝解郁。复诊：皮肤发痒，故加密陀僧、白蒺藜、白鲜皮祛风解毒。纵观全方能起到清肝火、化痰浊宁心神的作用，药后神静眠安而病愈。

# 医案5

## 眩　晕

李××，男，43岁，保安上淤尾人。1979年3月25日初诊。头晕目眩，呕吐清涎，动则感觉房屋旋转人欲倒仆，经针药治疗二天未见减轻，脉右细，左沉弦偶有结象。此乃寒饮内停，肝郁气滞。治当温化水饮，理气降逆。

**处方**：代赭石10g、旋覆花6g（包）、柴胡5g、杭白芍10g、川芎5g、当归6g、桂枝5g、淡干姜5g、法半夏8g、云茯苓10g、党参10g、炙甘草5g、鲜姜3片、大枣4枚。2剂。

**二诊**：3月29日，服上药眩晕显著减轻，已能步履行动，左脉结象已平，治宜滋阴和肝，温阳益脾以善后。熟地15g、淮山药10g、山茱萸6g、茯苓10g、泽泻10g、柴胡5g、酒白芍10g、当归6g、甘草5g、桂枝3g、党参10g、白菊花5g、钩藤10g。3剂。

**按**：眩晕一症，丹溪云："无痰不作眩"，景岳云："无虚不能作眩"。其病因不外风、火、痰、虚四者，但尚有因饮内伏而起者，临床亦不少见。《金匮要略》痰饮咳嗽篇所云："心下有痰饮，胸胁支满，目眩，苓桂术甘汤为主。"又云："卒呕吐，心下痞，膈间有水眩悸者，小半夏加茯苓汤主之。"从而可以看出眩晕亦可因饮停中焦引起，其机理主要为饮停于内，浊阴上犯清阳所致，故临床上很多医师采用苓桂术甘汤、小半夏汤来治疗眩晕，其辨证要点，为脘腹痞满，头晕目眩，心悸气短、口渴不欲饮，水入则吐，吐出清涎，形寒肢冷，脉沉弦。本案右脉细，左脉沉弦而结，右细为肝肾精血不足，左沉弦而结为饮停中焦，阴寒内盛，气机不利，清阳不升，浊阴上冲，发生呃逆眩晕，因而本案用苓桂术甘汤，温化水饮，小半夏合旋覆代赭降逆和胃，加淡干姜、潞党参温阳益气，佐以柴胡疏肝理气。服药二剂病已明显好转，继而从本着手，加以滋阴和肝，温阳益脾之剂，三剂而愈。

## 医案 6

### 风湿痹症

陈××，女，41岁，三叉坞人。1979年1月20日初诊。病者外感风寒湿邪，症见腰痛，牵连股腹，初有寒热，经西药治疗，汗出热解，但疼痛未减，脉右数左缓，苔白润。治以祛风胜湿。

**处方**：羌独活（各）8g、秦艽8g、防风6g、仙灵脾8g、薏苡仁10g、淮牛膝8g、川芎5g、元胡8g、泽泻10g、伸筋草6g、赤芍6g、神曲10g、生甘草5g。

**按**：治疗风湿在表，当微微汗出，则风湿俱去，若汗出较多，风随汗出，则易风去湿留，而病难愈。仲景云："风湿相搏……盖发其汗，汗大出者，但风气去，湿气在，是故不愈也，若治风湿者，发其汗，但微微似欲出汗者，风湿俱去也。"本案乃风湿痹症，初有寒热，说明病尚在表，当微微汗出，则风湿俱去，今服西药发汗，虽汗出热退，为湿邪未去，乃发汗太过，故仍当祛风胜湿，微微发汗为治，此乃治疗风湿袭表的基本方法，方中羌独活、防风、秦艽，发汗散表，使湿从汗解，薏苡仁、泽泻引湿下行，再用元胡、川芎、赤芍、仙灵脾活血通络以止痛，淮牛膝引药下行，直达病所，药后微微汗出，风湿俱去而病愈。

# 徐志源医案三则

徐志源（1917－1984），奶名阿水，初中毕业，主治中医师，杭州人。1934年向杭州名中医裘吉生学习中医三年，1937年后步入社会行医，1955年7月在江山中医院内科工作，钻研《伤寒论》《内经知要》《金匮要略》《温热论》等医籍。曾任中华医学会浙江江山分会副理事长，江山第一、二届政协常委，是江山中医院的主要创始人之一，多次被评为先进工作者。写出"咳嗽""麻疹"二篇经验小结，善治内科温病、肝胃病、儿科麻疹、疳疾，对时病治疗较为专长。

## 医案 1

### 麻　疹

朱××，3岁，江山市区人。今春突然发热。鼻流清涕，咳嗽痰稀，喷嚏，目泪汪汪，胃纳不振。当日即由其母抱来就诊，经检查指纹深红，苔色薄白，体温38.5℃（肛温）。口腔颊部有柯氏斑，诊断为麻疹。

**处方：** 净蝉衣、牛蒡子、前胡、连翘、桔梗、荆芥、防风、生甘草适量，嘱服1剂。

二诊：第二天，其母来讲，面部已出现麻点，但尚不明显，咳嗽增剧，热如故。根据情况尚顺，嘱其继服前方1剂。

三诊：第三天清晨其父来告我，昨夜病情有变，邀我到他家出诊。原来昨晚睡时不慎受风，当晚热度上升，烦躁不宁，口渴，咳嗽无汗，经检查体温40℃（肛温），全身麻疹隐于皮肤不明显，气喘，症势较重，即疏麻杏石甘汤加牛蒡子、青连翘、净蝉衣适量，嘱服2剂。当日服1剂。

四诊：第四天，麻疹外透红，热下降。

五诊：第五天，麻疹已到足，热亦退清，诸症均瘥。后仅遗咳嗽未清，再予清肺养津宁咳之品，如北沙参、川贝母、蒸百部、绿豆衣、甘草、麦冬、白茅根等3剂，不数日痊愈。

**按：** 此案首用宣毒发表剂，麻疹已现头面，咳嗽虽剧，但尚属顺症，因夜间睡眠护理不慎致受风邪，麻疹因寒外袭，里热内蕴不透，有麻伏之兆。当时余诊查无汗热高。当以辛凉清解重剂麻杏石甘汤加味，麻得汗而透，热得汗而解。

## 医案 2

### 麻 疹

某孩。患麻疹发热四天，头面现麻点五天到足，惟麻点紫红，过期不回。体温40℃，口渴甚，口干唇燥，此麻疹失于降火所致。拟方遵黄连解毒汤意，以黄连、黄柏、青连翘、黑栀、黄芩、木通、生甘草适量。3剂后，热度下降，麻渐回，尚余不欲食，神倦之症。后予养胃生津药，石斛、茯苓、扁豆衣、生甘草、生谷芽、原麦冬、炒赤芍适量，数剂而愈。

**按**：此案属麻疹高热毒盛，失于降火解毒，致有此变。麻疹过期不回，此系毒盛热重，宜用大剂清热解毒剂频进，因麻疹后期热高消耗体力甚快。此是有害邪热，宜速速退去，以免后患无穷。

## 医案 3

### 麻 疹

某孩。患麻后，热久不退，咳嗽少痰，胃纳不振，形容消瘦，大便秘，指纹露紫色。余检体温午后稍升，但不甚高。面色无华，两颊微红。此属麻热久稽，伤阴所致。治当养阴理胃。

**处方**：生地、丹皮、赤芍、麦冬、地骨皮、淮山药、知母、生谷芽各适量。

连服8剂，胃纳好转，咳嗽未除，热有时尚欲发作。再以原方加路党参、川贝母二味。连服10剂，热已退净，咳嗽亦减。嘱其增加营养，注意护理而愈。

**按**：此案属久热伤阴。失治易成骨蒸痨热，不易治好。此证重点应放在脾胃。胃气好转则较有希望，胃气一败即进药困难，治疗棘手矣。

# 汪泽华医案五则

汪泽华，男，1938 年出生。从父翼山公学医，侍诊 20 余年，从医 60 年，积有一定的学识经验，临床诊疗遵中医传统，理法、遣方用药不失家风。

## 医案 1

### 痹 症

祝××，女，何家山人。1998 年 11 月 27 日初诊。半年前行脾切除术，近几月来，两臂疫楚麻木，以左臂尤为甚。精神困倦，面色痿黄，不任劳作。曾于他处服用八珍、补中益气等药，多剂未效。刻诊脉细，舌红有白薄苔。证属气血亏虚，络脉失养。拟养血通络为法。

**处方**：生黄芪 10g、潞党参 10g、炒白芍 10g、川芎 6g、熟地 10g、鸡血藤 15g、桂枝 7g、红花 3g、当归 10g、炙甘草 3g、炮姜 3g。5 剂。

12 月 5 日二诊，上药服后，诸症大减，仍投原方 5 剂，药后诸症悉除，已能如常人一样参加劳动。

**按**：因术后体力虚弱，络脉失养，虽八珍、补中益气能益气血，但温经通络之力不足，故本方除调补气血外，更加温经通络如鸡血藤、红花、桂姜之类，故收效明显。

## 医案 2

### 痹 症

毛××，女，上余人，50 岁。1989 年 3 月 7 日初诊。平日原有手臂轻度酸痛，不以为意。近日右上臂突发抽痛，痛势剧烈，不能伸举，以致切脉时亦非站立不可。伴有头晕，脉弦，舌红苔薄白。拟疏风通络为治。

处方：生甘草 3g、木瓜 5g、络石藤 10g、忍冬藤 10g、川断 10g、白茅根 10g、桑枝 15g、佛耳草 10g、姜黄 6g、制乳没各 3g。3 剂。

3 月 10 二诊：上药服后，臂痛已愈大半，头晕未止，脉舌如前，仍守原法出入。原方去姜黄、佛耳草、乳没，加钩藤 10g、天麻 10g。5 剂。

**按**：病人共服药 8 剂，诸症悉除。此乃风热蕴阻，络脉失养，投以清热疏风舒筋通络之剂，治疗及时，故收效甚速。此案与前例之臂痛病因不同，治法自异，治病求本，良有以也。

## 医案 3

### 经 秽

徐××，女，淤头人。1985 年 5 月 12 日初诊。平日月事周期、色量均属正常，唯经血臭秽异常，历时有年，未予治疗。近来秽气日甚，时值热天，颇为烦恼，遂来我处诊治。病人气色正常，脉弦，舌红有薄黄苔。现值经后一周，宜活血理气清热为法。

**处方**：当归 10g、川芎 10g、赤芍 10g、三棱 6g、蓬术 6g、生甘草 6g、制香附 10g、黄芩 6g。7 剂。

6 月 15 日二诊：本月经行，秽气大减，亦无其他不适，原方继进 7 剂。

**按**：此例病人，后因它病来诊，据云上病已愈。此症妇科调经门中，甚少论述，因无其他痛苦，仅以此就诊者亦不多。余临证以来仅遇二例，皆遵上法应手取效。而《宁坤秘笈》有专条论述，其言曰："经来臭如夏月之腐，乃血弱更兼热盛，譬如水干涸，沟渠久则臭也。"特表而出之，以供参考。

## 医案 4

### 痛 经

刘××，女，城关人。1993 年 5 月 8 日初诊。病经行腹痛，痛势剧烈，伴见呕吐，甚则全身抽搐，数日始止，经量不多，但血块较多，曾经中西医叠治未效。诊脉细涩，舌红苔白，面色苍黄。证属寒凝气滞，不通则通。适值经后，拟温经散寒。

**处方**：桂枝 5g、麻黄 5g、苍术 6g、白芷 5g、姜半夏 10g、藿香 10g、当归 10g、川芎 10g、厚朴 5g、橘核 10g、青陈皮各 5g。7 剂。

6 月 21 日二诊：近日经转，疼痛见减，但仍须数日始全止，呕吐抽搐已平，血块尚多，脉舌如常，仍守前法。拟方：桂枝 5g、麻黄 5g、白芷 5g、炒白芍 12g、炙甘草 5g、元胡 10g、藿香 10g、当归 10g、川芎 10g、青陈皮各 6g。7 剂。7 月经行，诸证向安。

**按**：此寒湿凝滞型痛经，观其以往方药，亦多活血理气止痛之剂，却收效不佳，乃宗石顽老人法，温经散寒，化湿理气，齐头并进而获安。此类痛经，临床并不少见，上方出入，每有良效。

## 医案 5

### 崩　漏

姜××，风林人。1998 年 3 月 5 日初诊。怀孕 40 余天，出现阴道少量出血，腹痛持续，腰亦酸楚，经西医治疗数日未效，血量反见增多，因转请中医治疗。诊脉弦滑，舌红苔薄白，血量较多，色略黯，腹痛绵绵。宜养血安胎。

**处方**：黄芪 15g、潞党参 15g、焦白术 10g、炙甘草 3g、地榆炭 10g、荆芥炭 5g、制女贞 10g、旱莲草 10g。2 剂。

3 月 7 日二诊：上药服后，血出未止，色略转淡，腹痛腰痛未除，脉舌如前，宜宗东垣法，益气举陷。拟方：炙黄芪 15g、炒白芍 10g、熟地 10g、仙鹤草 10g、防风 5g、荆芥 5g、藁本 3g、羌活 3g、艾叶 3g、炮姜炭 3g。2 剂。

3 月 9 日三诊：上药第一剂服后，血量即见减少，腰腹痠痛亦缓，2 剂服完，出血已止，痠痛亦基本消失，原方去藁本、羌活加潞党参、山药，3 剂善后。

**按**：此例初投养阴益气止血剂未能见效。二诊乃进益气举陷，一剂大效，二剂即愈。东垣有云："清气下陷，不能升举而为崩。"上方即师其法，而获奇效，是妇科崩漏门中另一法则，可补一般妇科书中论治崩漏之不足。

# 姜玉凤医案二十二则

姜玉凤，女，1939 年 8 月出生。毕业于上海中医药大学，副主任医师，长期任职于浙江省江山市人民医院。工作初期从事中医各科临床，20 世纪 80 年代以中医妇科为主。

## 医案 1

### 风热感冒

周×，女，18 岁，七一七厂职工家属。1982 年 7 月 5 日初诊。高热 3 天，体温 39.5℃，头痛欲裂，口干渴思饮冷，心情烦躁，舌苔薄黄、质红，脉滑数。证属风热感冒，治以清热解表。

**处方**：羌活 3g、牛蒡子 10g、蒲公英 20g、薄荷 3g、板蓝根 20g、金银花 10g、连翘 10g、香薷 6g、大枣 3 枚、生甘草 6g。2 剂，每 6 小时服药一次，2 剂药应 24 小时内服完。可按桂枝汤服法，稀粥频喝以助药效。又嘱多饮西瓜水解渴。

7 月 6 日二诊：热渐降至 38℃，得微汗，头痛轻。病人未来，原方去羌活，加芦根 10g，续配 2 剂，如前服法。热退，如期参加高考，录取西安电子学院，合家欢笑。

**按**：该案例足证，中医照样可以治愈急诊。用药效西法，昼夜兼给药，增加药力，效果自增。羌蒡蒲薄汤系上海中医药大学附属医院验方，不论风热、风寒感冒均可加减应用，效果不错。

## 医案 2

### 精　浊

姜××，72 岁，江山市人。2010 年 7 月初诊。前列腺肿瘤手术后两周，尿液点滴自出，无排尿感，尿不黄、无痛感，只好操尿不湿度日。省医院认为肿瘤已摘除，此病出院后慢慢调养可自疗。探视时见形体消瘦，说话有气无力，舌苔薄白，脉细弱。知其宿有胃病几十年，现又动手术，气虚自不必说，手术伤及肾和膀胱，约束乏力，故而尿液渗漏。治以益气补肾，拟补中益气合缩泉丸加减。

**处方：**炙黄芪 30g、炒白术 10g、升麻 5g、益智仁 10g、台乌药 6g、淮山药 15g、桑螵蛸 10g、金樱子 10g、鹿含草 12g、山茱萸 10g、五味子 6g、陈皮 6g。并嘱每隔一二小时有意识地做深呼吸排尿动作，以唤醒膀胱功能。

二诊：自觉尿漏减少，第四天下午做上述动作时曾有尿排出。效不更方，原方加覆盆子 10g、香谷芽 10g。因床位紧张，催其出院。返江后电话会诊几次，原法未动，随意临时更改几味，回电述症状逐日改善，一月后弃尿不湿，排尿如常。调养时嘱用黄芪 10g、益智仁 10g、淮山药 10g、桑螵蛸 10g、金樱子 10g、五味子 3g、枸杞子 10g 和少量糯米，放入洗净漂清的猪膀胱内，文火慢炖，煮熟后既吃汤又喝粥，食药养之，巩固疗效。

## 医案 3

### 粘连性肠梗阻

余××，45 岁，江山丰足人。1975 年 5 月初诊。腹痛腹胀半天，无便 3 天，无矢气半天。恶心、呕吐一次。舌苔黄糙，口气秽臭，脉弦。患者半年前因胆石症住我院手术。术后饮食无规律，调养失当，兹则腹痛又发，再次入院。外科诊为粘连性肠梗阻，暂作保守治疗，邀余会诊。此乃肠腑气机不通,大便闭结,不通则痛,气滞则胀,气逆则呕。治以通里攻下,理气消胀。

**处方**:炒枳壳15g、川厚朴10g、炒莱菔子30g、生大黄10g(另用开水浸泡备用)、藿香10g、法半夏10g、小谷茴6g。配1剂急煎。头煎药汁冲生大黄水,频频饮服。服药前先用生姜片擦舌面,防其呕吐。头煎药后约2小时,腹胀痛后得矢气少许,嘱二煎继续服用。至傍晚肠鸣、矢气增多,得便少许,腹胀痛减轻。原方续用1剂。第三天去查房,患者吵着要出院。只好原方去生大黄,莱菔子改为15g,配3剂。

**按**:该患者系单身,无人照料,无钱医病。嗣后大便隔日未解就自动来门诊找我,开几剂通气、通便的中药,其深知气通便通、腹痛自消。后未发生严重肠梗阻情况。

## 医案4

### 腹 痛

周××,52岁,女,江山新塘边镇人。1990年元月初诊。经常腹痛且胀,饱餐后加重,口苦干。当地疑为胃病,用胃药后症未减,来城检查。细问知其痛以右上腹为主,食油腻后痛增,无泛酸吐水之症,舌苔薄白,脉弦细。B超提示胆囊壁粗糙,并有细小结石。证系肝胆气滞郁热。故以疏肝理气清热为法。

**处方**:柴胡10g、黄芩10g、炒枳壳10g、广郁金10g、金钱草30g、醋元胡10g、生白芍20g、生甘草6g、贯众12g、山楂肉10g、藿香10g、青蒿10g。配7剂回乡,并嘱少食油腻及蛋黄。在家时还可以贯众15g和夹心肉2两煮,加少许盐,既吃汤也可吃肉。半月后复诊,药后腹胀痛渐轻到消,原方去元胡、青蒿,7剂。贯众夹心肉可再服一周,药后复常。

贯众夹心肉系取自民间验方,此药能清热利胆,解毒杀虫,正适合胆囊炎、胆蛔症患者。夹心肉不油，食后无妨，我每在辨证基础上加入此味，效果更佳。

## 医案 5

### 血 淋

郑××，男，48 岁，器材厂电工。1973 年 5 月初诊。突发尿频、尿急、尿痛、尿色黄夹红来急诊，尿常规红细胞＋＋＋。外科诊为尿路结石？转中医治疗。证属血淋，治以清热通利为法。

**处方：** 金钱草 30g、海金砂 10g、黄柏 10g、泽泻 10g、粉草薢 10g、生地 10g、侧柏叶 10g、通草 3g、醋元胡 10g、川牛膝 10g、降香 6g、猪苓 10g。5 剂。煎时多加水，以药水代茶频饮。服药后半小时，单脚跳几分钟，平时多走动少久坐。每次尿在痰盂内，倾倒时观察有无异物排出。

一周后复诊，诉痛感减轻，尿频急好转。效不更方，原方续 5 剂。第三次来诊时喜形于色，诉服第九剂药头煎一小时，排尿很痛，在家人扶撑下仍坚持跳几下，随后就觉有股气推尿而出，尿出后痛顿失。后从痰盂中见到一小块似碎玉米渣样石块，表面粗糙，装瓶内带来复诊。改用金钱草冲剂两盒，巩固疗效。又嘱平日多饮茶水、多走动，防复发。

## 医案 6

### 丹 毒

郑××，女，73 岁，新塘边镇人。1973 年元月初诊。两下肢小腿皮肤发红，灼热疼痛，行走不便，舌苔薄黄质红，脉弦。诊为丹毒，拟清热利湿为法。

**处方：** 黄柏 10g、苦参 10g、千里光 10g、川牛膝 12g、生甘草 10g、板蓝根 10g。3 剂。头、二煎口服，第三煎多加水，倒入脚盆里浸泡洗脚，洗后擦干，取金黄散用冷茶水调之外涂，每天如此，三天后症状减半。续三剂而愈。

**按：** 此药价廉效佳，真是小药医大病。

# 医案7

## 月经不调

刘××，女，15岁，江山石门人，现居杭州下沙。2011年4月初诊。13岁初潮，经汛不规，数月始转，其母年轻时月经稀发，不以为然。行经两年后依然无规律，才来求诊。兹则月经三个月未行，形体日丰，160厘米的身高体重85公斤，食欲颇佳，尤喜吃肉食及夜宵。平时大便溏，晨起喉间有痰，吐出始爽，舌质淡，苔薄白，脉细。西医做B超多囊卵巢，要用人工周期调治，家长不从，改投中医。脉症合参，肥人多痰湿。处以健脾化痰、养血调经之剂。

**处方：** 党参15g、苍术12g、云茯苓15g、姜半夏10g、淮山药15g、泽泻10g、山楂肉15g、川芎6g、当归12g、丹参12g、决明子10g、炒薏苡仁20g、陈皮6g。并嘱节食多运动，以减肥。服药两周后经潮，量不多，余况如前，原方去泽泻、川芎，加仙茅10g、仙灵脾10g，嘱配两周药。第三次复诊时，适逢经前三天，乳房微胀，大便不正。原方去淮山药、泽泻、陈皮，加红花6g、益母草10g、柴胡6g、小青皮6g，三次用药后，每月或四旬已能行经，一年后中考紧张，经汛又失。中考后又来复诊，身高虽长，体重更增，达90公斤，身上汗毛增多，环唇可见细毛。原方去泽泻、陈皮，加仙茅10g、仙灵脾10g、巴戟肉10g，继续调治。高中三年，家校较远，改用丸剂缓调。逍遥丸合八珍益母丸常备常服。假期有空就服汤药，月经能在40～50天之间来潮。上大学后知道爱美，能管住嘴巴，减肥效果明显，调经疗效自然巩固。

## 医案 8

### 月经不调

徐××，女，34岁，恩济花园住。2003年4月初诊。经水逐月减少已年余，最近两月行经期仅有小腹不舒，不见经血，平日性欲减退，数月无房事亦不以为然。曾在别处用暖宫补血药几月，症状未改善。因原籍江山礼贤，同乡介绍来我处就诊。见舌苔薄黄尖红，面色萎黄，脉象细弦。询得病史，为家事迁杭，精神、经济方面压力不小，她又是多虑之辈，久思寐劣，精神抑郁。治拟先从疏肝解郁入手，丹栀逍遥散出入。

**处方**：焦山栀6g、粉丹皮10g、柴胡6g、生白术10g、广郁金10g、紫丹参12g、生地10g、茯苓12g、合欢皮10g、全当归10g、制香附10g。并嘱怡情释怀，7剂。

服药后诉胃部不舒，余况未有进退。原方去山栀，加佛手片6g、焦六曲10g。按此改服4剂，经行日期已见红，量极少，一见即隐。虽见红一点，病员见到希望，愿继续调治，用药三个月经周期后，嘱经前数日再来复诊。经前四日，乳房发胀，有带色白，小腹不舒，大便坚，舌苔薄白光红，脉细弦，原方去山栀，加蒲公英10g、益母草10g、炒枣仁10g。4剂药后经潮，高兴得电话报喜。嗣后又随症加减调治3个月，每月经水已能按期而至，量渐增如常。停汤药改用归脾丸、八珍益母丸调治，巩固疗效。

**按**：患者因易地等多方压力造成经歇，西医诊为"卵巢早衰"，更增顾虑，诸症陡增。治时从谈心开导、疏肝解郁，心病、身病同治，始渐渐生效，非几味补血、活血药可疗。现今十余年已过，月经一直正常。

## 医案 9

### 崩 漏

余××，18岁，女，丰足人。1992年5月初诊。月经量多如潮，时或随裤筒而出，色鲜红。第二天即不敢外出，自然不能劳动，行一周后渐减少，却又淋漓不净。经期需 12～14 天，来经一次犹如大病一场。头眩乏力、心烦少寐、口干便坚，顷诊经期已近，提前诊治。观舌苔薄黄，舌质边尖红，脉象弦细。患者此前因经多作刮宫手术，诊为子宫内膜增生过长。刮宫后头一二月经潮，量有所减少，后又复原态，畏惧手术改投中医。证属崩漏范畴，先拟益气养血调经。

**处方**：炙黄芪 30g、归身 10g、党参 15g、生白术 10g、女贞子 12g、旱莲草 15g、鹿含草 10g、仙鹤草 10g、大枣 7 枚、制香附 10g、山茱萸 10g、生地 12g。5 剂。

二诊：一周后家属来转方，告知药后第二天经至，量没前多。防淋漓不净，处以清热止血，嘱经到第七天开始服用。处方：焦山栀 10g、粉丹皮 10g、女贞子 12g、旱莲草 15g、生地 12g、仙鹤草 10g、槐米 10g、侧柏叶 10g、冬桑叶 10g、川断 12g、醋香附 10g。

三诊：经净后自己来复诊，诉上两方按时服后，本次经量减少，经期缩短为 10 天。经净后头眩乏力亦有好转，舌苔薄白光微红，脉细，继续静养。

**处方**：太子参 10g、生白术 10g、麦冬 10g、五味子 5g、山茱萸 10g、生地 10g、枸杞子 12g、女贞子 12g、陈皮 6g、金樱子 10g。患者久病成医，藏好药方按时自己配方照服，月事尚规律。

**按**：后来我到杭州后她亦来杭州打工，为腰痛等病又来诊治，才知上情。

## 医案 10

### 附件炎

徐某某，女，43 岁，江山城关镇人。2008 年 5 月初诊。患者多次人流，三年前最后一次人流后，经转即下腹疼痛，逐月加重，甚则少腹抽痛牵及腰骶部，不能上班需卧床数日，只好停薪留职。顷诊经前一周，乳房紧胀，腰、小腹不舒，口微渴，苔薄黄，舌尖红，脉细弦。西医诊为附件炎、子宫腺肌症。治拟疏肝理气、活血止痛为法。

**处方：**柴胡10g、黄芩10g、蒲公英12g、小青皮6g、败酱草10g、蜀红藤10g、醋元胡15g、生白芍20g、生甘草10g、益母草10g、全当归10g。嘱经前二三天即配药方三四剂服用。

患者既有痛经又有月经淋漓症，经期需10日方净。故又拟清热止血方备用，经行第六天配四剂煎服。处方：焦山栀10g、粉丹皮20g、女贞子12g、旱莲草10g、生地12g、生蒲黄10g、冬桑叶10g、川断12g、侧柏叶10g、醋香附10g。第二个月经周期前一周来复诊，诉药后痛减，第二天腹痛已能承受，不必卧床，经行八天已净。

药见初效，增加治疗信心。如法调治四个月经周期，痛经消除，经血一周干净，夫妻关系和谐。

## 医案 11

### 不孕症

郑××，女，35岁，江山赵家人。1993年9月初诊。幼子戏水殇亡，行输卵管复通术后半年仍未怀孕而来求治。经汛超前，三周即潮，经前一天乳房胀痛，性情焦躁，行时少腹隐隐不舒，经量不多，经色偏紫，舌苔薄白，脉细弦。顷诊适值经潮第一天，拟疏肝解郁，活血调经。

**处方：**柴胡6g、黄芩10g、薄荷3g、生地10g、粉丹皮10g、丹参12g、广郁金10g、益母草10g、蒲公英15g、橘叶7片（自备）、散红花3g、合欢皮10g、全当归10g。3剂，即服。

二诊：五天后复诊，经已净、腹亦舒。拟二仙汤调治。处方：仙茅10g、仙灵脾10g、熟地10g、枸杞子12g、金樱子12g、菟丝子10g、山茱萸6g、鹿含草12g、制香附10g，7剂。服至第五或第六剂时，作

B 超探查卵泡发育情况。

三诊：在卵泡已逐渐发育成熟，尚未排卵时服用下方，促卵泡排出。生黄芪 3g、川芎 6g、全当归 10g、蒲公英 15g、王不留行 10g、路路通 10g。2 剂，并嘱择期房事。

如此按周期用药，调治两个周期后告知已受孕，喜得千金。方中郁金、合欢皮配用，解郁效佳。

## 医案 12

### 不孕症

王××，女，32 岁，江山上溪人。1986 年 3 月初诊。患者长女已读小学，嗣后数度怀孕均在停经两个月内自然流产，终未得子。此次停经 43 天，心中喜忧参半，不时恶心、食欲不振，大便溏薄，日 2～3 次，面色少华，夜寐惊恐易醒，舌淡苔薄白，脉细，脾部尤弱。询得病史，诊为气虚型滑胎，遵先师裘笑梅老师旨意，拟益气健脾，补肾安胎。

**处方**：炙黄芪 30g、党参 15g、炒白术 10g、法半夏 10g、黄连 3g、老苏梗 6g、淮山药 15g、干姜 6g、金樱子 12g、菟丝子 10g、香谷芽 12g。并嘱精神千万别过度紧张，要树立信心。

因病员实在太紧张，不敢回家，就住我院陪客招待所，请亲友照顾，绝对卧床休息，随时根据出现不同症状，更改几味中药调治，但原则不变。度过前四次流产危险期，病员夜寐渐安，惊恐情况明显好转，保胎信心倍增，一直住到孕 12 周始带药回家调养。后每月来院复诊配五剂中药，妊娠后期每两周或每周复查，中药保胎直到临产，期间未用西药。后喜得贵子，阖家欢喜。当时产后新生儿患肺炎又住儿科，只好申请延迟结扎。出院后随夫入赣办厂，隔年又添一丁，这是后话。

# 医案 13

## 精　浊

杨××，男，38岁，江山三十二都人，职业司机。2010年3月初诊。尿频尿急时有发生，偶伴膝酸，二次婚姻仍未有子。舌苔薄黄，舌质微红，脉弦。曾做过一次精液检查为死精多，精子活动力差，西医诊为前列腺炎。先拟清热利湿之法，知柏地黄出入。

**处方**：黄柏10g、粉丹皮10g、茯苓15g、泽泻10g、山茱萸6g、生地10g、淮山药12g、粉萆薢10g、炒薏苡仁15g、炒杜仲20g、怀牛膝10g　生甘草5g。嘱服两周后复诊。

药后上症均有改善，其妻国外务工，求子心切，改用汤丸并进，补肾种子。汤药：仙茅10g、仙灵脾10g、败龟板6g、山茱萸10g、枸杞子12g、知母10g、淮山药15g、黄柏10g、炒杜仲3g、怀牛膝12g。丸药：五子衍宗丸，1日2次，每次8粒。饮食：禁烟酒，多食甲鱼，多饮水，并根据其妻卵泡发育情况，择期房事。如此调治月余，告知其妻有喜，暂不出国。

**按**：该男同志是陪妻看病，称婚后两年未孕，我诊后觉得其妻无疾。细追问方知他两次婚姻尚未有子，断病根在男身，始解无子之苦。旧时无后为大，均责女方，系误导也。现应男女均查，调治病方，始解病根。

# 医案 14

## 产后发热

王××，女，34岁，江山水泥厂家属。1993年8月初诊。产后五日，高热二天，体温39.3℃，口渴思饮，四日未更衣，腹胀腹痛，恶露不多，乳汁亦少，胃纳极差。见舌苔黄厚糙，舌质干红，脉数。正处盛夏，证属阳明。虽为产妇，仍处白虎加味，不拘产后多虚寒之戒。

**处方**：生石膏30g（先煎）、知母10g、生甘草6g、生大黄10g（另用开水浸泡备用）、益母草10g、桃仁10g、蒲公英20g、大腹皮10g、白通草3g。2剂，在24小时内服完，即每六小时给药一次。嘱第一剂头煎药汁冲大黄浸泡水，一并服。若头煎药后得便，二煎就不冲生大黄浸泡水，余药照煎服。

**二诊**：第二天家属来复诊，诉药后两小时腹痛得便，便后痛减，热也稍退，已能吃少许稀粥。原方去生大黄，加生地10g、川石斛10g，续3剂，后热全退，乳汁渐增。

**按**：生大黄用开水浸泡，通便效佳，取舍灵活，入药久煎，不泻反有止泻作用。

# 医案 15

## 肉芽肿

余××，24岁，女，江山上余人。1994年3月初诊。产后四旬余，恶露未净，其量不多色鲜。会阴部疼痛，坐、立困难来求诊。妇检：外阴（－），阴道黏膜充血明显，阴道壁左侧后缝合处有新鲜肉芽组织长出，小如米粒，大如绿豆，有5粒之多，表面不平整，稍触即痛，并有鲜血渗出。宫口无血，子宫平位，正常大小，两附件（－）。当时无消毒器械，嘱明日复诊。第二天我用消毒的小镊子将其创伤面肉芽组织一粒粒摘除，敷以"海浮散"。每日清洗敷药，四天后肉芽未长出，创伤面渐愈合，继敷以"生肌散"收工，一周后已能坐、立行走。

**按**：该病人虽未来看妇科，实因产时过急，胎头偏大，分娩时阴道壁撕裂，缝合欠平整，新组织长势不匀，产生肉芽组织，渗血不断，疑为恶露不净。后用外科方法，摘除肉芽，促其新组织长平，自然痛除，便能坐立行走。可见对待不同的病人，能有多一点办法，自利病患。"海浮散"系先师姜瑞明先生外科用药，用乳香、没药等分炼而成，江山市中医院有货。

## 医案 16

### 产后抑郁症

顾××，女，24 岁，江山人，住北京。2000 年 2 月初诊。产后四旬，自觉有气无力，不能喂养女儿，又不放心婆婆喂养，常为点小事心中不快，婆媳关系紧张。昼夜两眼紧盯女儿，恐其发生意外，因而寝食不安，精神恍惚，语无伦次，喜悲伤欲哭，转念又觉自己无病，不需就诊。如此折腾，丈夫只好劝回母亲，邀岳母赴京。稳定几日，又添新虑，恐亲娘不适应北方气候、累坏身体，转怒丈夫帮忙不够，乱发脾气。这时，全家人意识到此乃病态，请家乡人找大夫诊治，这样才转到我处。以电话询问病情，脉苔未诊，遥控处方。此乃产后气血虚亏，神不守舍，拟养血安神。

**处方**：炙黄芪 15g、党参 10g、归身 10g、云茯苓 12g、远志肉 10g、淮小麦 30g、枸杞子 12g、龙眼肉 7 枚去核（自备）、大枣 7 枚、炙甘草 6g、炒枣仁 10g、广郁金 10g、合欢皮 10g、灵磁石 3g（先）、煅龙骨 10g（先）。

3 剂后电告已能睡三四个小时，精神好转。继续调治，原法未变。电话复诊时据临时情况更动几味，调治三个月后停药。并嘱其家人好言相待，不激怒情绪，开导思想，防抑郁生变。

**按**：直到 2016 年，她春节回江探亲转来拜谢，始见尊容。从谈吐中得知，当年确为产后抑郁症，幸调治及时，现全家安乐。

## 医案 17

### 会阴部灼热

姜××，女，48 岁，江山新塘边人。2013 年 10 月初诊。数月以来午后会阴部烘热不舒，其热严重时欲用扇子扇阴部，得以暂时缓解。病发部位敏感，不便求医。因为亲戚，一次电话中始知其苦。患者原有胆石症，口常苦干，食油腻尤甚，月经紊乱，数月不来或半月即潮，量虽不多，却淋漓难净。当时舌脉未诊，她又在外打工，不便用汤药，改用丸剂缓调。知柏地黄丸合大补阴丸，按说明坚持服药三个月。又嘱睡前按摩涌泉穴（穴在足底心）二百次，以引火归原。后告知病已愈。

**按**：会阴部，肝经、肾脉均过此处，烘热午后加重，均系阴虚火旺之征，虚火旺于阴时，配上两药丸，缓缓图治，贵在坚持。

## 医案 18

### 消　渴

袁××，女，54 岁，江山花园岗农场住。1993 年 8 月初诊。阴痒难耐，求助老同学。苔薄黄，舌质微干红，脉弦。妇检：外阴抓破，阴道黏膜充血明显，未见米泔水样白带，又无豆腐渣样分泌物。观其形体较前清瘦，得知口渴，但饮不多，尿多，时有泡沫。即嘱明晨空腹查血糖，检尿糖。报告出来，血糖 11.5mmol/L，尿糖＋＋。治以知柏地黄丸出入。

**处方**：知母 10g、黄柏 10g、生地 10g、粉丹皮 10g、淮山药 12g、泽泻 1g、天花粉 10g、苦参 10g、白鲜皮 10g、土茯苓 10g。

每剂药头、二煎口服，第三煎多加水，倒脚盆坐浴，又转内分泌科加用西药控血糖，并控饮食。如此中西合治、内外并用，两周后阴痒渐消，血糖亦在可控范围。

**按**：此例患者虽来看妇科，其病属内科糖尿病。妇科为标病，治当求本，其标病自除。不能单局限妇科。

## 医案 19

### 过敏性皮疹

张××，女，7 岁，施家花园住。2015 年 5 月初诊。全身常发小红疹，微痒，感冒时有咳嗽流涕，甚则伴发哮喘，夜间需坐起。病已数年，多家儿科均去诊治，中西医药亦尝遍，症状时好时坏。上幼儿园时常请病假，下半年即将读小学，奶奶急得多处打听医生，后到我处。诊时面、颈、胸、背部均有小红疹，咳嗽流清涕，易汗，舌苔薄白，舌质淡红。西医诊为过敏性皮疹。过敏源难找，嘱禁吃海鲜，少出户外活动。拟用玉屏风加味。

**处方：**生黄芪 10g、生白术 10g、防风 6g、乌梅 3g、生甘草 5g、牛蒡子 10g、板蓝根 10g、蒲公英 10g、白鲜皮 10g、炒薏苡仁 10g、辛夷 6g。7 剂后，咳除，小红疹渐隐，新疹未发出，胃纳差。原方去牛蒡子，加香谷芽 10g。按上方继服一月后，病情一直稳定，外出玩一天，回家未有新疹发出。嘱可以食少量海鲜、鸡蛋等，嗣后每两周改方，随临时症状略有加减，玉屏风不改。用药到八月，上症未发，海鲜照吃，体质明显改善。九月份上学后，一学期未告病假。

**按：**方中乌梅、防风、生甘草系上海中医药大学附属医院老师验方，在玉屏风基础上加用乌梅，能抗过敏，治风疹效佳，确能起到屏风作用，增强体质。

# 医案 20

## 腹　泻

占×，男，10 个月，江山城关人。1995 年秋初诊。患儿系人工喂养，夏日时喂养不当以致腹泻，水样便，时或蛋花汤样，未发热。曾用止泻药，好一天坏一天，形体瘦，入秋未愈，方来找中医调治。观其手，指纹浮紫在气关，腹软无压痛，舌淡苔薄白。

**处方：**嘱其用蛋黄油喂治。鸡蛋两枚煎熟，去蛋白、留蛋黄，放锅内加少量植物油，文火炒微黄，慢慢炒即有少量蛋黄油熬出，备用。喂时可加适量炒米粉或荷花糕，用水调成糊状炖熟，慢慢喂，视患儿食量，两只蛋黄油可一天分几顿服完。第二天现熬现吃。该方味香，患儿易接受。三天后其母告知，其儿泻已减，日 2～3 次，不全为蛋花样。此药不苦味香，胃纳微增。调治一月后痊愈。

**按**：中药味苦，患儿不易接受，该方系某院验方，我常介绍患儿家属自制自喂，屡试屡效。但要无热、未到脱水程度的水泻，食药慢调，其效颇佳。

顺便附一验方：鸡油治新生儿尿布湿疹（俗称红屁股）。杀鸡时出鸡油不落水，熬出油备用。新生儿有红屁股时，换好尿布，洗净擦以鸡油，几次即红退、疹消，效佳。

## 医案 21

### 咳　嗽

朱××，64 岁，女，江山市人。1990 年夏伏天初诊。入冬后易感冒、咳嗽，咳嗽则尿自出，久咳难愈。上一年冬天看病时，嘱来年伏天诊治。届时用生理盐水，取肺俞穴、足三里穴位封闭。1990 年夏，穴位封闭后，当年冬天感冒减轻，咳嗽经用药也减轻。以后两年，患者入伏前几天就提醒我要做穴位封闭。届时还邀来病友三位，一道做穴位封闭，各位病员当年均有一定效果。

**按**：做穴位封闭而不是艾灸，无化脓溃烂之苦，隔天即可淋浴，效果也不差，患者乐意接受，同样起到冬病夏治之效。

## 医案 22

### 腱鞘囊肿

陈××，男，江山大桥镇人。1993 年 4 月初诊。右手腕酸痛，劳动后痛增。诊时见右腕背部高实，按之压痛，有圆形肿块，质软、活动。断为腱鞘囊肿。即用针灸针，在肿块中央入针，得气后向四方斜刺、捻转。此名合谷刺，以酸胀感能承受为度。起针后医者用大拇指重压囊肿部，最好能将囊肿压平，再用艾条熏十分钟。当天患部不能入冷水，不要再劳作。该病员一次针灸后囊肿即平。为巩固疗效，三天后又来复诊。此法用多位病员均有效，特记于此。

# 邵荣芳医案二则

邵荣芳，男，1940年4月出生，毕业于浙江中医药大学，主任中医师。曾任江山市人民医院中医科主任、江山市中医院院长。2000年4月退休。擅治中医内科疑难杂症，尤其对肝胆、肾系病证的诊治有独到之处。

## 医案1

### 阳黄 （亚急性重型黄疸肝炎）

吴××，男，25岁，农民，住院号401。患者因精神疲乏，食欲显著减退7天，伴眼白、皮肤迅速发黄，恶心呕吐入院。体检：神志清楚，巩膜、皮肤深黄，心肺（−），腹平软，肝肋下及2cm，剑突下3cm，质地充实感并有明显压痛，脾未及，腹水征（−），苔白腻舌红，脉弦滑。化验检查：尿三胆（＋），肝功能：黄疸指数100单位，凡登白氏试验直接即刻，间接加强，麝香草酚浊度12单位，硫酸锌浊度14单位，谷丙转氨酶200单位以上（正常小于40单位）。诊断为亚急性重型黄疸肝炎，中医辨证为阳黄热偏重型。给予一般护肝治疗，每日用10%葡萄糖1000mL＋肌苷200mg静脉滴注，三天后恶心呕吐停止，稍能进食即停止补液。同时入院后即给予中药清热利湿剂，方用加味茵陈蒿汤，重用板蓝根、鱼腥草、大黄等清热之品。

**处方：** 茵陈30g、金钱草30g、板蓝根30g、山栀子12g、生大黄15g（后入）、车前草15g、鱼腥草30g、黄芩30g。7剂。

服药7剂后，黄疸明显下降，服药15剂，黄疸基本消退，20天复查肝功能，各项均为正常。

## 医案 2

### 阴黄 （亚急性重型黄疸肝炎）

汪××，男，30岁，工人，住院号585。患者因自觉精神疲乏，食欲减退，全身发黄，曾在本院门诊作肝功能化验，黄疸指数45单位，谷丙转氨酶120单位，诊断为急性黄疸型病毒性肝炎。患者自以为颇懂医道，在家每天静注高渗葡萄糖，口服护肝药及大量金钱草等苦寒草药。治疗18天后，不但病情未见好转，反而黄疸日趋加深，并出现畏寒，频吐口水，服药即吐，方来住院。入院时神志清，精神极疲，巩膜深黄，全身皮肤呈黄绿色，晦滞无泽，心肺（－），腹平软，肝肋下及1cm，剑下及2cm，质软、压痛（＋），脾未及，腹水征（－）。化验检查，尿三项均阳性，肝功能检黄疸指数100单位，凡登白氏试验呈双相反应，麝香草酚浊度8单位，硫酸锌浊度11单位，谷丙转氨酶200单位以上。凝血酶原时间测定28秒。诊断为亚急性重型黄疸型肝炎。中医辨证：过食寒凉，中阳受损的阴黄症。方用茵陈吴茱萸汤。

**处方**：茵陈30g、吴茱萸6g、姜半夏10g、生大黄15g（后入）、厚朴10g、枳壳10g、藿香10g。服药第一剂，呕吐消失。续服，口水逐日减少，食欲改善，黄疸渐退。共服药51剂，症状消失，肝触诊未及，肝功能恢复正常，凝血酶原时间测定正常。

**按**：现代医学认为，亚急性重型黄疸型肝炎是由于病毒引起的严重的肝细胞损害，血清胆红素的代谢发生障碍所致，同时由于胆栓的形成，肝内毛细胆管阻塞，亦影响胆红素的排泄，表现于临床上出现明显黄疸。中医认为，黄疸的产生是由于湿热或寒湿壅遏，关键在于"壅遏"，致使胆汁不循常道而外溢。根据中医的"塞则通之"的治则，我们实践体会，在辨证论治基础上治疗黄疸时，重视应用生大黄以通腑消积，祛瘀通络，效果颇为显著。现代药理研究表明，大黄确有疏通胆小管和微细胆小管内胆汁瘀积、消退黄疸的作用。所以，无论是

"阳黄"或"阴黄"均可用大黄以通之。配合清热剂可清热通腑，达到泻积热的作用；配合温热药能起温通消寒积的作用。

至于大黄的使用方法，要用生大黄，后下入煎。对其剂量，以使人服后有轻度泻为度，一般用量为 10～15g；一旦病人有轻度腹泻，几天后可暂停或减量使用，待腹泻止后可复用。这样，既起到消积的作用，又不伤脾胃。

张仲景明确指出："诸病黄家，但当利其小便。"李东垣亦云："湿家不利小便非其治也。"因此，我们根据前贤的经验，在重视应用大黄的前提下，对黄疸深而小便短少者，重用车前子、泽泻、海金砂、茵陈等渗湿利尿药，有较好的退疸作用。临床可观察到，患者一旦尿量增加，黄疸就随之逐渐消退，所以渗湿利尿药的应用在亚急性重型黄疸型肝炎的治疗中不可忽视。

在临床中，大部分患者当黄疸消退后，谷丙转氨酶随之下降。但有部分患者，黄疸消退后，谷丙转氨酶仍持续不退。经实践我们体会，加用板蓝根、虎杖、六月雪、紫金牛、岩柏等药物，能加速谷丙转氨酶的下降。因此，我们认为以上药物有显著的降谷丙转氨酶的作用。

部分黄疸很深而顽固不退的患者，且消化道症状明显者，在中医辨证治疗的基础上，应不排除短程小剂量的激素结合治疗。因为肾上腺皮质激素可改变或抑制炎症反应，并有利胆作用，对调整机体的应激反应和新陈代谢亦有一定作用，所以重症肝炎是可以应用的，它有利于黄疸的消退。由于疗程短、剂量小，临床上未发现激素的副作用和停用激素后的反跳现象，其机理值得进一步探讨。

此型肝炎的饮食，原则上要求吃清淡易消化的食物。以素食为主，尽量少吃油腻和滋补食物。也不必过分强调食糖。中医认为"甘生脾"，对湿热不著患者，嘱其适当吃些糖，可以健脾，但过食又能"助湿伤脾"，使病情缠绵。

在肝病治疗过程中，休息也是十分重要的，有些病人不注意休息或过早参加体力劳动，使肝功能恢复缓慢，甚至复发、恶化的也屡见不鲜，不能不引起警惕。

# 林梅素医案十八则

林梅素，女，1940年10月出生，毕业于浙江中医药大学，副主任中医师。就职于江山市人民医院。1995年12月退休。擅长中医内科疑难杂症的诊治，对肝胆疾病尤有独特的诊疗经验。

## 医案 1

### 肝病 （理气疏肝法）

徐××，女，36岁，工人，门诊号46398。经前两胁胀痛，少腹胀满隐痛，头昏腰酸，月事愆期不行，苔净，脉弦。证属肝郁气滞，治宜理气疏肝。方用柴胡疏肝汤。

**处方**：柴胡10g、陈皮8g、酒炒川芎10g、赤芍15g、枳壳10g、香附10g、甘草10g。

**按**：柴胡疏肝汤以调气为主治。盖肝气不宜行气太过，且必须顾及肝体，否则一派香燥理气之品，势必伤阴耗气，该方中赤芍、川芎以和血，甘草以缓中系疏肝正法。

## 医案 2

### 肝病 （活血疏肝法）

徐××，男，38岁，工人，门诊号46780。胁痛腹胀，肝胀肿大，压痛明显，食减肠鸣，四肢乏力，大便泻溏。四个月来，肝功能检查不正常，舌质较红，脉弦。（浙江医科大学附属第一医院诊断：血吸虫病性肝硬化。经保肝疗法后，肝功能未复正常。谷丙转氨酶300单位、麝浊19单位、锌浊19单位。）证属肝气不疏，肝络瘀阻。拟理气通络法。

**处方**：柴胡 10g、青皮 8g、京三棱 10g、制莪术 10g、牡蛎 30g（先煎）、鳖甲 12g、丹参 30g、醋炒元胡 12g、大生地 10g、麦冬 10g、当归 10g、炒白芍 10g。

按上方加减，治疗二月余，肝功能显著好转，谷丙转氨酶 110 单位（正常 100 单位）、麝浊 10 单位、锌浊 11 单位，症状消失。

**按**：柴胡、小青皮、煨川楝子、延胡索、制莪术、生牡蛎、鳖甲、丹参以活血疏肝、软坚消肿为主。又肝之为病已久，必肝血不足，故用大生地、麦冬、枸杞子、白芍、当归以养阴柔肝。

## 医案 3

### 肝病 （养阴柔肝法）

张××，男，31 岁，干部，门诊号 35814。肝阴不足，阴虚火盛，头昏眩晕，肝区作痛，胃脘作胀，嗳气，寐不深，口苦，小便色黄，舌瘦而质深红，脉象弦细。拟滋养肝体，兼理其气，方以一贯煎为主。

**处方**：北沙参 10g、麦冬肉 10g、大生地 10g、酒炒当归 10g、枸杞子 10g、煨川楝子 10g、元胡 12g、郁金 10g、宣木瓜 10g、酒炒白芍 10g、焦山栀 10g。

经治一月，肝功能好转，黄疸指数、谷丙酶分别由 8、130 单位转为 5、10 单位，症状消失。

**按**：一贯煎为治阴虚胁痛的良方。方中沙参、麦冬、当归、生地、枸杞子等滋养肝阴，配以川楝子、元胡、郁金、木瓜理气通络。恐"久痛属热"，佐焦山栀以清热，如此使肝体得养，肝气得舒，用药全面确切。

## 医案 4

### 肝病 （清肝解郁法）

李××，女，43 岁，家庭主妇，门诊号 39885。病后失调，阴虚肝郁化火，致胸胁乳房急掣痛，心胸烦热，头昏眩晕，少寐，舌质深红，脉象弦细而数。拟养阴解郁清火法，方以化肝煎主之。

**处方：** 酒炒白芍 10g、川贝 8g、青陈皮 8g、焦山栀 10g、泽泻 10g、柴胡 10g、炒当归 10g、煨川楝子 10g、南沙参 10g、酒炒生地 10g。

**按：** 山栀子清肝火，因气火能使湿痰阻滞，故加川贝、泽泻，川贝兼有解郁作用。白芍护肝阴、青陈皮疏肝气。又恐肝火炽盛，劫伤肝阴，故加当归、南沙参、生地以加强护肝阴之力。

## 医案 5

### 肝病 （清肝降火法）

吕××，女，43 岁，教师，门诊号 31044。素有头痛宿疾，时作时休，今日头痛突发，痛如刀劈，双目如挤，舌红，脉象弦数。素体肝旺，肝火上炎，治拟清肝降火。用羚羊角汤化裁。

**处方：** 羚羊角 10g、丹皮 10g、焦山栀 10g、黄芩 10g、夏枯草 15g、白菊花 10g、石决明 30g、决明子 10g。

**按：** 羚羊角、夏枯草、白菊花、决明子以清肝，黄芩、石决明以清热降火。肝藏血，肝火上炎，使血分受热，佐以丹皮、山栀子凉血清肝。

## 医案 6

### 肝病 （清肝泻火法）

张××，女，27 岁，职工，门诊号 35046。外阴水肿、胀坠，下午更甚，行动不便已十余天。小便短少，纳食尚佳。为肝火挟湿热下注肝经所致，拟以龙胆泻肝汤，清理肝经湿热为治。

**处方：** 龙胆草 6g、黄芩 10g、山栀 10g、木通 10g、车前子 10g、泽泻 10g、生地 10g、当归 10g、柴胡 10g、甘草 10g。经治 3 次，服药 9 剂，症状全部消失。

**按**：本方以龙胆草为君，配黄芩、山栀泻肝之实火，木通、车前、泽泻清利湿热，用生地、当归防其火盛伤阴，再用甘草和中解毒。由于本方苦寒药偏多，使用时应注意患者胃气之盛衰，掌握剂量，以免伤及胃气。

## 医案 7

### 肝病 （平肝熄风法）

谢××，女，36岁，职工，门诊号43644。头昏眩晕，甚则步履不稳，左侧肢体抽搐，右胁尚有闪动，耳鸣，腰酸，口苦，舌红，脉弦，血压175/100mmHg。为肝阳亢盛、肝风内动之证，拟以平肝熄风为治。用天麻钩藤汤为主。

**处方**：天麻10g、钩藤10g、生石决明30g、山栀10g、黄芩10g、川牛膝10g、杜仲10g、益母草10g、桑寄生10g、茯神10g、桑叶10g、菊花10g、全蝎3g、地龙10g。经服26剂药后，诸症基本消失，血压也趋正常。

**按**：天麻钩藤饮以天麻、钩藤、石决明平肝熄风和阳，佐焦山栀、黄芩清肝火，牛膝、杜仲、桑寄生滋水涵木。本方用于肝阳引起的眩晕、昏厥等患者甚效。如偏于痰多，可加用川贝、竹沥、天竺黄；如偏于风盛者加龙骨、牡蛎以镇肝熄风；如偏于火盛得又加龙胆草、丹皮清肝泄热。

## 医案 8

### 肝病 （养肝熄风法）

郑××，男，40岁，职工，门诊号38095。眩晕殊甚，腰酸疲劳亦甚，耳鸣如蝉声，夜寐尤差，筋惕肉瞤，舌质深红，脉来弦细。为肾虚水不涵木以致虚阳亢奋，煽动内风之故，拟大定风珠加减以滋水养肝、熄风潜阳为治。

**处方：**阿胶 10g、白芍 10g、麦冬 10g、五味子 10g、炙龟板 10g、熟地 10g、生牡蛎 30g、煅灵磁石 30g、煅紫石英 30g、怀牛膝 10g。

**按：**大定风珠主治湿热之邪，消烁真阴之证。故用大队滋阴药，佐以甲类潜阳镇定。在肝病中遇到肝肾之阴极虚，内风煽动不熄，常用此法加减。本方较天麻钩藤饮用滋阴力量更强。

## 医案 9

### 肝病 （养血熄风法）

赵××，女，27 岁，干部，门诊号 3524。头昏眩晕，伴有恶心，时作震颤，头亦跃痛，夜寐不深，足跟作痛，舌净，脉弦细。此乃肝血亏虚，风窜脉络之症。拟以养血熄风方药调治。

**处方：**桑叶 10g、巨胜子 10g、生熟地 10g、茯神 10g、旱莲叶 10g、女贞子 10g、菊花 12g、枸杞子 10g、白芍 10g、当归 10g、白蒺藜 10g、南烛子 10g。

**按：**熟地、白芍、当归补血养肝；南烛子、枸杞子、二至丸滋肝肾之阴，滋水涵木；桑叶、菊花、白蒺藜熄风。滋液养营膏味厚滋养而不至于厚滞腻膈，可用于病后失调，肝肾阴血不足之证。

## 医案 10

### 肝病（搜肝熄风法）

王××，女，34 岁，工人，门诊号 39854。原有头风痛，因风凉引起头巅抽痛，时有形寒，苔薄白，脉象浮弦。治以菊花茶调散以祛风达邪。

**处方：**炒川芎 10g、薄荷 10g、菊花 10g、防风 10g、香白芷 10g、北细辛 3g、羌活 10g、桑叶 10g、藁本 10g、刺蒺藜 10g。

**按：**以羌活、薄荷、白芷、防风、细辛辛散疏风止痛，桑叶、菊花、刺蒺藜清泄肝胆风阳，佐川芎入血引药上行。

## 医案 11

### 肝病（温经散寒法）

朱××，女，26岁，家庭妇女，门诊号 39280。以往月经尚调，春节期间适值经行，缘因冷水洗衣，事后当即经行中止，继而经行凌乱，腹痛喜按，喜热，经色淡如水样，当期腰酸腿麻，经期六天未净，按脉沉涩，舌淡。此乃寒入厥阴肝经致寒凝血涩，以温肝祛寒通脉为治。拟当归四逆汤加味。

**处方：** 酒炒当归 10g、桂枝 8g、炒白芍 10g、通草 6g、北细辛 3g、木通 10g、红枣 5 枚、吴茱萸 10g、乌药 10g、炒川芎 10g、生姜 3 片。

**按：** 方用当归、白芍入肝经以养血，桂枝、细辛温经散寒，能助长生气，通草以通脉，经痛确有显效。今患者有久寒，故加吴茱萸、生姜之辛以散之，乌药、川芎之温以行之，脉得温通，寒邪则散，经行畅通，腹痛自己。

## 医案 12

### 肝病（疏土解郁法）

张××，男，52岁，干部，门诊号 42269。右肋下疼痛，肝肿大，腹胀，胃脘亦痛，纳食无味，面浮，下肢酸胀微肿，步履不轻便。此乃土壅木郁，法当化湿行滞，以调理肝胃为主。拟解肝煎加味。

**处方：** 炒白芍 10g、苏叶 10g、法半夏 10g、陈皮 8g、砂仁 4g、厚朴 8g、茯苓 10g、川郁金 10g、制香附 10g、焦建曲 10g、煨川楝子 10g、元胡 10g、制三棱 10g、莪术 10g、木防己 10g、海桐皮 10g。

**按：** 解肝煎中以白芍养肝，苏叶芳香既能疏气，又能化湿行滞为肝脾两调之品，方中半夏、陈皮、砂仁、厚朴、茯苓化湿行滞，木防己、海桐皮渗湿行水，得使肝胃健运、浮肿消退。又因肝肿大疼痛，使用三棱、莪术、煨川楝子、元胡化瘀和络以消肿定痛。总之，解肝煎为解肝之困，而不直接治肝，方义颇妙。

## 医案 13

### 肝病（培土泄木法）

许××，男，48岁，工人，门诊号44343。头昏神疲，夜寐不佳，右胁尚有隐痛，下肢酸胀，纳食少，大便溏薄。舌苔淡白，脉象弦细。此乃脾约失运致肝不舒之证。拟逍遥散加味，调和肝脾，培土泄木为治。

**处方：** 柴胡10g、炒当归10g、芍药8g、生白术10g、茯神10g、香附10g、郁金10g、焦建曲10g、宣木瓜10g、炙甘草10g。

**按：** 肝为藏血之脏，肝郁则血虚，逍遥散中当归、芍药以养肝，柴胡疏肝以遂条达之性，白术、茯苓、甘草培中，使脾土不受木制，达到扶土调肝之效。

## 医案 14

### 肝病（清金制木法）

巫××，女，42岁，家务，门诊号38582。以往有咳血史，近来咳嗽，右侧胸胁掣痛咯痰带血，自觉五心烦热，头晕时有掣痛，寐食甚差，形容消瘦，舌红，脉弦数。证属肝火上壅，肺失清肃，肺络伤而血溢也。拟以清肺之热，制木之强。

**处方：** 青黛拌蛤壳，炙桑白皮10g、地骨皮10g、青蒿梗10g、川贝母10g、粉丹皮10g、焦山栀10g、黄芩12g、柴胡10g、大生地10g、桑叶10g、炙枇杷叶10g。

**按：** 肝之脉络布于两胁，肝火偏盛，脉络不和，胸胁牵引作痛，肝火上窜清空，则头筋掣痛。木火刑金，灼伤肺络，故咳嗽痰中带血。至于五心烦热，形瘦，苔红，脉细弦诸象，为邪热伤阴之症。故本方以黛蛤散、泻白散、川贝母、枇杷叶、桑叶清肃肺热，青蒿、粉丹皮、焦山栀、柴胡、黄芩清肝泻火，肺热得清，肝火平熄，血循脉络。

## 医案 15

### 肝病（清心解郁法）

徐××，女，50 岁，家庭妇女，门诊号 47807。失眠心悸，虚烦燥热，迄今逾年不疗，甚至入夜惊惕，胸脘气闷不适，自诉由家庭不睦，忧思郁结引起。此乃肝病及心，以"实则泄其子"之原则论治，仿合欢解郁汤为治。

**处方**：合欢花 10g、川郁金 10g、柏子仁 10g、炒当归 10g、酒炒白芍 10g、丹参 30g、柴胡 10g、焦山栀子 10g、川连 3g、丹皮 10g、炒枣仁 10g、茯神 10g。

复诊时症状减轻明显，守原法为治，参以重镇安神之品，因不能在城逗留，带方回原籍续服。

**按**：本方以山栀子、川连、丹皮清泻心火，合欢皮、柴胡、郁金以舒肝之气而解郁，当归、白芍、柏子仁、茯神补心血安心神。

## 医案 16

### 肝病（滋水养肝法）

胡××，女，55 岁，家庭主妇，门诊号 46502。肾阴亏损，水不涵木以致虚阳上浮，头空眩晕，巅顶空痛，入夜少寐，耳目不充，腰酸下坠，齿也作痛，小便灼热，大便枯秘，舌质较红，脉象细弦。宜滋水清肝饮肝肾同治。

**处方**：大山地 10g、牡丹皮 10g、茯神 10g、淮山药 10g、山茱萸 10g、泽泻 10g、炒白芍 10g、柴胡 10g、当归 10g、焦山栀 10g、夜交藤 30g。患者诊治 3 次，服药 10 剂，病症基本痊愈。

**按**：本方为滋肾养阴之方，在滋肾养阴的基础上加当归、白芍药以养肝阴，柴胡舒肝气，焦山栀清肝火。

## 医案 17

### 肝病（清泻肝胆法）

周××，女，30岁，电话员，门诊号42872。耳鸣重听，时有耳内痛，自觉头面冒火。盖少阳之脉络于耳，今肝胆之气火循经而上，窍为之闭之故。拟以清泻肝胆为治。

**处方**：龙胆草6g、青蒿10g、青菊叶10g、薄荷8g、连翘10g、苦丁茶6g、桑叶10g、刺蒺藜10g、夏枯草10g、焦山栀子10g、粉丹皮10g、川芎10g、九节菖蒲10g。经诊3次，诸症好转。后用原法参以养肝之品痊愈。

**按**：本方以龙胆草、山栀、丹皮、夏枯草苦寒泻火，以青蒿、菊叶、薄荷、连翘、苦丁茶、刺蒺藜消肝胆之热，川芎、菖蒲以引经开窍为用。

## 医案 18

### 肝病（养阴宁神法）

李××，男，35岁，干部，门诊号41317。肝胆不宁，头昏眩晕，间或欲呕，或噩梦纷扰心悸，睡易惊醒，舌质较红，脉象细弦。拟以酸枣仁汤出入。

**处方**：炒酸枣仁10g、酒炒大生地10g、知母10g、茯神10g、炒当归10g、柏子仁10g、炒白芍10g、远志肉8g、煅龙齿30g。

**按**：方中重用枣仁、炒白芍酸能养肝，肝胆相互表里，养肝亦能以补肝之足，生地、当归养血补肝，远志、茯神、柏子仁养心安神，知母清胆而宁神，龙齿震惊。胆病挟痰，痰火郁遏，扰其心神以致狂躁、惊恐、失眠等症时，在治疗上既要安心养神，又要泻火豁痰。

# 王爱吉医案二则

王爱吉，女，1940年11月11日出生，高中毕业，医师，师从其父王继文中医师。

## 医案1

### 痫　病

卢××，19岁，江西景德镇人，大学生。2002年1月31日初诊。母亲代诉：平时不吃主食，头昏乏力，睡眠不佳。一个多月前，突然仆倒，神志不清，抽搐吐涎。数分钟苏醒后，面色苍白，精神恍惚。每天发作4～5次，在当地医院经西医治疗未见好转，故改服中药。观其患者面色苍白，少气懒言，舌淡苔白腻，边有被咬破血迹，脉弦滑。根据上述症状，证属肝风内动，引发痫病。治以涤痰熄风，开窍定痫。

**处方**：法半夏6g、陈皮6g、猪胆星10g、僵蚕10g、石菖蒲8g、钩藤10g、全蝎4g、龙胆草6g、朱茯苓10g、柏子仁10g、臭远志8g。5剂。

二诊：服药后，每天发病2～4次，舌苔退薄。仍以原方加减，猪胆星10g、僵蚕10g、全蝎4g、天麻10g、法半夏8g、朱茯苓10g、远志8g、钩藤10g、琥珀10g、石菖蒲10g、白菊花10g。5剂。

三诊：服药后；每天发病2～3次，睡眠、食欲好转，仍以祛痰、熄风、安神为主。处方：猪胆星10g、僵蚕10g、全蝎4g、天麻10g、法半夏8g、朱茯苓10g、白菊花10g、琥珀10g、石菖蒲8g、豨莶草12g、太子参10g、当归8g、川芎6g。10剂。

这10剂药带回景德镇服用，服完后其母来电说，昨日又发作3次，问此药是否要继续服用。我告其不要停药，此药有利无害。又过了7

天，其母来电说，儿子已 5 天未发病了，继续询问此药是否要继续服用。为巩固疗效，嘱其再服 5 剂，停 5 天，再服 5 剂，再停。最后一个方服了 30 剂，该患痫病至今已十多年未见复发。卢某某现已在某大学任教，一家人甚喜。

**注意：**

1. 服药期间，忌吃土豆、带鱼、鸡肉、牛肉、猪头肉。加强营养，注意休息，保持心情舒畅。

2. 患者服药须耐心，要遵循医嘱，不要半途而废。

**按：**该患者平时饮食失调，脏腑受损，积痰内伏，痰随风动，心神被蒙，致痫证发作。以急则治其标的原则，选定痫丸加减应用，方用半夏、胆星豁痰顺气，全蝎、僵蚕、豨莶草通络镇痉，天麻、菊花、钩藤平肝熄风，远志、朱茯苓养心安神，后又投以当归、太子参轻提元气。通过 40 天调治，获得满意疗效。

# 医案 2

## 牙 痛

柴××，女，40 岁，裁缝，长台人。1999 年 5 月 10 日初诊。患者是我朋友，早上我到她店里，她告诉我，昨天一夜牙痛难忍，要去看西医。我说，中药治疗牙痛效果也很好，可以给她开个方。她说，那太好了。患者因为一夜未睡，面容憔悴，咽干，舌红少苔，脉浮微数。此乃阴虚火旺之象，外感风热，引发牙痛。治以滋阴降火，清热解毒。

**处方：**麻黄 6g、生石膏 25g、杏仁 6g、生甘草 6g、黄连 5g、黄芩 8g、连翘 8g、干石斛 10g、南沙参 10g、北沙参 10g、荆芥 6g。3 剂。第二天，患者痛已停。3 剂服完，以告痊愈。

**按：**此方是先父的经验方。牙痛的病因很多，但不外乎"火"字，虽有虚火，实火之分，但本方不论是虚火还是实火，均可使用。因本方集养阴泻火、清热解毒为一体，故起到药到病除的作用。如有牙龈肿、面肿，可加牛蒡子10g消肿，再加淡竹叶6g，效果更佳。我用此方治愈牙痛病人不计其数，仅供参考。

# 毛永业医案二则

毛永业，男，1942年7月出生，毕业于浙江中医药大学，副主任中医师，江山市人民医院退休，擅长慢性病、疑难杂症的治疗。

## 医案1

### 咳　嗽

姜××，女，35岁，江山新塘边人。2014年2月25日初诊。自诉5天前患感冒，用中西药治疗后感冒症状基本解除，但仍觉咽部不适，微干，痰黏喉部不适，作痒，一痒就咳，连声咳出少量痰液才止，服用多种化痰止咳均未见效，故前来就诊。诊之舌淡红，苔薄白，脉细，浮数。诊为外邪未尽，风燥之邪积聚咽喉。治以润燥祛风兼化痰止咳。方拟桑杏汤加减。

**处方**：冬桑叶15g、苦杏仁10g、浙贝10g、北沙参12g、瓜蒌皮12g、牛蒡子10g、荆芥10g、防风10g、蝉衣8g、麦冬15g、薄荷6g（后下）、生甘草6g。3剂。

2月28日二诊：服上药3剂后，喉痒干已明显减轻，咳嗽基本停止。宜润燥养阴法，处方：冬桑叶15g、北沙参10g、麦冬15g、生甘草8g、瓜蒌皮10g、肥知母15g、干芦根20g、百合10g、百部10g、生地10g。3剂。

3月2日三诊：病人诉病已愈，但因有慢性咽炎，自觉服上药良好，要求再服5剂以巩固治疗。

**按**：咳嗽一证，多以气管病变为多见。但随着人们生活条件的改善，食谱的改变，辛辣油炸滋腻香燥食品的增多，刺激咽喉而致的咳嗽越来越多。此类咳嗽的特点是咽喉部症状明显，如咽喉部痛，干，痒，痰黏，喉部不爽等。单用化痰止咳法效果常不理想，加润燥养阴之剂，常常有明显疗效。

## 医案 2

### 头　晕

柴×，男，60岁，江山市淤头人。2015年8月16日初诊。自诉近半年来时发头晕，呈阵发性，时间短暂，约数秒钟至几分钟。严重时要坐地上休息后才恢复，每当转头或低头时发生。平时身体尚正常，CT检查颈椎骨质增生，舌淡嫩苔薄白。证属颈椎增生，压迫颈部血管促使脑部短暂性缺血。治则：活血通络。方拟通窍活血汤加减。

**处方**：桃仁10g、红花10g、赤芍10g、川芎30g、当归10g、地龙10g、丹参30g、葛根30g、水蛭4g。

9月1日二诊：服药5剂，症状未见明显好转，但自觉没有什么不舒服，考虑到为老年慢性病症，原方再服7剂。

9月8日三诊：自觉头晕症状减轻，发作次数也有减少，对8月16日处方改地龙15g、水蛭6g。7剂。

9月15日四诊：上药加重了地龙和水蛭用量后，效果比较好，头晕发作次数明显减少，症状减轻明显，原方再服7剂。

9月22日五诊：头晕基本未发作，自觉身体各方面也比较正常。继服9月8日方7剂。

**按**：头晕一证，中医常以肝阳上亢、肝肾阴虚、心脾气虚、肾精亏虚、痰湿内阻进行辨证治疗。但本病证无法用上面的方法进行辨治，因其头晕呈短暂性反复发作，也无头痛症状，又有CT检查为颈椎增生，且患者年龄较大，因此可以诊断为年老骨质增生压迫颈部血管致使脑部短暂性缺血导致的头晕，故不宜按中医常用的辨证施治办法来诊断治疗。中医看病要坚持辨证论治特色，但有时也要参考西医现代检查结果来判断，这样才能尽量减少治疗失误，本病即是一例。

# 金松禄医案二则

金松禄，男，1942年11月出生，副主任中医师，浙江中医药大学毕业。原在江山市中医院工作，2002年11月27日退休。一直从事临床医疗工作，擅长中医内科及疑难杂症的诊断治疗。

## 医案1

### 风　咳

朱××，男，63岁，退休干部，市内南苑小区住。2016年4月1日初诊。自诉咳嗽伴咽痒2个多月，X线胸片检查提示肺部正常，经多家医院中西治疗咳嗽未见减轻。刻诊：咽痒即咳，昼轻夜重，痰少咯艰，时鼻痒喷嚏，胃纳可，二便调，舌淡红，苔白微腻，脉细弦滑。中医辨证属风邪犯肺，肺失宣肃。治拟疏风宣肺，解痉祛痰。方药予三拗汤、过敏煎、止嗽散、三子养亲汤化裁。

**处方：** 麻黄5g、杏仁10g、乌梅10g、蝉衣10g、防风10g、地龙10g、五味子10g、蒸白部10g、白前10g、炙紫菀10g、莱菔子10g、苏子10g、生甘草5g。5剂。

二诊：服药5剂后咳嗽咽痒明显减轻，鼻痒喷嚏也有改善。原方续服5剂，咳嗽和临床体征消失。

**按：** 本病案中之咳嗽，中医诊断为风咳，西医诊断为咳嗽变异性哮喘。该证与一般咳嗽不同，病因与接触过敏原有关，病程长，缠绵难愈，使用一般常规方药治疗往往难以奏效。本病案使用三拗汤、过敏煎、止嗽散、三子养亲汤化裁治疗，收效甚速，疗效满意。故录之，供临证参考。

## 医案 2

### 脑　瘤

柴××，男，77 岁，农民，张村乡五村人。2008 年 6 月 19 日初诊。自诉头痛进行性加剧 3 个多月。2008 年 6 月 1 日省肿瘤医院检查诊断为颅内肿瘤，未予治疗。回家后经人介绍来我处诊治。就诊时患者头痛剧烈，并伴有喷射呕吐，身体瘦弱，坐立不安，舌质紫暗，苔薄黄微腻，脉细弦滑。辨证为痰瘀邪毒互结于脑。治宜软坚化瘀，解毒化痰。

**处方**：地鳖虫 10g、蜈蚣 2 条、全蝎 5g、广地龙 10g、露蜂房 6g、干蟾蜍 5g、制南星 10g、远志 20g、法半夏 10g、赤丹参 15g、猫人参 15g、生黄芪 15g、云雾草 10g。15 剂。

2008 年 7 月 5 日二诊：药后头痛减轻，呕吐未作，胃纳增，二便调。说明药合病机，守方续进 15 剂，并嘱药后检查肝功能、肾功能、血常规。

2008 年 7 月 20 日三诊：头痛基本消失，全身无明显不适，肝肾功能、血常规化验报告正常。效不更方，原方再续进 15 剂。

嗣后，患者本人未至，由其儿代诉取药，为防肝肾受损，原方加入扶正柔肝益肾之品：灵芝 15g、女贞子 10g、生白芍 15g、生甘草 10g，以图长期服用。上方服至 3 个月，CT 检查脑内肿块较前缩小其半。服至 6 个月，CT 检查脑内肿块全消。至今已逾七年，多次随访，病无复发，病获痊愈。实为幸运，可谓奇迹。

**按**：方中虫类药物聚集，搜剔通痹功力强悍，唯恐伤及肝肾，故每次药后应行肝功能、肾功能、血常规检查，以确保用药安全。脑内肿瘤，非此峻猛烈性之药攻击，安能破解消散？故用之，亦应慎之！

# 宣桂琪医十一则

宣桂琪，男，1943 年 1 月出生，浙江杭州人，毕业于浙江中医药大学六年制中医专业。主任中医师，教授。省级名中医，杭州宣氏儿科第三代传人。先后在江山市石门卫生所、江山市中医院、江山市人民医院中医科工作。1980 年因继承整理父亲经验，由省卫生厅调回杭州，浙江省中医院儿科工作至今。善治小儿高热、咳喘、厌食、泄泻及疳积，尤其擅长治疗顽固性哮喘、癫痫、抽动症、多动症及小儿高热惊厥的防治。

## 医案 1

### 倦怠乏力

刘××，女，45 岁，江山淤头住。初诊：患者身体肥胖，近来疲劳乏力，胸闷气短，胸肋作痛，口苦咽干，脾气急躁，纳食欠佳，小便短赤，睡眠不安，大便干结少解，带下较多臭秽，舌红苔黄腻，脉弦数。治以泻肝经湿热，龙胆泻肝汤主之。

**处方**：柴胡 5g、龙胆草 5g、焦山栀 6g、黄芩 6g、细生地 10g、泽泻 10g、茯苓 10g、白菊花 6g、夏枯草 10g、桑寄生 10g、怀牛膝 10g、生白芍 10g。3 剂

二诊：服上药 3 天，药后诸症未愈，前来复诊，脉症如前，细细思考，辨证未错，可能用药加减有误，仍以龙胆泻肝汤加当归、茯苓皮治之。

**处方**：柴胡 5g、龙胆草 5g、焦山栀 6g、黄芩 6g、木通 6g、车前子 10g、生地 10g、泽泻 10g、生甘草 5g、当归 10g、茯苓皮 10g、瓜蒌皮、仁各 10g。3 剂

三诊：改方后，服药 1 剂，头痛立止，睡眠好转，乏力减轻，胁痛

渐除，纳食增加，脾气好转，大便渐软，舌红苔薄腻，脉弦。改丹栀逍遥散加减。

**处方**：丹皮5g、焦山栀5g、当归6g、生白芍6g、柴胡5g、炒白术6g、生甘草5g、姜半夏6g、陈皮5g、炙鸡内金10g、制香附6g。5剂。

**按**：本案患者为肥胖之人，本有痰湿，从一诊用药中有白菊花、桑寄生、怀牛膝来看，患者必有高血压（病案中未记录），而所见胸肋作痛、脾气急躁、口苦咽干、睡眠不安、大便干结、小便短赤均为典型的肝经实火。但用龙胆泻肝汤未能获效，究其原因主要是除肝经实火外，本案尚有痰湿化热的因素，如肥胖、带下等症，而一诊虽用了龙胆泻肝汤的主药，但未用车前子、木通、泽泻等利湿去热之味，故药后诸症未愈。二诊改用龙胆泻肝汤原方加瓜蒌皮、仁，润下通便，使湿热从大小便而出，服药3剂诸症好转。再改用丹栀逍遥散，疏肝理气，清化湿热以善后。从本案可以看出，在选方正确的前提下加减也十分重要，对于实热之证，应尽可能多路祛邪，使邪热从多路（如在表可汗，在上可吐，在下可利、可泻）而出，则疗效较好。方中木通一味因有肾毒性，现在一般不用，可用六一散或通草代替。

## 医案 2

### 头　风

毛××，男，50岁，江山百货公司职员。6月12日初诊。肝热脾湿，口苦而干，偏头痛，睡眠不安，脾气急躁，大便偏干，舌红苔薄黄腻，脉弦细数。治以泻肝清化，拟龙胆泻肝汤加减。

**处方**：龙胆草5g、焦山栀6g、炒黄芩6g、木通6g、泽泻10g、车前子10g、生地10g、柴胡5g、夜交藤12g、知母10g、防风3g。4剂。

6月19日二诊：药后，睡眠转好，胃纳正常，头痛止，口苦而干仍在，舌红苔转淡黄，脉弦细。治以原方去知母、夜交藤，加滑石（包煎）12g。4剂。

6月24日三诊：诸症好转，但大便干结，舌根部苔仍腻，改用大柴胡汤加减。

**处方：**广郁金12g、柴胡5g、生薏苡仁12g、炒枳壳10g、炙鸡内金10g、山楂肉12、炒川厚朴6g、姜半夏10g、生白芍6g、炒黄芩10g、通草3g、生大黄1.8g（后下）、炒防风5g。3剂。

6月27日四诊：服上药，舌根厚腻渐化，胃纳增加，改用小柴胡汤疏肝理气合辛开苦降以清化湿热。

**处方：**柴胡5g、姜半夏6g、炒黄芩6g、炒枳壳6g、炒川朴6g、广郁金12g、木香5g、通草3g、炙鸡内金10g、山楂肉12g、炒防风5g、焦山栀10g。6剂。

7月3日五诊：服小柴胡汤加减诸症渐平。

**按：**本案症见口苦咽干，脾气急躁，睡眠不安，大便偏干，而又以偏头痛为主症，因肝热脾湿，化火上冲故见头痛，治当泻肝经实火、化脾经湿热为先，方中以龙胆草、焦山栀清肝经实火为主，配黄芩、木通、车前子、泽泻清化湿热，配柴胡疏肝理气，以助湿热之清化，佐以生地、知母生津以防龙胆草苦寒化燥，再以夜交藤安神，小量防风既可疏散伏火，又可止头痛，药后诸症好转。湿热未清，大便未解，改以大柴胡汤加减，方中柴胡、黄芩、半夏、白芍、枳壳和解少阳，清化湿热，加生大黄则取大柴胡汤之意，通便泻火，再加郁金、川厚朴、鸡内金、山楂、薏苡仁、通草理气消食、化湿，另加防风继续疏散以助内火之清。药后食积消，内火清，湿热化，而纳食增加，苔根腻而除，继而再用小柴胡汤合辛开苦降之法以疏肝理气，清化湿热以巩固之。

## 医案3

### 腹　痛

叶××，女，79岁，江山中医院职工家属。1977年12月16日初诊。湿热内阻，腹部作痛十余日，以右肋下及右小腹作痛明显，局部压痛无反跳痛，时有恶心，口苦而干，大便秘结，舌红苔厚腻，脉弦细。治以疏肝利胆，清化通腑。

**处方：**炒枳壳12g　炒柴胡5g、姜半夏6g、黄芩6g、炒莱菔子10g、红藤12g、元明粉5g、全瓜蒌12g、砂仁2.4g、生薏苡仁12g、广郁金10g、炒川楝子10g、生白芍10g。2剂。

12月18日二诊：经疏肝利胆、清化通腑2剂治疗，大便已通，腹痛已止，恶心已除，口干仍有，但右肋下压痛，舌红苔转薄根腻，脉弦。再以疏肝理气，清化利胆。

**处方：**炒柴胡6g、姜半夏6g、黄芩12g、炒枳壳12g、青皮5g、川楝子10g、天花粉10g、干石斛10g（先入）、广郁金10g、瓜蒌仁10g、金钱草10g、炙鸡内金10g。2剂。

12月20日三诊：药后腹痛未作，肋下压痛仍有，舌苔白腻，脉弦，治以原法出入。

**处方：**炒柴胡5g、姜半夏10g、炒黄芩10g、炒枳壳12g、太子参10g、炒川楝子10g、广郁金10g、瓜蒌仁10g、砂仁3g、生薏苡仁12g、炒麦芽各12g、元明粉3g。3剂。

药后，诸症已除，停药观察，嘱其注意饮食，避油腻。

**按：**本案患者年高体弱，原有慢性胆囊炎，又加近日饮食失调，过食油腻，再加生气后以致湿热内阻，气滞不畅，不通则痛，故见腹痛，尤以肋下明显；湿热郁阻少阳，胃失和降，故恶心口苦而干；湿热郁结，故大便秘结，十余天未解，舌红苔腻，脉弦数。治当疏肝理气，清化和中通下。拟方大柴胡汤加减，方中柴胡、枳壳、白芍、黄芩、半夏为小柴胡汤去人参之补气，能起到疏肝理气之用，其中黄芩、半夏辛开苦降以治本。因年事已高，不用生大黄通便，改用元明粉、全瓜蒌、炒莱菔子配砂仁、炒枳壳，理气通便，大便一通，湿热则消，病方可愈。佐薏苡仁利湿，广郁金理气利胆，红藤清热解毒，川楝子理气止痛。服药二剂，大便已通，痛有减轻，二诊助湿热之化，再加金钱草以利胆，因药症相对，故服药周余症状缓解。

## 医案 4

### 瘙痒 （神经性皮炎）

徐××，男，江山食品厂员工。8月15日初诊。颈部神经性皮炎，多年瘙痒异常，范围较大（$10 \times 5mm^2$），局部皮肤潮红，略有癣样脱屑及流水，舌红苔薄，脉细数。治以养血祛风，清热解毒，祛湿。

**处方：**丹参12g、赤白芍各10g、生何首乌12g、蒲公英15g、白毛夏枯草15g、白蒺藜10g、地肤子10g、苦参10g、土茯苓15g、忍冬藤12g。5剂。

8月22日二诊：服上药，流水已减，周围已见健康皮肤，再以原方5剂。

8月28日三诊：服上方局部皮肤已转正常，再以原方进5剂。

**按：**神经性皮炎是一个难治性疾病，但本案前后服药半月即取得十分理想之疗效，主要是根据赵炳南医案的经验而取得的。神经性皮炎的病机主要是风、湿、毒、热、燥、瘀、虚，且十分复杂，所以皮疹的形态、色泽十分多样。皮疹可见色红（热），起屑（燥），流水流脓（湿毒），干燥作痒（血虚有风），方中丹参、赤白芍、生何首乌养血润燥，凉血活血（注：生何首乌目前药品质量参差不齐，质量差者有肝毒，长期运用有不安全因素，建议用制首乌），白蒺藜祛风热，白毛夏枯草、蒲公英、忍冬藤、土茯苓清热解毒，地肤子、白鲜皮、苦参化湿清热，全方合用，针对病机。赵老用药配方严谨，故服药半月，皮疹明显好转，多年顽疾暂时治愈。

# 医案5

## 瘿瘤 （甲状腺腺瘤）

祝××，女，30岁，江山供电所职工。9月8日初诊。患者肝郁气滞，脘腹作胀，头昏时痛，见风尤甚，纳食欠佳，胸胁不舒，颈部一侧甲状腺肿大，为核桃大小，质软，边缘清楚，经人民医院诊断为甲状腺腺瘤，舌红苔薄，脉弦细数。治以疏肝理气解郁，佐以软坚散结。

**处方：**制香附10g、柴胡5g、炒白芍6g、焦白术6g、茯苓皮10g、海藻10g、炒潞党10g、昆布10g、姜半夏10g、佛手片5g、生牡蛎30g、当归5g。5剂。

配以针刺治疗：从甲状腺腺瘤瘤体处向瘤体平行处取穴，从四边横刺四针，进针0.5寸，中等刺激，留针15分钟，每日一次。

9月13日二诊：甲状腺腺瘤经针药后，第二天甲状腺腺瘤开始缩小，二诊时腺瘤已消失，不能摸到。（注：现在看来也可能是局部囊肿，但证明针刺对局部良性肿块有良好作用。）纳食增加，脘腹作胀，胸胁不舒好转，头昏痛仍有，舌红苔薄，脉弦细数，再以原法出入。

**处方：**制香附10g、柴胡5g、炒白芍10g、焦白术6g、茯苓10g、海藻10g、昆布10g、姜半夏10g、佛手片5g、生牡蛎30g、当归6g、川芎6g。

**按：**本病当时西医诊断为甲状腺腺瘤，因未切片检查，故诊断不一定确切，可能为囊肿一类，对于囊肿采用"阿是穴"针灸横刺疗效确切，本病多因肝郁气滞，痰湿结滞所成，颈部乃足厥阴肝经循行路线，故甲状腺肿大，肝气郁结、横逆犯胃故胸胁不舒，脘腹作胀，肝气上逆，故头昏作胀，治当疏肝理气，佐以软坚散结，逍遥散加减。方中柴胡、香附、佛手片疏肝理气，当归、白芍养肝血，党参、白术、茯苓皮扶脾助运，茯苓用皮主要加强利水以助囊肿消除，姜半夏消痰化湿，加以海藻、昆布、牡蛎软坚散结，经针药后，甲状腺肿大已消，诸症好转。

## 医案 6

### 哮喘（支气管哮喘）

徐××，女，成人，下徐底人。初诊：时适端午，患者咳嗽日久，端坐气急，喉间痰鸣，痰涎稀薄，哮鸣有声，形虚怕冷，纳食欠佳，大便稀薄，舌淡苔薄，脉浮滑数。治以温肺散寒，化痰平喘为先。拟小青龙汤加减。

**处方：**川桂枝5g、炙麻黄5g、北细辛3g、姜半夏6g、五味子5g、炙甘草5g、茯苓10g、前胡6g、干姜3g、炒枳壳5g、干地龙10g、焦六曲10g、鱼腥草15g。3剂。

二诊：服上药3剂后，气急渐平，咳嗽转缓，痰出减少，形寒怕冷渐除，纳食增加，大便略溏，舌淡苔薄，脉滑数。治以原方去细辛、干姜，加象贝10g、炒川厚朴6g以化痰湿。3剂。

三诊：服小青龙汤加减6剂，咳喘平，痰湿去，精神好转，纳食增加，大便渐成形，舌淡苔薄，脉细数。改以益气扶中，佐以温肾，六君子汤加减。

**处方：**炒党参10g、炒白术6g、茯苓10g、姜夏6g、陈皮5g、炙甘草5g、炒川厚朴6g、巴戟天10g、炙鸡内金10g、川桂枝5g、炒白芍10g、当归6g。5剂。

**按：**本案患者支气管哮喘反复发作，我十分清楚记得在1975年端午节前，当时天气转暖，大家都穿夹衣，我出诊来到下徐底病人家中，见一中年妇女，头裹多层包布，身穿棉衣，盖着厚厚的棉被，不断地咳嗽，喉间哮鸣有声，十分响亮，床下放着一只痰盂，满盂泡沫稀痰，使人明显地感到此人卫虚怕冷。咳喘气急，痰涎盈盂，使我想到小青龙汤方歌中一句："风寒束表饮停胸"。本病例所载症状明显地反映出患者外有风寒，故畏寒怕冷，内有痰饮，故咳嗽气急，急促呼吸，痰出稀白而多，故治当温肺散寒，化痰平喘。方中麻黄、桂枝外散风寒，宣肺平喘，配细辛祛少阴之寒；前胡、茯苓、半夏宣肺化痰，干姜温中散寒以化痰饮，配五味子收敛肺气以防桂枝、细辛散寒过甚；再佐枳壳、地龙理气解痉，扩张平滑肌以助平喘，加鱼腥草15g清热解毒，在大量的温药中用之不必恐其寒凉，再用六曲健脾，甘草调和诸药，哮喘平，痰饮化。后改以培补化痰之品巩固之，疗效十分理想。

# 医案7

## 胁下痛 （急性胆囊炎）

王××，男，成人，市心街住。1978年5月12日初诊。高热三天未退，时有怕冷，右胁下疼痛较剧，按之痛甚，无反跳痛，痛引肩背，食后易吐，口苦而干，大便干结，三日未解，小便短赤。人民医院血检白细胞$19 \times 10^9$/L，中性82%。诊断急性胆囊炎，胆石症，经抗菌治疗后症状未解，嘱其开刀，家属拒绝，而要求中药治疗。舌红苔黄厚腻，脉弦数。治以清热解毒，疏肝利胆。拟大柴胡汤加减。

**处方**：炒柴胡10g、炒枳壳12g、姜半夏10g、生白芍12g、炒黄芩12g、生大黄10g（后入）、金钱草30g、炙鸡内金10g、广郁金10g、海金砂30g（包煎）、茯苓10g、炒川厚朴10g、制元胡10g。3剂。

5月15日二诊：服上药3剂，第二日便出燥屎很多，腹痛减轻，身热渐降，今日体温37.3℃（口温），胁下作痛明显好转，呕吐已止，口苦而干渐消，已能进食，但右胁下压痛仍有，舌红苔转薄黄腻，脉弦数。再以原方生大黄改制大黄6g，以防泻下太过。3剂。

5月18日三诊：腹痛已除，身热已净，纳食增加，大便已溏，血常规白细胞计数已正常，舌红苔薄黄，脉弦数，治以疏肝利胆。

**处方**：炒柴胡10g、炒枳壳12g、炒黄芩10g、炒川朴10g、茯苓12g、生白芍12g、金钱草15g、茵陈15g、蒲公英15g、海金砂15g（包煎）、炙鸡内金12g。5剂。

**按：**患者高热三天，寒热往来，时有呕吐，口苦而干，肋下疼痛，又兼大便秘结，是典型的少阳阳明合病，故用大柴胡汤加减。方中柴胡、半夏、枳壳、白芍、生大黄、制川厚朴为大柴胡汤主药，可以和解少阳，泻下通便，加金钱草、海金砂、鸡内金为三金汤，有消石利胆排石之功。二诊，大便已解，故改生大黄为制大黄，继续清热通便，但制大黄可避大便过多而伤正。三诊，去大黄、姜夏，加茵陈，并适当减量以巩固之。本案主要根据传统的辨证论治，同时结合西医辨病用药的方法，如此，在临床上往往能增加疗效。但必须要辨证准确，再根据西医病理药理观点，运用中药时绝不能离开病人当时具体的体征，也就是辨证论治，这是中医看病的核心。

# 医案 8

## 伤　风

××，女，成人，峡口镇人。1971年秋末冬初初诊。患者低热一周，测37.8℃（口温），恶风汗出，咽不红，不易入睡，头晕乏力，气短，面色欠华，反复易感，咳嗽不多，鼻塞有涕，纳食欠佳，大便溏烂，舌淡红，苔薄白，脉浮缓。此乃营卫不和，治以解肌发表，调和营卫。拟桂枝汤主之。

**处方：**川桂枝6g、生白芍10g、甘草5g、生姜3片、大枣7枚、杏仁10g、象贝10g、茯苓10g、焦六曲10g、当归6g、陈皮5g、连翘6g。3剂。

二诊：服药一剂，第二天顿感精神气畅，头晕乏力好转，身热渐退，恶风汗出减少，咳嗽不多，鼻塞有涕，纳食欠佳，大便已成形，舌淡红，苔薄白。治以益气扶脾，养血宁心。拟归脾汤主之。

**处方：**炒党参10g、炒白术6g、茯苓10g、炙鸡内金10g、炙甘草5g、广木香5g、酸枣仁10g、当归6g、夜交藤10g、制丹参6g、炙远志

5g、炒麦芽10g。5剂。

**按**：本案患者素体虚弱，患有严重神经官能症，近日感冒后低热一周不退，伴有汗出，受风后则怕冷（恶风），但咽不红，根据《伤寒论》"发热汗出恶风脉缓者，名为中风，桂枝汤主之"的主旨，我立即就想到此是典型的桂枝汤证。因体质本虚，营卫不足，卫外不固，风邪内入，故恶风身热；营阴不足，故汗出、脉缓。采用桂枝汤调和营卫而祛留恋之邪，另加杏仁、象贝宣肺化痰，陈皮、六曲理气开胃，连翘清热，对症治疗，茯苓扶脾利水增加邪之出路，稍加当归以养血，故服药一剂则症有好转，三剂而愈。二诊改为归脾汤以改善体质，补脾养血，宁心安神。根据我初入临床的经验，对运用《伤寒论》之经方有个最大体会：只要证、方相附，就可大胆运用，本次介绍的多个医案都是我运用《伤寒论》条文而获效，所以初入临床的医者，学好经典十分重要。当我们在临床经验不足之时，运用经典取得疗效是一个积累临床经验的很好方法之一。

## 医案 9

### 抽动症

×××，男，5岁，江山城关人。1978年春初诊。患儿身热一天，体温38.5℃，鼻塞流涕，涕黄而稠，咽红肿痛，咳嗽不多，痰出不畅，纳食欠佳，大便偏干，近三日来，出现明显的眨眼、嘴角抽动，舌红苔薄，脉浮数。治以解表清热，宣肺利咽，佐以平肝熄风。拟银翘散加减。

**处方**：炒金银花6g、连翘6g、牛蒡子5g、薄荷3g（后下）、干芦根10g、荆芥3g、杏仁6g、象贝5g、秦艽5g、蝉衣5g、钩藤10g（后下）、元参5g、板蓝根10g、广郁金3g。3剂。

**二诊**：服药3剂，身热已退，咽红肿痛好转，咳嗽减少，痰出已松，鼻塞仍有，涕黄转白，纳食欠佳，眨眼、嘴角抽动减少，大便仍干，脉弦滑数，原法出入。

**处方：**干芦根 10g、炙桑叶皮各 6g、连翘 6g、杏仁 5g、象贝 5g、炙苏子 5g、牛蒡子 5g、玄参 5g、蝉衣 5g、钩藤 10g（后入）、辛夷 3g、炒金银花 6g、炒枳壳 5g、炙鸡内金 10g、秦艽 5g。5 剂。

服上药，诸症已除，一月后，街上相遇，未见眨眼、嘴角抽动。

**按：**本案初看并不复杂，是一个简单的风热感冒，用银翘散加减治疗，身热则退。但本病发热前出现眨眼、嘴角抽动，在当时，我对抽动症认识不多，认为治疗感冒为先，对于眨眼、嘴角抽动认为是种"风"象，故在银翘散中加入一些药性平和的蝉衣、钩藤、秦艽此类的治风之药，结果服药后，"抽动"之症也随之而愈。这可能是中药治疗的作用，也可能"抽动症"有自愈的能力。所以只作为个案加以记录。1980 年后，我回杭专攻儿科，发现"抽动症"逐年增多，其病因虽十分复杂，但是大部分病儿在发病过程中都兼有慢性上呼吸道炎症，如慢性鼻炎、咽喉炎、扁桃体炎等等，比例达 70% 以上。从而我以"外风立论"逐步对抽动症有了比较完整的认识，在治疗上也不断充实，使抽动症的治愈率不断提高，从而使省中医院儿科成为全国治疗"抽动症"的中心之一。细细想来，1978 年第一例的抽动症的治愈虽然是一种偶然，但又不全是，不过正确的辨证论治对新病种的发现与探索，作用不可磨灭。这对于初入临床的我影响很深：中医治病，一是必需从辨证论治着手，二是要逐渐全面完整地认识疾病，才能在临床上"登堂入室"。

## 医案 10

### 小儿哮喘

周××，男，21 个月。10 月 20 日初诊。患儿去年冬季以来，遇气候变迁经常喘逆发作。这次发作三日，咳嗽气急，痰气上壅，喉间痰鸣，夜间加剧，睡时不安，面色发青，胃口不开，舌质白腻，二便如常。初以旋覆代赭汤加减。

**处方：**旋覆花 6g（包）、代赭石 10g、炙苏子 3g、浮海石 10g、煅瓦楞子 10g、化橘红 3g、象贝 6g、片竹黄 6g、广郁金 5g、仙半夏 5g。2剂。

10 月 22 日二诊：喘逆较平，咳嗽仍有，睡时较安，舌苔薄。再以前方加白芥子 5g、瓜蒌皮 6g。4 剂。

10 月 26 日三诊：喘逆已平，咳嗽减少，痰多稀薄，仍以原方 3剂，嘱其注意风寒。

**按：**本案患儿虽年幼不到 2 岁，但其哮喘已近一年，反复发作，必内有伏痰。今因风寒触发，气机不利，痰气相搏，阻于气道，以致肺失肃降，而见喘逆气促，喉间痰鸣有声，故治以降气化痰、平喘的旋覆代赭汤加减。因形气未虚，故不用潞党、枣；因原方化痰、降气之力欠强，故加苏子、浮海石、象贝、竹黄、橘红、煅瓦楞子、白芥子、瓜蒌衣等化痰降气之品。哮喘一症，为痰气交阻，故在化痰的基础上加入广郁金一味，理气宽胸，以致气机畅通，而痰易除。

## 医案 11

### 小儿哮喘

许××，女 18 个月。3 月 12 日初诊。患儿去年 5 月，患哮喘后，每遇寒则发，每月少则一二次，多则二三次。这次发病三天，经西药治疗后，喘逆渐平，但喉间哮鸣有声，咳嗽痰稠难咯，面色白，身倦乏力，目暗少神，额汗较多。治当益气养阴，化痰平喘。拟旋覆代赭汤合生脉散加减。

**处方：**南北沙参（各）5g、五味子 3g、麦冬 6g、旋覆花 6g（包）、代赭石 10g、竹沥半夏 6g、瓜蒌衣 6g、象贝 6g、炙桑白皮 6g、炙苏子 3g、橘红 2g。2 剂。

3 月 14 日二诊：喘逆平，痰鸣除，汗出亦止，苔薄。再以上方去代赭石、桑白皮，加茯苓6g。2剂。

**按：** 案中患儿哮喘痰浊渐除而未尽，形气已伤，不但见喘促痰鸣，而且尚有面色㿠白，神倦少气，额上多汗，苔花剥等肺气不足、阴分受伤之症故治用旋复代赭汤合生脉散加减。一方面，生脉散益气养阴。另一方面用旋覆代赭、苏子、象贝、桑皮、瓜蒌降气化痰而平喘，橘红理气化痰而畅通气机。综观全方，扶正祛邪，服2剂而痰浊去正渐复。服用一个多月，受寒四次，哮喘仅小发一次。

# 吴延松医案十七则

吴延松，男，1944年7月出生，江山峡口人，师承其外祖父江山名医王继文，深得真传，在峡口周边乃至江西广丰一带盛负医名。

## 医案1

### 口眼歪斜

刘××，女，12岁，花园岗人。2015年8月2日初诊。右面神经麻痹口眼歪斜已2个多月，经多方治疗未愈。右眼睑不能闭合，时出泪水，诊脉弦滑，舌苔白腻。治以祛瘀通痹，祛风化痰。拟牵正散加味。

**处方：** 制白附6g、僵蚕10g、生甘草5g、羌活8g、赤芍10g、川芎10g、当归10g、红花4g、广地龙8g、生黄芪15g、全蝎4g。10剂。

8月12日二诊：服上药10剂后，面神经麻痹减轻，右眼睑能用力闭上，拟原法调治。

**处方：** 制白附6g、僵蚕10g、生甘草5g、红花4g、赤芍10g、川芎10g、当归10g、生黄芪15g、防风5g、羌活10g、全蝎4g、蜈蚣1条、蝉衣5g。上方服用半个月后，诸症已告治愈。

## 医案 2

### 狂　躁

郑××，男，30 岁，茅坂人。2012 年 12 月 4 日初诊。患者精神状态异常二十余日，言语无伦，躁狂，神态异常，夜不安寐，时而躁烦，时而惊恐。询其缘由因在外打工精神上受刺激而发生。诊脉弦紧，舌质红，苔粗腻，根略黄腻。证属精神抑郁，痰火内扰，致心神不安。治以清心宁神，舒郁化痰。

**处方：**麦冬 10g、黑栀子 10g、黄连 5g、郁金 10g、石菖蒲 10g、炙远志 10g、制胆星 8g、白茯苓 15g、石决明 20g、生大黄 8g、生甘草 8g、合欢皮 15g、竹茹 10g。5 剂。

12 月 9 日二诊：服上药 5 剂后夜能入眠，神志较前安定。大便已下数次，时有头眩、惊恐感。守前法。

**处方：**麦冬 10g、黑栀子 10g、生地 12g、郁金 10g、石菖蒲 10g、炙远志 10g、制胆星 8g、白茯苓 15g、石决明 20g、生甘草 8g、浮小麦 30g、百合 20g、龙胆草 8g、菊花 8g、竹茹 10g、红枣 5 枚。5 剂。

后以上方加减治疗 20 余剂，神志基本清楚，已复常态。

## 医案 3

### 心　痹

周××，男，66 岁，峡口人。2013 年 12 月 31 日初诊。心悸，头眩晕，胸闷一星期。原患冠心病、高血压，已服西药治疗。西医诊断为阵发心跳过速，偶发室性早博，高血压，冠心病。心率有时达 120 次/分，血压 160/92mmHg。诊脉弦紧细数，时有代脉，舌质红苔白腻。自诉服西药疗效欠佳，口苦干，眩晕，时有胸闷、心悸，已发病 7 天左右。据脉症属肝阳上扰，引发心气痹阻。治以平肝熄风，理气通痹。

**处方：**菊花 10g、双钩藤 15g、瓜蒌 10g、薤白 10g、赤丹参 15g、

珍珠母 15g、炙远志 10g、降香 8g、郁金 10g、苏木 15g、生甘草 5g、广地龙 10g、山楂 15g。6 剂。

1 月 7 日二诊：自述服药 6 剂后心悸胸闷减轻，眩晕已除，心率 75 次/分，血压 140/88mmHg。脉弦滑，苔白腻，代脉已减少，自觉神疲倦怠。仍以原方加生黄芪 15g、杜仲 15g，再服 5 剂。

三诊以原方加减调治 2 个月后，诸症逐渐消失。

## 医案 4

### 心　痹

杨××，男，67 岁，三十二都人。2014 年 5 月 9 日初诊。患者心悸、胸闷、左胸胁痛近十年。医院诊为冠心病，心电图心率 90 次/分，频发室性早搏。最近五天来胸闷胁痛又发作，诊脉沉细弦，时有代脉，舌质欠华，苔粗白腻，神疲气浅感。诊为心阳虚，心气不足，血瘀气郁。治以通宣心阳，化瘀，舒郁行气。

**处方**：桂枝 8g、苏木 15g、全瓜蒌 10g、薤白 8g、郁金 10g、姜黄 8g、赤丹参 15g、降香 6g、炙远志 10g、生黄芪 15g、青皮 8g、山楂 15g、炙甘草 8g、红枣 5 枚。5 剂。

5 月 14 日二诊：服上方 5 剂后，自觉左胸胁痛大减，心悸胸闷有所好转，仍以原方继服 5 剂。

5 月 21 日三诊：诊脉代脉已少见，左胸胁痛已除，偶有胸闷，心悸已消失，时有气浅倦怠感。以原方加党参 12g、川芎 10g、当归 12g。连服 10 余剂，代脉消失，心悸胸闷胁痛均消，告以痊愈。

## 医案 5

### 赤白痢

周××，男，55 岁，峡口姜村弄人。1983 年 8 月 26 日初诊。患菌痢 3 天，腹痛即痢下红白相杂黏冻状便，里急后重感尿短黄，畏寒发热，欲呕，诊脉弦略数，苔白厚根黄腻。诊为湿热痢证。治以清热利湿，解毒清痢。拟四黄二香汤加味。

**处方**：川黄连 6g、黄柏 9g、生黄芩 9g、生大黄 6g、藿香 9g、广木香 6g、槟榔 6g、炒枳壳 9g、金银花 15g、白头翁 15g。3 剂。

二诊，服上方 3 剂，痢下、腹痛减轻，红白黏冻已见少量。以上原方加乌梅 9g、生白芍 9g，3 剂后告愈。

## 医案 6

### 眩　晕

王××，47，女，三卿口人。1989 年 7 月 15 日初诊。眩晕症数年，反复发作，经医院诊为美尼尔氏症。本次发作三日，症见眩晕，左耳鸣，视物欲倒，剧则呕恶，吐胃内容物，不能进食，不敢睁眼。诊脉弦滑，舌质淡红苔厚粗腻。诊为痰饮内停，挟风上扰。治拟代赭旋覆汤合苓桂术甘汤加味。

**处方**：代赭石 15g、旋覆花 10g、白茯苓 20g、桂枝 8g、炒白术 10g、炙甘草 6g、双钩藤 15g、西党参 12g、川芎 15g、珍珠母 15g、姜半夏 10g、陈皮 6g、竹茹 8g、生姜 3 片。4 剂。

7 月 19 日二诊：服药 4 剂后症状大减，拟原方加天麻 10g、砂仁 5g，再进 5 剂，后告知已愈。

## 医案 7

### 风　疹

周××，男，32 岁，峡口旧街人。1969 年 3 月 21 日初诊。荨麻疹反复发作已近 2 年，近日偶受风寒又复发，症见全身痒疹成片，风团红肿，瘙痒难忍。证属外感风寒引发旧疾。拟疏风清热，散寒止痒。

**处方**：生麻黄 4.5g、荆芥 9g、防风 6g、牛苦参 9g、赤芍 9g、牡丹皮 9g、刺蒺藜 15g、生姜衣 3g、蝉衣 9g、生甘草 6g、桑白皮 9g、浮萍 9g。3 剂。

3 月 24 日二诊：服上方 3 剂后，风团已消失，身痒大减，拟原方再服 3 剂。

3 月 27 日三诊：荨麻疹基本未发，拟玉屏风汤巩固治疗。

**处方**：生黄芪 15g、防风 9g、白术 9g、僵蚕 9g、蝉衣 9g、牛苦参 9g、生姜衣 3g、白鲜皮 15g、生甘草 6g、荆芥 6g、浮萍 9g。5 剂。

## 医案 8

### 咳 喘

祝××，男，59 岁，三十二都人。1969 年 4 月 6 日初诊。患咳喘二十余年，反复发作，近期因感受风寒，咳喘发作十余日。自诉咳喘多痰，头晕重，畏寒，腰背疼痛，神倦。脉象浮滑，苔厚粗白腻。证属风寒外感，肺气失宣，痰浊内阻。治拟表散风寒，宣肺化痰平喘。

**处方**：炙麻黄 9g、杏仁 9g、苏子 9g、白芥子 9g、法半夏 9g、陈皮 6g、白茯苓 15g、生甘草 6g、桂枝 9g、党参 9g、炙紫菀 15g、生姜 3 片。5 剂。

4 月 12 日二诊：上方服后咳喘减轻，动则气喘，腰酸未愈。以上方加补骨脂 9g，鹅管石 15g。

4 月 18 日三诊：诸症减轻，以原方再服 5 剂后康复。

## 医案 9

### 湿 疹

叶××，男，59 岁，峡口人。1989 年 5 月 19 日初诊。双下肢小腿湿疹 3 个多月，流黄水，轻度红肿。诊为下肢湿疹性皮炎。治以清热利湿解毒，拟三妙汤加味。

**处方**：川黄柏 10g、炒苍术 10g、川牛膝 12g、生薏苡仁 30g、牛苦参 10g、白鲜皮 20g、地肤子 15g、金银花 15g、蝉衣 6g、生地 15g、土茯苓 30g、生甘草 6g。5 剂。

5 月 24 日二诊：服药后痒疹减轻，以原方加乌梢蛇 15g，再进 5 剂。服后湿痒疹渐愈，后以本方连服 15 剂康复。

## 医案 10

### 眉棱骨痛

毛××，男，32 岁，大峦口人。1969 年 2 月 20 日初诊。自诉前头眉棱骨痛已 1 年余，近日加剧。鼻塞流浊涕，前头昏痛，精神抑郁不乐，脉弦苔白。诊为风热挟痰上扰，壅塞清窍。治以清热化痰，祛风通窍。

**处方**：羌活 9g、防风 6g、黄芩 9g、生甘草 6g、僵蚕 9g、苦丁茶 9g、生石膏 15g、炒苍术 9g、苍耳子 9g、全蝎 4.5g、白芷 9g。5 剂。

2 月 27 日二诊：药后症状减轻，以上方加细辛 3g、川芎 9g、蝉衣 6g，再进 7 剂，后告知病愈。

## 医案 11

### 乳痈

毛××，女，31 岁，峡口人。1989 年 5 月 16 日初诊。产后 1 月余，左乳房红肿热痛三天。诊为急性乳腺炎，脉滑数苔白。治拟真人活命饮加蒲公英汤。

**处方**：金银花 20g、防风 6g、白芷 8g、当归 10g、青皮 6g、生甘草 8g、浙贝母 10g、天花粉 12g、炙乳香没药各 6g、皂角针 10g、法山甲 3 片、蒲公英 20g。3 剂。汤药用黄酒 1 小杯冲服。

5 月 19 日二诊：上方服 3 剂，左乳房红肿热痛大减，嘱连服 3 剂后即告已康复。

## 医案 12

### 梅核气

林××，女，50 岁，定村人。1983 年 8 月 16 初诊。咽喉部自觉有物梗感，咽之不下，吐之不出，发病近二年。医院检咽喉部无异常，诊为咽部神经官能症。自诉吞咽顺利，时有口苦口干，精神忧郁，脉象弦细，苔白质红。诊为梅核气，痰气结聚。治以舒肝畅气，化痰开结。拟半夏厚朴汤加味。

**处方：**姜半夏 10g、厚朴 5g、白茯苓 15g、苏叶 6g、代赭石 15g、旋覆花 10g、百合 15g、炒栀子 10g、竹茹 8g、柴胡 6g、郁金 10g、制香附 10g、太子参 15g、珍珠母 20g、生姜 3 片、红枣 6g。5 剂。

8 月 22 日二诊：经服药 5 剂，症状缓解。后服原方近二十余剂后好转。

## 医案 13

### 胃 痛

周××，男，32 岁，峡口王坛人。1989 年 6 月 8 日初诊。胃痛史已三年余，近日因劳累感寒后又发生胃痛三天。证见胃脘痛，时吐清水，嘈杂胀满、噫气后稍舒。诊脉寸浮关尺沉缓，舌苔粗白腻。证属寒湿内滞，复遇外寒至胃失和降，胀满作痛。治拟化湿散寒，和胃理气。

**处方：**苏梗 8g、炒苍术 10g、建神曲 10g、制香附 10g、厚朴 8g、茯苓 15g、生姜 3 片、陈皮 8g、吴茱萸 6g、炙甘草 5g、桂枝 10g、广木香 6g、砂仁 5g、姜半夏 10g。3 剂。

6 月 12 日二诊：服上方 3 剂后，胃脘胀痛和吐水大减，仍以原方再进 3 剂后，诸症消除。

## 医案 14

### 痔 疮

祝××，男，27 岁。1984 年 12 月 21 初诊。患内痔、便后出血，反复发作四十余日，自觉神疲，面色㿠白，下肢酸重，脉缓，舌质欠华，苔白。治拟升阳益气，养血化痔。

**处方：**柴胡 8g、升麻 10g、生黄芪 15g、党参 15g、炒地榆 15g、黄芩 6g、黄柏 8g、生甘草 6g、槐花米 15g、白芷 8g、熟地黄 15g、当归 12g、乌梅 10g。5 剂。

上药服 5 剂后，大便出血渐止，后以本方继续服半个月后，诸症消除，身体康复。

## 医案 15

### 胃 痛

陈××，男，54 岁，峡口人。2015 年 12 月 17 日初诊。近 1 个月以来，进食后胃脘胀痛，纳食不振，嗳气频作，便溏，晨起口苦乏味，脉象沉弦，苔白腻，舌质欠华。诊为肝气犯胃，胃湿气滞。治以疏肝和胃，扶脾畅气。

**处方：**柴胡 5g、炒白芍 15g、郁金 10g、炒白术 10g、建神曲 8g、炙甘草 5g、法鸡内金 10g、炒谷芽 15g、炒麦芽 15g、广木香 6g、厚朴 6g、陈皮 5g、蒲公英 15g、煅瓦楞子 20g、红枣 4 枚。5 剂。

上药服 5 剂后，胃脘痛、嗳气大减，再进 5 剂后胃纳增加，诸症消失。

## 医案 16

### 不 孕

李××，女，25 岁，凤林人。2003 年 3 月 4 日初诊。自诉婚后 2

年未育，男女双方经西医检查正常。问诊经行后期量少色淡，三天即尽，经期胸乳、小腹时有胀痛，小腹及下肢畏寒。诊脉沉细，舌质淡红苔白腻。证属肝肾气血不足，肝气郁滞，宫寒不孕。治以益肾暖宫，养血疏肝。

**处方：**柴胡 6g、制香附 10g、熟地黄 15g、炒白芍 12g、川芎 12g、当归 15g、仙灵脾 15g、补骨脂 10g、菟丝子 20g、沙苑子 15g、炒白术 10g、巴戟天 10g、紫石英 15g、艾叶 4g、炙甘草 6g。10 剂。

每月经后即开始服上方 10 剂，3 个月后喜告怀孕。

## 医案 17

### 痿 症

章××，男，20 岁，浦城人。2003 年 5 月 20 日初诊。患重症肌无力病，15 岁时发病，后经石家庄某医院治愈，今年初又发生，再去石家庄某医院治疗未见效。自诉四肢无力感，神疲困倦，畏寒，眼肌无力，眼睑下垂。诊脉细缓，舌淡红，苔薄白，舌边齿痕。证属脾肾不足，以痿症论治。治以补肾益脾，调养元气。

**处方：**生黄芪 20g、生白芍 10g、川芎 10g、炒白术 12g、当归 12g、仙灵脾 15g、炙甘草 6g、补骨脂 10g、杜仲 15g、熟地黄 12g、菟丝子 12g、防风 5g、红枣 5 枚。10 剂。

6 月 3 日二诊：服上方 10 剂后，自觉服用中药有效，下肢困倦有减轻感，以原法加减。

**处方：**生黄芪 20g、当归 15g、熟地黄 15g、炒白术 12g、炒白芍 15g、仙灵脾 15g、巴戟天 12g、续断 12g、西党参 15g、桂枝 8g、山茱萸 12g、炙甘草 6g、杜仲 15g、红枣 5 枚。10 剂。

后以原方对症辨治，服中药 5 个月后症状逐渐缓解康复。

# 廖其贵医案一则

廖其贵，男，1948年10月出生。1964年开始从事医疗卫生工作至今，从医五十余载，先后被卫生部评为"全国卫生文明先进工作者称号""全国优秀乡村医生"，首届"感动浙江卫生十大人物"提名奖，江山市拔尖人才。擅长用中草药治疗各种毒蛇咬伤、肝硬化、急慢性肝炎等。

## 蛇咬伤

陈××，男，2岁。江西省上饶市人。于2014年10月19日在家门口玩时，因年幼无知，误把毒蛇放入口中，不慎被毒蛇咬伤嘴唇，当时可见口腔出血，剧烈疼痛，随时会有生命危险，进行抢救治疗。

**处方**：救命丸（蛇足草）、蛇药①号（蛇不见）、大叶青、小叶青等，前后治疗数天后，转危为安。

# 周幸来医案七则

周幸来，男，1951年3月出生，主治中医师。现为中华中医药学会会员，中国民间中医药研究开发协会专家顾问委员会顾问，浙江省江山市中医学会理事。擅长运用中医辨证论治及特色诊疗技术治疗疑难顽症杂症。

## 医案1

### 呃逆（膈肌痉挛）

周××，男，65岁，退休干部，家住江山市凤林镇高坂村。2003年8月22日初诊。自述6年前曾罹患呃逆证，经西医治疗不但未愈，反而加重，余曾给服中药1剂见效，3剂痊愈。现旧病复发，呃逆近1

个月，近十余日症状逐渐加重，呃声连连，在某卫生院中医处就诊配给中药 5 剂，现已服用 3 剂，症状却愈发加重，故仍要求余用中药调治。现症见：呃声连连，声音沉着，手按胸脘，痛苦不堪，舌质黯淡、苔少，脉浮而急。证属肝气犯胃，胃气上逆。治宜疏肝和胃，下降胃气。

**处方：**制柴胡 6g、柿蒂 10g、丁香 6g、沉香末 3g（冲服）、旋覆花 10g（另包）、炒枳壳 10g、云木香 10g、大腹皮 10g、炒陈皮 10g、制厚朴 10g、台乌药 10g。2 剂。每日 1 剂，用清水浸泡 30 分钟后连煎 2 次，二煎药汁混匀后，分 2 次服用。

8 月 24 日二诊：经服用中药 1 剂后，症状即明显缓解，服 2 剂后完全缓解。为巩固疗效，要求再服中药。

**处方：**制柴胡 6g、柿蒂 10g、丁香 3g、沉香末 3g（冲服）、旋覆花 10g（另包）、炒枳壳 10g、云木香 10g、大腹皮 10g、炒陈皮 10g、制厚朴 10g，台乌药 3g。共 2 剂。用法同前。

3 年后随访，病未再发，获愈。

# 医案 2

## 鼻渊 （鼻息肉）

李××，男，58 岁，农民，家住江山市凤林镇高坂村（原江山市凤林镇管家村）。2005 年 6 月 8 日初诊。自述罹患慢性鼻炎 10 多年，时好时坏，现香臭难辨。现症见：持续鼻塞，嗅觉下降，讲话时鼻音重，脓涕多。检查见鼻腔息肉堵塞，鼻道几乎不通。舌质淡红，苔白，脉滑。辨证：肺气壅塞，痰热凝聚。治法：宣肺通窍，清热化痰。拟辛夷清肺饮加减。

**处方：**辛夷花 10g、黄芩 15g、炙桑白皮 12g、山栀子 15g、枇杷叶 10g、车前草 15g、炒泽泻 15g、炒白僵蚕 10g。5 剂，每日 1 剂，用清水浸泡 30 分钟后连煎 2 次，二煎药汁混匀后，分 2 次服用。

外治疗法：自制"鼻息灵膏"外涂，每日 2～3 次。

6 月 24 二诊：服用中药 5 剂，脓涕减少，鼻腔息肉仍然堵塞，要求继续治疗。

**处方**：辛夷花 10g、苍耳子 10g、白芷 6g、薄荷 10g（后下）、黄芩 15g、炙桑白皮 12g、山栀子 15g、枇杷叶 10g、车前草 15g、炒泽泻 15g、炒白僵蚕 10g。5 剂，每日 1 剂。煎服法同前。

外治疗法：自制"鼻息灵膏"外涂，每日 2～3 次。

6 月 30 三诊：已服用中药 10 剂，现症见：持续鼻塞，嗅觉下降，鼻涕多，较为清稀。舌质淡红，苔白腻，脉弦细。要求继续治疗。辨证：脾气虚弱，湿浊困结。治法：健脾利水，渗湿通窍。拟参苓白术散合胜湿汤加减。

**处方**：潞党参 15g、猪苓 15g、炒薏苡仁 15g、生白术 20g、北防风 10g、炒苍术 15g、炙甘草 6g、炒泽泻 15g、香白芷 10g、辛夷花 10g。5 剂，每日 1 剂。煎服法同前。

外治疗法同前。

7 月 15 日四诊：已服用中药 15 剂，症状有好转，要求继续治疗。

**处方**：生黄芪 15g、潞党参 15g、猪苓 10g、炒薏苡仁 30g、生白术 20g、北防风 10g、炒苍术 15g、炙甘草 6g、炒泽泻 15g、香白芷 10g、辛夷花 10g。5 剂，每日 1 剂。煎服法同前。

外治疗法同前。

7 月 19 五诊：已经服用中药 20 剂，症状又有进一步好转，要求继续治疗。

**处方**：生黄芪 20g、潞党参 20g、猪苓 10g、白茯苓 20g、炒薏苡仁 30g、生白术 20g、北防风 10g、炒苍术 15g、炙甘草 6g、炒泽泻 15g、香白芷 10g、辛夷花 10g。5 剂，每日 1 剂。煎服法同前。

外治疗法同前。

7 月 26 日六诊：已服用中药 25 剂，上述症状基本消失，为巩固疗效，继服方 5 剂。

外治疗法同前。

1 年后随访，病已获愈。

## 医案 3

### 外阴瘙痒症

周××，女，39 岁，农民，凤林镇中岗村人。2005 年 4 月 20 日初诊。自述外阴部瘙痒已近 1 年，虽经多方治疗却未能奏效。现症见：舌质黯红、苔黄腻，脉洪大。辨证：热毒浸淫，瘀血内阻。治法：清热解毒，活血化瘀。

**处方**：蛇床子 20g、地肤子 10g、生黄柏 20g、忍冬藤 30g、龙胆草 10g、黄连 6g、苦参 15g、炒苍术 10g、野菊花 10g、赤芍药 10g、川红花 6g。共 3 剂，每日 1 剂。以清水适量煎沸后，再煎 20 分钟，趁热先熏后洗患处，每次 20 ~ 30 分钟，每日 2 次。

1 年后随访，获愈。

## 医案 4

### 焦虑症

周××，女，44 岁，江山市贺村镇人。2014 年 11 月 19 日初诊。自述焦虑不安，嗳气叹息，心烦易怒，脘腹不适多年，经多方医治未效，经人介绍前来诊治。现症见：焦虑不安，嗳气叹息，心烦易怒，痞塞满闷，脘腹不适，恶心纳差，心悸不安，夜寐易惊，胸闷烦躁，性急多言，头昏头痛，口干口苦，小便短赤，舌质淡红，苔薄腻，脉弦数。辨证：肝气郁结，痰热扰心。治法：疏肝解郁，理气畅中，清热化痰，宁心安神。

**处方**：制柴胡 3g、炒白芍 30g、炒枳壳 10g、炒陈皮 10g、炒香附 6g、生川芎 10g、炙甘草 6g、川黄连 3g、制半夏 6g、白茯苓 15g、竹茹

10g、大红枣 10g、干姜片 6g。6 剂，每日 1 剂。用清水浸泡 30 分钟后，连煎 2 遍，二煎药液混匀后，分 2 次温服。

11 月 25 二诊：经服用中药 6 剂后，病情似有好转，要求继续服药治疗。上方制柴胡改为 6g，炒白芍改为 20g，余不变。继服 6 剂，煎服法同前。

12 月 1 日三诊：经服用中药 12 剂后，病情有好转，要求继续治疗。上方制柴胡改为 10g，余不变。继服 6 剂。

12 月 7 日四诊：经服用中药 18 剂后，病情大有好转，要求继续服药治疗。上方制柴胡改为 6g，炒白芍改为 30g，炒香附改为 6g，余不变。继服 6 剂。

12 月 13 日五诊：经服用中药 24 剂后，患者症状基本消失，要求继续服药治疗。上方继服 6 剂。

12 月 19 日六诊：经服用中药 30 剂后，患者所有症状消失。为巩固疗效，要求继续服药治疗。

**处方**：制柴胡 3g、炒白芍 10g、炒枳壳 10g、炒陈皮 10g、炒香附 3g、生川芎 10g、炙甘草 6g、川黄连 3g、制半夏 3g、白茯苓 15g、竹茹 10g、大红枣 10g、干姜片 6g。6 剂，每日 1 剂。煎服法同前。

2015 年 12 月底电话随访，病已获愈，未见复发。

# 医案 5

## 癃闭 （前列腺增生）

康××，男，76 岁，农民，家住石门镇郎峰村。2013 年 6 月 5 日初诊。自述经常性排尿困难，点滴淋漓多年，近来症状加重，严重时点滴未排。曾在江山某医院诊治，给予中成药及西药服用，未效，故前来邀余诊治。现症见：小便点滴不畅，时有短赤灼热，小腹胀满，口苦、口干而不欲饮，舌质红，苔根黄腻，脉数。辨证：膀胱湿热。治法：清热利湿，通利小便。

处方：萹蓄 12g、瞿麦 12g、白木通 6g、车前子 10g（另包），山栀子 10g、滑石粉 15g、生甘草 6g、炒苍术 6g、炒黄柏 6g、肉桂 3g。3 剂，每日 1 剂。用清水浸泡 30 分钟后连煎 2 遍，将二煎药汁混匀后，分 2 次温服。

6 月 8 日二诊：患者自述服药 3 剂后症状改善，要求继续转方服药治疗。

处方：萹蓄 12g、瞿麦 12g、车前子 10g（另包）、山栀子 10g、滑石粉 15g、生甘草 6g、炒苍术 10g、炒黄柏 10g、海金砂 10g（另包），肉桂 3g。3 剂，每日 1 剂。煎服法同前。

6 月 11 三诊：患者自述服药 6 剂后，症状基本消失，为巩固疗效，要求继续转方服药治疗。

处方：萹蓄 10g、瞿麦 10g、车前子 10g（另包，入煎剂）、山栀子 6g、滑石粉 15g、生甘草 6g、炒苍术 10g、炒黄柏 10g、海金砂 10g（另包，入煎剂）、肉桂 3g。3 剂，每日 1 剂。煎服法同前。

半年后随访，其病已愈，未见复发。

## 医案 6

### 惊悸　怔忡　（心律失常）

祝××，女，75 岁，家住江山市凤林镇凤溪村。2014 年 6 月 8 日初诊。自述自觉心中急剧跳动，惊慌不安，不能自主多日。现症见：心悸易惊，心烦不寐，口干，五心烦热，盗汗，舌红少津，脉细数。辨证：心阴亏虚。治法：滋养阴血，宁心安神。

处方：天冬 10g、麦冬 10g、生地黄 15g、玄参 10g、全当归 10g、丹参 15g、党参 30g、白茯苓 20g、炒酸枣仁 15g、柏子仁 10g、北五味子 10g、炙远志 6g、朱砂 2g（研细末，冲服）、炒黄连 6g、炙甘草 10g。3 剂，每日 1 剂。用清水浸泡 30 分钟后连煎 2 遍，将二煎药汁混匀后，分 2 次温服。

6 月 11 日二诊：自述服用中药 3 剂后，症状有所改善，但仍口干、不寐，要求继续转方治疗。拟予增加天冬、麦冬、酸枣仁、柏子仁、五味子、远志的剂量。

**处方：**天冬 12g、麦冬 12g、生地黄 15g、玄参 10g、全当归 10g、丹参 15g、党参 30g、白茯苓 20g、炒酸枣仁 18g、柏子仁 18g、北五味子 12g、炙远志 10g、朱砂 2g（研细末，冲服）、炒黄连 6g、炙甘草 10g。3 剂，每日 1 剂。煎服法同前。

6 月 14 日三诊：自述服用中药 6 剂后，症状大有改善，口干、不寐等症也有所改善，要求继续转方治疗。

**处方：**天冬 10g、麦冬 10g、生地黄 10g、玄参 10g、全当归 10g、丹参 15g、党参 30g、白茯苓 15g、炒酸枣仁 15g、柏子仁 15g、北五味子 10g、炙远志 10g、炒黄连 6g、炙甘草 10g。共 3 剂，每日 1 剂。煎服法同前。

6 月 17 日四诊：自述服用中药 9 剂后，所有症状基本消失，为巩固疗效，要求继续转方治疗。

**处方：**天冬 10g、麦冬 10g、生地黄 10g、玄参 10g、全当归 10g、丹参 15g、党参 30g、白茯苓 15g、炒酸枣仁 10g、柏子仁 10g、北五味子 10g、炙远志 6g、炒黄连 3g、炙甘草 10g。3 剂，每日 1 剂。煎服法同前。

2014 年 12 月底随访，病已见愈，未见复发。

# 医案 7

## 顽固性头痛

赵××，女，46 岁，江山市贺村镇高路村人（现住石门镇泉塘村）。2014 年 9 月 29 日初诊。自述 8 月上旬因罹患病毒性脑炎而在江山某医院住院治疗，住院期间以及出院至今头痛一直没有停止，异常痛苦，日不安座，夜不入寐，经常用手护头，不堪忍受。现症见：头痛经久不愈，痛如锥刺，固定不移，经期加重，伴头晕目眩，恶心、呕吐。舌质紫黯或有瘀斑，脉细涩。辨证：瘀血头痛。治法：活血通窍，通络止痛。

　　**处方**：桃仁 10g、川红花 6g、赤芍药 12g、酒川芎 10g、当归尾 10g、人工麝香 1g（研细末，冲服）、川牛膝 10g、炒枳壳 10g、北柴胡 10g、淡全蝎 3g（研细末，冲服）、炒地龙 3g、炒陈皮 10g、姜半夏 6g、川天麻 10g（后下）、双钩藤 12g（后下）。6 剂，每日 1 剂。用清水浸泡 30 分钟后连煎 2 次，二煎药汁混匀后，分 2 次服用。

　　10 月 5 日二诊：患者自述服用中药 6 剂后，头痛症状有所好转，夜间仍不能安寐，要求继续转方服药治疗。

　　**处方**：光桃仁 6g、川红花 3g、赤芍药 10g、酒川芎 10g、当归尾 10g、人工麝香 1g（研细末，冲服），川牛膝 10g，炒枳壳 10g，北柴胡 10g，淡全蝎 3g（研细末，冲服）、炒地龙 3g、炒陈皮 10g、姜半夏 3g、川天麻 10g（后下）、双钩藤 10g（后下）、生龙骨 30g（先煎）、珍珠母 30g（先煎）。6 剂，每日 1 剂。煎服法如前。

　　10 月 11 日三诊：患者自述服用中药 12 剂后，临床症状基本消失，夜能安寐，要求继续转方服药治疗。

　　**处方**：桃仁 6g、川红花 3g、赤芍药 10g、酒川芎 10g、当归尾 10g、人工麝香 1g（研细末，冲服）、川牛膝 10g、炒枳壳 10g、北柴胡 10g、淡全蝎 3g（研细末，冲服）、炒地龙 3g、川天麻 10g（后下）、双钩藤 10g（后下）、生龙骨 30g（先煎）、珍珠母 30g（先煎）。6 剂，每日 1 剂。煎服法如前。

　　10 月 17 日四诊：患者自述服用中药 18 剂后，临床所有症状消失，夜能安寐。为巩固疗效，要求继续转方服药治疗。

　　**处方**：桃仁 6g、川红花 3g、赤芍药 10g、酒川芎 10g、当归尾 10g、川牛膝 10g、炒枳壳 10g、北柴胡 10g、淡全蝎 3g（研细末，冲服）、炒地龙 3g、川天麻 10g（后下）、双钩藤 10g（后下）、生龙骨 30g（先煎）、珍珠母 30g（先煎）。6 剂，每日 1 剂。煎服法如前。

　　半年（2015 年 5 月下旬）后随访，病未复发，获愈。

# 赵瑞蓉医案三则

赵瑞蓉，女，1954 年 11 月出生，大专学历，主治医师。长期任职于江山市中医院，师承江山名医汪泽华。从医 40 多年，擅长中医妇科，精于不孕不育及痛经、带下等妇科杂病。

## 医案 1

### 滑胎不孕

左×，女，34 岁，江山市区人。初诊：婚后 7 年，屡孕屡流 4 胎之多，本次流产于 2007 年 5 月，而后月经量少先期，二年有余未再孕。刻诊：眠食欠佳，面色萎黄，形体消瘦，大便秘结，腰酸神疲，脉象细涩，舌红苔白中厚略黄。辨证：综观上述，乃多胎孕流，冲任受损，脾肾二虚，气血不足，胞宫失养而致不孕。诊断：不孕（继发不孕），滑胎（习惯性流产）。治则：养血补肾，健脾益气，调经助孕。拟大补元煎合酸枣仁汤加减。

**处方**：熟地 15g、山茱萸 10g、当归 15g、枸杞子 12g、党参 20g、杜仲 15g、炒枣仁 15g、白芍 20g、炙甘草 7g、何首乌藤各 15g、山楂 15g、炒知柏各 5g。15 剂。

二诊：药后眠食转佳，大便通畅，经行量中顺畅。适值经水方净，继拟调冲补肾，益气养血为治。拟归芍地黄汤加味。

**处方**：熟地 15g、枸杞子 15g、怀山药 20g、山茱萸 10g、菟丝子 15g、何首乌藤各 15g、当归 12g、白芍 20g、党参 20g、麦芽 20g、炙黄芪 15g、酸枣仁 15g。15 剂。

三诊：上方加减调理 2 个月后，患者气色渐佳，并欣喜受孕。鉴于以往屡孕屡流之情况，嘱其卧床静养，汤药调补不能有误。继拟养血补肾，固冲安胎续之。

**处方**：熟地 15g、怀山药 20g、山茱萸 7g、菟丝子 15g、党参 20g、炒白术 12g、炒枣仁 15g、砂仁 3g、炒杜仲 15g、枇杷叶 10g。15 剂。

**四诊**：用药后诸症尚安，但纳差呕恶，口苦，腰酸如折，时有少量见红，脉象滑细略数，舌红尖赤苔白。综观脉舌，阴虚火旺之象显现，腰酸见红，胎动不安又见。嘱其卧床静养。治以益气养阴清热，固肾安胎。

**处方**：太子参 15g、怀山药 20g、麦冬 10g、酸枣仁 15g、生白术 15g、黄芩 7g、苎麻根 20g、炒杜仲 15g、炒竹茹 10g、陈皮 3g、炙甘草 6g、桑葚子 15g、冬叶桑 10g。15 剂。

上方加减调理至孕 3 个月整，恶阻轻减，眠食尚佳，但孕妇体质仍弱，恐生枝节，仍嘱静养、汤药继进。孕 4～7 个月，一直间断给药至孕 7 个月。在满 32 周，终于 2011 年 5 月顺产双胎男婴，阖家欢喜。

**按**：该患者多胎孕流，冲任受损，胞宫失养，继发不孕，乃集不孕与滑胎于一身，临床此类病患颇多常见。对该患精心调治半年有余，其间多次见红，胎动不安，皆以养血补肾，清热安胎之方药，转危为安。

## 医案 2

# 不 孕

杨××，女，29，江山市区人，银行职员。初诊：婚后 2 年未孕，痛经。眠食不佳，患者平时月经愆期，色量尚正，伴经行腹痛，经期延长，淋漓难净，脉细舌红苔白薄，舌边黯，多齿痕。辨证：脾虚肝郁，气滞血瘀，胞宫失养。治则：柔肝健脾，理气解郁，调经助孕。拟一贯煎合逍遥散加减

**处方**：炒白芍 20g、炙甘草 7g、枸杞子 12g、川楝子 6g、北沙参 20g、元胡 10g、全当归 12g、麦芽 20g、玫瑰花 10g、川芎 10g、香附子 10g、柴胡 6g。10 剂。

二诊：药后经行腹痛显见轻减，月经量中等，6 天净。眠食亦转佳，继拟养血柔肝，调经助孕为治。

**处方**：熟地 15g、白芍 20g、山茱萸 10g、菟丝子 15g、枸杞子 15g、麦芽 20g、当归 10g、合欢皮 15g、玫瑰花 10g、柏子仁 10g、太子参 10g。10 剂。

三诊：自诉胃纳不振数天，月经逾期未至。诊得脉滑略数，舌红苔白，早早孕测试呈阳性。治则：养肝补肾、和中安胎。拟橘皮竹茹汤加减。

**处方**：潞党参 15g、麦冬 10g、陈皮 5g、炒竹茹 10g、姜半夏 5g、枇杷叶 15g、苎麻根 15g、炒白术 10g、炒白芍 15g、炙甘草 6g、生姜 3 片、红枣 7 枚。10 剂。

**按**：本例患者素体柔弱，平时工作繁忙，加之婚后两年未孕，压力颇大，乃致肝郁脾虚，胞脉失养而不孕。施以中药疏补共济，收效颇佳。临床类案颇多，并屡屡治验，今特撷之，同道共商，以求抛砖引玉。

## 医案 3

### 痛　经

方××，17 岁，女，江山人，学生。初诊：月经来潮第 1 天，量中挟瘀，小腹剧痛，面色苍白，伴恶心欲吐，形寒畏冷。刻诊：脉沉细，舌淡苔红、边多齿痕。患者痛经多年，每逢经行，小腹疼痛难忍，喜按，甚则晕厥，平时体虚便秘。辨证：虚弱之体，故见畏寒，腹痛喜按，面色苍白，寒湿内停，瘀阻胞宫。久蕴不化则升降失司，不能升清降浊，故见恶心欲吐，大便秘结。脉沉细舌淡苔白，亦虚寒湿浊之象也。治则：温经散寒止痛。

**处方**：当归 10g、川芎 10g、香附 10g、干姜 6g、炙甘草 7g、姜半夏 6g、吴茱萸 3g、党参 15g、制大黄 6g、陈皮 5g、艾叶 3g。5 剂。

复诊：药后一剂腹痛诸症即见缓解，经血顺畅。嘱其下次经前 5～7 天，再服 5 剂，连续 3 月。后随访数年痛经未见复发，便秘亦随之改善。

# 刘日才医案二十二则

刘日才，男，1957 年 1 月生，毕业于浙江中医药大学，主任中医师，江西中医学院兼职教授，浙江省基层名中医。从事中医内科临床工作 40 余年，对风湿病、血液病、肝病的治疗有独特的认识和丰富的临床经验，对内科杂病用中医手段治疗有较好疗效。

## 医案 1

### 湿温 （伤寒肠大出血）

吴××，男，25 岁。持续高热、头昏、乏力、全身不适，伴大便出血，于 1995 年 10 月 20 日入院。21 天前无明显诱因出现发热，体温 40℃，头痛，乏力，纳差，全身不适，当地卫生院疑为"伤寒"，给予氨苄青霉素肌肉注射、补液、对症等治疗 10 多天，症状缓解，体温正常。然而 2 天后又发热至 38℃～39℃，出现腹胀和不适，解血便一次，约 850ml，伴头晕，疲倦明显，故转本院。

体格检查：T38.5℃ （腋下），R26 次/分，P104 次/分，BP90/60mmHg。神志清楚，表情淡漠，重度贫血貌。皮肤巩膜无黄染，浅表淋巴结未触及，全身皮肤未见瘀斑、瘀点。咽部充血。心脏听诊：心率 104 次/分，律齐，未闻及病理杂音。两肺呼吸音正常。腹平软，全腹无压痛，肠鸣音亢进，肝肋下 2cm，质软，轻触痛，脾肋下未触及。神经系统检查阴性。

实验室检查：HGB22g/L，WBC3.4×10$^9$/L，N0.84，L0.14，M0.02，E0.00，PT8 分 30 秒（正常对照 12 秒），PLT40×10$^9$/L。大便

隐血试验强阳性。肥达氏反应：TO1：320，TH1：640。血培养伤寒杆菌生长。西医即给予氨苄青霉素针、丁胺卡那针等抗炎，补液、输血、止血及对症治疗13天，出血量达1.7万ml，输血35人次，量达1.3万ml。先后应用止血敏针、维生素K1针、云南白药、别直参等中西药10多种。病情继续加重，出血不止。10月31日邀中医会诊，见病人肠道仍在出血不止，仅当日出血量达3600ml，血色鲜红，间夹紫块，持续发热，神志不清，呼吸深快，两目上翻，面色苍白，四肢厥冷，双下肢浮肿，舌质淡白无华，苔无，脉沉细数。病危旦夕，嘱在继续应用抗炎，支持治疗的基础上，根据急则治其标原则，立即加强止血措施。遂以红孩儿浓缩液，每次50ml，一日4次，鼻饲。当天，体温降至36℃，便血次数和出血量显著减少，面色转红润，神志转清，呼吸平顺，舌质转淡红，脉沉细，诸证好转。连续用药三天，T37℃，R18次/分，P86次/分，BP130/80mmHg，HGB升至70g/L，PT缩短至3分钟（正常对照11秒）。PLT上升至$70×10^9$/L，便血完全停止，大便隐血试验已转阴性，转危为安。再继续以红孩儿浓缩液减量巩固，并配合中西药调治，于11月8日康复出院。

**按：**肠出血是伤寒常见严重并发症，成人多于小儿，一般在发病后2~3周出血，若不及时抢救和采取有效止血措施，死亡率高。余在临床经治16例重度肠出血患者，均在禁食、抗炎、对症、支持、纠酸、输血等治疗下，不用其他止血药，只单用红孩儿浓缩液内服止血。特别是文中病例，连续出血13天，出血量达1.7万ml，在输了35人次、1.3万ml鲜血和应用多种中西药物止血，病人肠道仍继续出血不止，如此重度出血，临床上罕见。而投红孩儿浓缩液后转危为安，说明红孩儿浓缩液对伤寒重度肠出血有显著的疗效。

伤寒肠出血，属中医湿温病后期之变证，为湿热病邪深入血分，邪热亢盛，耗伤阴血，灼伤阴络，迫血妄行而致便血。因其出血量多，气随血脱，气不摄血，故出血难止。红孩儿别名薯莨，学名：Dioscorea

Cirrhosa Lour，为薯蓣科植物。根据《本草别录》《唐本草》等书记载，其性微寒，味微苦涩，无毒。具有止血、凉血、活血、补血等作用。通过临床观察，本人认为红孩儿除具上述止血、凉血等功能外，还具有补气、固脱作用。因气随血脱、气不摄血时，"有形之血不能速生，无形之气宜当急固"。正因为红孩儿具备了补气、固脱作用，故临床应用止血能迅速见效。

现代药理研究和临床使用表明：红孩儿含大量鞣质、淀粉等，其煎剂对金黄色葡萄球菌、甲型副伤寒杆菌作用。同时有止血、缩短凝血时间、促血小板促凝作用。并有提高纤维蛋白排斥含量，修复伤口之功能。实践证明，红孩儿浓缩液治疗伤寒并发重度肠出血，可迅速止血，纠正贫血，改善临床症状，使大便隐血试验3天内转阴性，显著缩短疗程，降低死亡率。具有高效、速效特点，符合急症药物要求。该药药源丰富，制作简单，价格便宜，疗效安全可靠，值得推广。至于其疗效机理尚待进一步研究。

## 医案2

### 肝胆湿热 （乙型肝炎）

李×，男，26岁。2005年2月26日初诊。患乙型肝炎2年。近半月，肢软乏力，纳差，腹胀，恶心，小便黄赤。望诊身、目俱黄，色鲜明，舌质红、苔黄厚腻，脉弦滑而数。实验室检查，肝功TBIL150，DBIL28umol/L，ALT120Iu/L余正常，乙肝系列HBsAg阳性，HbcAg阳性，HbcAb阳性；DNA阳性。

**处方**：茵陈50g、败酱草、板蓝根、虎杖、红丹参各20g，栀子、柴胡、白术、焦三仙、茯苓、枳壳各10g，甘草6g，生姜2片。3剂，水煎服，1天1剂，分2次服用。

2005年3月12日二诊：诉经治疗，现精神好转，恶心消失，纳可，舌红，苔厚腻，脉弦滑略数，继用原方加减，1天1剂。治疗2月余，病愈，随访至今，身体健康。

**按：**乙肝患者脘痞满，舌苔白腻或黄腻为多见。故前人有"见肝之病，知肝传脾，当先实脾"之说。方选茵陈、栀子、虎杖、败酱草、板蓝根清热利湿抗病毒；柴胡、枳壳、红丹参疏肝理气通脉；白术、茯苓、焦三仙健脾益气，和胃利湿；甘草调和诸药，全方合用，有清热利湿抗病毒，疏肝理气，健脾和胃，提高机体免疫力，缓解病情，延缓向肝硬化进展，能阻止肝功能衰竭，提高患者生活质量，减少病痛，促进肝细胞再生。在治疗本病时，若能灵活加减应用可获显效。

# 医案 3

## 鼓胀 （肝硬化腹水）

吴×，男，65 岁，农民，有烟酒嗜好。2004 年 1 月 23 日初诊。诊断为肝硬化腹水。查肝功能 ALT98μ/l，AST124μ/L，总胆红素 1771μmol/L，总蛋白 664g/L，白蛋白 31.2g/L，球蛋白 35.2g/L，白球蛋白比倒置，乙肝五项检查，HBsAg（＋），抗－HBs（－），HBeAg（－），抗－HBe（＋），抗－HBc（＋）。B 超检查：肝硬化腹水，当地经保肝、利水、降酶、退黄等对症治疗后疗效欠佳。

**处方：**防己 10g、当归 12g、赤芍 15g、丹皮 12g、白术 9g、茯苓 24g、柴胡 12g、香附 12g、郁金 15g、元胡 9g、丹参 24g、莪术 9g、鳖甲 21g、穿山甲 10g、泽泻 10g、车前子（包）15g、五味子 20g、茵陈 30g。水煎取汁 400ml，分 2 次服用，连服 30 剂。复查 B 超腹水消失，临床症状大部分缓解，肝功能部分指标恢复正常。嘱继续服 10 余剂以巩固疗效。

**按：**鼓胀病属湿热蕴结，肝脾血瘀，肝肾阴虚，因而水不去，胀不消，饮食差。治疗后尿量增加，腹胀减轻，饮食恢复，水谷精微输布全身，肝脾得养，功能恢复。因脾为后天之本，故生机再现。笔者认为鳖甲在本方中有利水作用。曾减去鳖甲后，利尿作用就减少。疏肝活瘀汤治疗肝硬化腹水的确有较好的疗效，机理值得进一步研究。

## 医案4

### 水肿 （慢性肾炎）

毛×，女，45岁。2004年10月26日初诊。患者自诉双下肢浮肿反复发作两年，伴腰膝酸软，乏力，神疲，纳减，舌质红，边有瘀点，苔白腻，脉弦。尿蛋白＋＋＋，24小时尿蛋白定量2.5g，肌酐、尿素氮、血尿酸正常。查体：T36.4℃，P84次/分，R20次/分，BP150/75mmHg，心肺听诊无异常，腹软，肝脾肋下未触及，双下肢指压痕（＋），心电图正常。辨证为脾肾两虚，湿浊血瘀。治宜健脾益肾，活血利湿之法。

**处方**：黄芪30g、白术15g、丹参15g、牛膝15g、菟丝子15g、山茱萸10g、太子参15g、枸杞子15g、金樱子20g、芡实20g、平地木20g、牛蒡子15g、川芎15g、砂仁15g、白豆蔻15g。每日1剂，分早晚服。

连服1个月，患者腰酸、乏力、双下肢浮肿减轻，化验尿蛋白±，24小时尿蛋白定量1.0g。续服10天，尿蛋白阴性。

**按**：慢性肾炎属于"水肿""腰痛"等范畴，其发生与肺脾肾三脏功能失调有关。脾肾之气亏损，湿热蕴结，久之，脾不生精，肾不藏精，造成体内蛋白从尿中排出，形成肾性蛋白尿，脾气虚衰，不能化生精微，四肢筋脉失养，故疲乏无力。肾气虚，腰失所养，故腰膝酸软。方中黄芪、白术、太子参健脾益气以摄精，菟丝子、山茱萸、枸杞子补肾益精，恢复肾的藏精功能，金樱子、芡实固精缩尿，丹参、牛膝活血化瘀以通肾络，牛蒡子利咽消肿，平地木利小便。有报道证实，牛蒡子具有抑制尿蛋白排泄，减少肾源性抗原抗体的产生，抑制免疫复合物形成对肾脏的损害等作用。诸药合用，共奏健脾益肾、固精化瘀、减少尿蛋白的作用，使患者的临床症状得到改善。在护理上应注意饮食起居，忌辛辣厚味，避风寒，预防感冒，避免创伤性的运动，使肾功能得到保护，生命质量得到提高。

## 医案 5

### 胃　痛

王×，女，48 岁。2005 年 9 月 15 日初诊。患者胃痛反复发作，遍访数家医院，诊断为"胃窦部浅表性胃炎""十二指肠球部溃疡"，经服中西药后病情缓解，以后经常反复发作。药费达数千元，因无法承受巨大的经济和精神压力，转求治于余。刻诊：胃脘疼痛，呻吟不止，面色苍白，脘胀，厌油，嗳气，舌淡白苔薄黄，脉弦数。辨证：肝胃气滞，脾虚肝乘。治宜疏肝健脾，和胃止痛。拟蒲公英和胃止痛汤加味。

**处方**：蒲公英 15g、墨旱莲 15g、柴胡 12g、枳壳 12g、白芍 20g、太子参 25g、白术 12g、茯苓 15g、法半夏 12g、丹参 20g、延胡索 12g、紫苏叶 12g、陈皮 12g、麦芽 25g、红枣 12g、甘草 10g、生姜 3 片。

上方服 3 剂，诸症大减，继以健脾和胃。

**按**：胃脘疼痛，对患者来说，最迫切的需要莫过于解除疼痛，疼痛解则病愈过半。据"通则不痛，痛则不通"之理，首选蒲公英和胃止痛，直除胃痛，此为君药。丹参功同四物，苦微寒，归心、心包、肝经，具凉血消痈、养血安神之效，对于各种胃痛所致的黏膜水肿、炎症、溃疡，丹参均具良效。墨旱莲、白芍苦酸微寒，归肝脾二经，具养血敛阴、柔肝止痛之功，二者相合，既活血化瘀消痈，又具补润之力，充分适应胃喜润的生理特点，与君药相伍，相辅相成，既去了君药温燥之性，又使自身不致过寒，是为臣药。紫苏叶行气宽中，莪术化滞消食，木香行气，共为佐药。甘草调和诸药，同时和白芍缓解胃肠平滑肌痉挛以解疼痛，是为使药。诸药相合，共奏理气化滞、和胃止痛之功。

## 医案6

### 胃痛（气滞血瘀型）

张××，女，69岁。2004年10月9日初诊。主诉：胃脘疼痛3月余，加重3天。患者诉3月前因家事不顺，引发胃脘疼痛，服中药调治好转。3天前因饮食不慎致胃脘疼痛加重，每于凌晨四五点钟左右疼痛较明显，伴胃脘堵闷不舒、灼热感，起床活动后可减轻。口干，鼻热，大便偏稀，每日2～3次。舌淡暗，苔薄黄。诊断：胃痛（气滞血瘀型）。

**处方**：丹参30g、檀香（后下）6g、砂仁（后下）3g、柴胡6g、枳壳10g、白芍15g、元胡10g、陈皮6g、黄连6g、黄芩10g、炙甘草6g。6剂，水煎服。

二诊：服药期间胃痛偶作，现仍有胃脘灼热感，大便次数同前。健脾和胃，活血止痛。

**处方**：丹参30g、檀香（后下）6g、砂仁（后下）3g、百合30g、乌药6g、蒲公英20g、元胡10g、茯苓10g、党参15g、炙甘草6g。5剂。

三诊：胃痛未作，晨起腹泻一次，继服上方3剂。

四诊：胃痛已愈，偶有腹泻，予成药参苓白术散益气健脾，善后。随访半年胃痛未作。

**按**：丹参饮组方特色及作用如《时方歌括》记载："治心胃诸痛，服热药不效者宜用"。药物组成：丹参、檀香、砂仁。该方主药丹参，味苦、性微寒，能活瘀血，生新血，为血中气药。现代药理研究表明：丹参能抑制血小板聚集，降低血液黏稠度，使局部瘀血减轻，改善微循环状况。檀香，苦、温，调中宣滞，行气止痛。现代药理证明：理气药能调节胃肠运动，促进消化液的分泌。砂仁，辛温，化湿行气，温中健脾，为醒脾胃之良药。据方测证，丹参饮可用于治疗各种原因所致的气滞血瘀型胃痛。临床该方常用于病程较长或年龄较长的气滞血瘀型胃痛，可以取得可靠、稳定的疗效。临床用药需注意方中各药的用量，如丹参的常用量为 20～30g，檀香、砂仁常用量为 3～6g。无檀香选用木香代替，也能行肠胃滞气。

## 医案 7

### 胃脘胀痛 （寒热错杂型）

周××，男，34 岁。自诉患浅表性胃炎半年余。平时只觉胃脘隐痛、恶寒，近日因饮酒而症状加重。刻诊：胃脘胀满疼痛，嘈杂吐酸，畏寒喜暖，呃逆口苦，恶心不欲食，舌质淡，苔薄黄，脉弦数。诊断为慢性胃炎急性发作。辨证：胃痛寒热错杂型。治法：开结除痞，和胃降逆。拟半夏泻心汤加味。

**处方**：半夏 10g、黄连 10g、黄芩 10g、干姜 10g、吴茱萸 10g、厚朴 5g、木香 15g、枳壳 15g、陈皮 10g、苍术 12g、元胡 15g、炙甘草 10g。5 剂。每日 1 剂，水煎服。

5 日后复诊，除仍有胃胀满、隐痛、不欲食外，诸症大减，于上方加焦三仙 20g、莱菔子 30g。继服 6 剂，症状消失。

**按**：本例患者素有胃脘痛、恶寒，属于胃寒，复因饮酒过量而生湿热，阻滞中焦，故选用半夏泻心汤加吴茱萸，辛开苦降，开结消痞以除满痛，方中黄连、吴茱萸用量相等，相互制约，相互为用，正中寒热夹杂之证。

## 医案 8

### 慢性浅表性萎缩性胃炎

许×，女，51 岁。2005 年 8 月 12 日初诊。胃脘胀痛反复发作 10 余年，常因饮食不节、寒冷、情绪激动而诱发胃痛。此次因家庭不睦，情绪不畅，致胃脘胀痛加重，时有疼痛难忍，胀痛连及两胁，嗳气则舒，胸闷食少，肠鸣矢气频作，大便干结，小溲自调，舌淡红、苔黄腻，脉弦。曾服用胃达喜、654-2、吗丁啉、三九胃泰冲剂等，病情未能控制。胃镜检查诊断为慢性浅表性萎缩性胃炎。辨证为肝气郁结，横逆犯胃。治宜理气止痛。拟五磨饮子加减。

**处方：**乌药15g、沉香5g、槟榔10g、枳壳5g、木香5g、紫金皮15g。4剂。每日1剂，每日煎服2次。

服4天后胃脘胀痛明显减轻，嗳气、矢气亦止，纳食增加，大便通畅。原方续服3天，胃脘胀痛基本消失。为巩固疗效，再续服原方1周，至今未见复发。

**按：**胃痛的病变部位主要在胃，但胃与脾互为表里，故与脾密切相关，同时与肝的疏泄条达亦有密切关系。治疗多以理气止痛和胃降逆为法。该方有行气降逆、消胀止痛功效。根据现代药理分析，木香能使胃肠蠕动幅度和肌张力增加；枳壳能增强小肠平滑肌紧张程度和位相性收缩功能；乌药既对胃肠平滑肌有双重作用，又能增加消化液的分泌；槟榔可兴奋m-胆碱受体引起腺体分泌增加，可增加胃肠平滑肌张力，增加胃肠蠕动；沉香、紫金皮均有行气止痛作用。该方经应用观察，对各种胃炎、溃疡病、胃痉挛等引起的胃痛有明显的止痛效果，且服药后止痛起效时间快，胃痛缓解后较少复发。

# 医案9

## 癥瘕 （子宫肌瘤）

汪×，女，39岁。2004年7月26日妇科检查、B超提示：子宫肌瘤7cm×6cm大。小腹坠胀痛，有凉感，经色黑有血块，久而不净，带多阴痒。实验室检查白带有滴虫。舌质紫黯，苔白厚腻，脉沉涩。证属湿邪壅滞，瘀血阻络。治法：行气活血，化滞消癥散积。拟用活血消瘤汤。

**处方：**三棱12g、莪术12g、元胡12g（打），田七粉8g（冲）、皂角刺 40g、五灵脂 15g、白芷 15g、红藤 30g、半枝莲 20g、败酱草 20g、连翘 12g、赤芍 24g、荔枝核 24g、牡蛎 24g、乳香 5g、蒲黄 12g、苍术 15g、苦参 24g。20 剂水煎服。

药后上述症状消失，肌瘤缩至 3cm×2cm。原方略有调整又服 20 剂，复查示肌瘤消失。1 年后随访未复发。

**按：** 中医认为子宫肌瘤多由寒、热、痰、瘀以及湿滞相积而成。在治疗上西医主张手术切除，而术后往往会引起内分泌和性功能的失调，易引起肥胖和高血压及肠粘连等后遗症。中药治疗，只要辨证准确，用量宜大宜猛，可祛邪迅速，取效卓著。同时，三煎药汁混合，药力均匀，饭后频温服不伤脾胃，不易出偏差。

## 医案 10

### 腰　痛

黄×，男，38 岁，某单位会计。2005 年 1 月 9 日初诊。腰痛绵绵，久坐越重，历时 10 余年，甚感痛苦，本地外地各处求医服药，终难见效。近因工作繁忙，以坐为主，病情加重，尤其久坐而起立之时，腰似木僵，痛楚难当。近又出现晨起时腰部酸硬而痛，活动一阵后则无碍。询其最初痛因，病人难以述清，观所剩新老处方，前医用药有祛风湿，有补肾阴，有补肾阳，有补气血，然皆罔效。刻下见证：患者面容稍黑瘦，巩膜青白色，言语不多，心肺（－），腹软，双肾区无明显叩击痛，泌尿系 B 超无阳性征，腰椎正侧位片示隐性骶椎裂，余（－）。大便历来较硬，有时二三天一行，小便正常，饮食可，舌质较暗红舌苔白，脉细涩。诊为瘀血腰痛。治宜活血祛瘀，疏肝通络。方选复元活血汤加减。

**处方：** 柴胡 10g、当归 15g、天花粉 15g、穿山甲 10g、酒大黄 10g、红花 6g、桃仁 8g、杜仲 10g、川断 10g、甘草 6g、黄酒 1 杯。3 剂，水煎服。

二诊，处方：柴胡 10g、当归 15g、天花粉 15g、穿山甲 10g、酒炒大黄 10g、红花 6g、杜仲 10g、川断 10g、肉苁蓉 15g、狗脊 10g、黄芪 20g、甘草 6g。

以上方出入，后期加重益气补血，服药 30 余剂腰痛全消，脸色转红活，精力充沛，虽久坐亦无妨。随访半年再无腰痛之虞。

**按：**此证为瘀血腰痛，脉细而涩，前医多从补益入手而效不佳。复元活血汤活血祛瘀，贵在疏肝通络。肝主藏血，又主疏泄，主筋，肝血得疏，瘀血自去，瘀血去则新血能生，故病人腰痛愈，面容亦红活。虽腰为肾府，然肝肾同源，从肝治亦并非勉强。

# 医案 11

## 膀胱蓄血证

尹×，男，34 岁，江山市某机关干部。2004 年 5 月 11 日初诊。因前几日下乡，酒后乘车一路颠簸，回家后渐觉左腰胀痛，且愈来愈剧，继则左下腹亦疼痛难忍，时欲大便而空如，数次如厕最后解出小便，几尽全血，腰腹疼痛随之渐缓。因当时已是晚上近 11 点钟，且疼痛未再发作，故未来医院就诊，似睡非睡至次日晨 7 点钟起床稍活动后，左下腹又开始疼痛，渐至绞痛如前，左腰部亦胀痛难忍，遂急来我处诊治。刻下见证：病人痛苦面容，坐立难安，悲号呼痛，询其大便自昨日起一直有便意但未解，小便今晨解 1 次，色红，心肺（－），腹软，肝脾未触及肿大，右下腹无阳性征，左下腹触痛且拒按，左肾区叩击痛征强阳性，右肾区叩击痛征不明显。泌尿系 B 超检查，左肾中度积水，左输尿管上段扩张，并探及一 0.7cm×0.6cm 强回声光团后伴声影，提示为左输尿管中段结石。观察其舌质淡红，两边偏暗，苔黄稍厚而干，脉弦。辨证为膀胱蓄血证，治以泻下祛瘀。

**处方：**金钱草 30g、海金砂 20g、鸡内金 10g、枳壳 8g、大黄 10g、白茅根 20g、玄胡 10g、穿山甲 10g、滑石 20g、栀子 6g、甘草 6g。

2剂。

药后解大便半盆许，疼痛未再发作。原方加减，服药20剂，捡砂石10余粒，最大1粒如黄豆大小。B超复查，泌尿系无阳性征。

**按：**《伤寒论》106条，膀胱蓄血证谓"其人发狂血自下"当为今之输尿管结石病人绞痛症，病人时而膝卧于地，时而辗转悲号，痛苦难形其状，谓之"其人发狂"，"血自下"当为小便溲血，而非淋漓艰涩。《伤寒论》治之以桃红承气汤攻伐。笔者则取其攻下之意，凡遇此类病证，以上方为基础加减处方，临证每每得效。

# 医案 12

## 喘　证

祝×，男，27岁，干部。2004年11月21日初诊。诉患乙型肝炎2年。有喘息型支气管炎20年，1月前因感冒后急性发作，经麻杏石甘汤、三子养亲汤、射干麻黄汤、二陈汤及阿莫西林、头孢氨苄等治疗，咳嗽咯痰减轻，但喘息不减，前来我处就诊。患者表现为呼吸迫促，动则气喘加重，咯少许白色泡沫痰，面目、四肢轻度浮肿，心悸，畏寒肢冷，小便量少，舌体胖大，边有齿痕，苔白滑，脉细弱。双眼球结膜轻度水肿，双肺听诊闻及少许干鸣。血常规检查正常，X片示：慢性支气管炎，肺气肿，肺心病。根据以上症状，考虑患者久病多虚，虚为肾阳不足，不能化气行水；脾阳虚弱，不能运化水湿所致，速用真武汤温阳利水以治其本，加入平喘化痰益气等药以助真武汤之力。

**处方：**制附片20g、茯苓20g，白芍、白术、生姜、杏仁、百部、款冬花、紫菀、陈皮、半夏、桂枝各15g，麻黄、五味子各10g，党参30g，甘草5g。

服上方1周后，气喘、浮肿减轻，畏寒肢冷症状缓减，尿量增加，肺部干鸣音消失。嘱再守方3剂以巩固疗效。10天后复诊，喘息、浮肿诸证消失。根据患者年老体弱，喘证易复发的特点，用补肺汤合玉屏风散加减嘱患者坚持服药1个月，入冬前再服药1个月，1年内未见气喘发作。

　　**按：** 虚喘在临床上见于许多疾病过程中，发病多见于中老年人。虚喘多无邪，故在治疗上多以纯中药制剂，未加西药抗生素。喘证不但是肺系疾病的主要证候之一，且常因其他脏腑病变影响于肺所致。其病主要在肺肾，亦与肝、脾等脏有关，因而在用药上要全面考虑。虚喘不外乎为肺虚气失所主、肾虚摄纳失常所致，其治主要在肺肾，尤当重视治肾，正如《类证治裁·喘证》所说："内伤者治肾。"《景岳全书·喘促》篇认为："虚喘者无邪，元气虚也"。所以在临床上笔者根据中医辨证施治的理论，选用温阳利水的真武汤加味治疗阳虚水泛所致的喘证，常能获得满意疗效。真武汤所治诸证是由于肾阳不足，不能化气行水，以致决渎不行，小便不利所致。小便不利则水液不能正常排出体外，泛溢肌肤则出现浮肿，上犯于肺则喘咳，体内水湿壅滞则舌体胖大，边有齿痕，脉沉弱。方中附片温补肾阳，恢复肾脏化气行水功能，故重用，为主药；生姜温胃散水；白术健脾除湿，使脾能运化水湿；茯苓淡渗利水，通调水道，使水湿从小便而去；《神农本草经》记载，白芍一则可"利小便"，增强茯苓利水之功，二则可"通顺血脉"，解痉缓急以助平喘。该方治疗水邪为患，不强调利水，治喘而无平喘药，主要是通过恢复脾肾生理功能以达到治疗的目的，体现了中医治病求本的精神。在临床上，医家不宜拘泥一方一法，凡有阳虚水泛的其他病证，皆可用此方加减治疗。

## 医案 13

### 肺虚型喘证

　　刘×，女，64岁。2004年11月8日初诊。症见喘促气短，气怯声低，严重时张口抬肩，不能平卧，喉中痰鸣，动则加剧，纳差少寐，吐痰黏稠，大便秘，舌质淡红，花剥苔，脉细数。X线检查示慢性肺气肿全并感染。患者病程达 11 年之久，曾在某院多次治疗，症状未见改善。笔者按上述症状诊断为肺虚型喘证。给予参芪汤加减。

**处方：** 党参 15g、黄芪 30g、麦冬 10g、熟地 15g、五味子 10g、桑白皮 15g、炙麻黄 10g、杏仁 10g、紫菀 10g、款冬花 10g、甘草 6g。水煎服，每日 1 剂。

服药 1 周后症状减轻，加冬虫夏草 3g、半夏 10g，继服 2 周，症状明显减轻。后又加云茯苓 12g，继服 3 周，症状基本消失，X 线检查示双肺纹理稍粗。此后又服 2 周，半年后随访，症状无复发。

**按：** 肺虚型喘证由于久病，元气大伤，肺虚体弱，咳伤肺金，肺之气阴不足，以致气失所主，而短气喘促。《证治准绳·喘》载："肺虚则少气而喘。"若久病迁延不愈，肺之气阴亏耗，则气失摄纳，宗气不足，出多入少，逆气上奔而为喘。肺虚气失所主，故喘促短气，气怯声低；肺气不足则咳声低弱，气不化津，故咯痰薄白；肺虚腠理不固，则自汗畏风；舌质淡红，苔花剥，脉细数，乃气阴两虚之象。参芪汤中人参、炙黄芪大补元气，补肺固表；麦冬、熟地滋阴润肺；五味子收敛肺气；桑白皮清肺化痰；炙麻黄、杏仁止咳平喘；紫菀、款冬花温肺化痰；甘草和中。诸药合用，具有益气补肺、养阴、化痰平喘之功，对喘证之肺虚效果显著。喘证主要与肺、肾两脏有关，虚喘为精气不足，肺肾出纳失常，所以用参芪补肺汤培补摄纳，疗效显著。

## 医案 14

### 溢乳症

王××，女，32 岁。2005 年 2 月初诊。因"双乳溢液半年"来就诊。半年前无明显诱因出现双乳溢液，量多，呈乳白色或清水样，量多时自溢出，经前双乳胀痛，结块。查体：双乳对称，双乳挤压可见多孔溢液，或乳白色，或清水样，量多，未见血性及咖啡色，乳晕部未触及明显硬结，双乳可触及局部增厚，质韧，压痛。双腋下淋巴结阴性。B超示"双乳囊性增生伴导管扩张"。查血催乳素为31ng/mL，略偏高。舌淡、苔薄，脉细。中医诊为"乳泣"。治以温补气血，益气健脾。

**处方：**熟地、生黄芪、煅龙骨、煅牡蛎、鹿角片各15g，肉桂、白芥子各6g，甘草3g、太子参10g、生山楂、炒麦芽各30g，姜炭2g。

服药2周后，双乳溢液减少。1月后，重挤乳房才有双乳溢液，且量少。连服3月，双乳溢液消失，化验血催乳素恢复正常。半年后复查，未见复发。

**按：**此案为气血虚弱，气不摄乳所致。乳汁为气血化生，来自水谷精微，赖气以运行及控制。乳头属肝，乳房属胃，脾虚气弱则为乳泣，双乳溢乳，或乳白色或清水样。方用阳和汤温阳补血，再加益气健脾固摄的黄芪、太子参、生山楂、炒麦芽、煅龙牡之类，诸药合用，使气血两补，固摄共行，而获全功。

## 医案15

### 乳腺癌术后上肢水肿

汪××，女，47岁。2004年10月初诊。因左乳癌术后1年，左上肢水肿3月来诊。1年前在外院行左乳癌根治术，并行化疗6次。近3月来自觉左上肢水肿，晨起好转，下午及晚上尤甚。左上肢活动正常。查体：左乳缺，左上肢及手背处肿胀明显，皮色发亮，压之有凹陷，无潮红。舌淡苔薄，脉弦。此乃乳癌术后之上肢水肿。

**处方：**熟地、半枝莲、鹿角片各15g，肉桂、白芥子各6g，姜炭、麻黄各2g，甘草3g、川芎9g、炙甲片（先煎）12g、蜈蚣3条。

服1月后，左上肢肿胀明显消退，再服2月，左上肢水肿完全消退，告愈。

**按：**此乃乳癌术后阳虚气弱、气滞血瘀所致的上肢水肿。《诸病源候论·虚劳四肢逆冷候》记载："经脉所行皆起于手足，虚劳则血气衰损，不能温其四肢"。四肢为诸阳之末，得阳气而温，脾肾阳虚则水湿不得运化，积蓄成毒而为上肢肿胀。方中阳和汤通阳散滞，更加川芎、蜈蚣、半枝莲活血化瘀、通络散结并行，药证合拍，故效如桴鼓。

## 医案 16

### 心　悸

张××，男，68岁。4月11日初诊。胸闷，心悸六七年，诊其脉细数（145次/分），左手呈反关脉。舌苔白腻。余无所苦。年已花甲，胸阳不振，从痰湿内盛治之。拟与温胆汤合瓜蒌薤白汤加减。

**处方：** 广陈皮、姜半夏、云茯苓、炒枳壳、全瓜蒌、薤白头、姜竹茹各10g，珍珠母、牡蛎、炙甘草各30g。7剂。

4月17日二诊：胸闷、心悸见轻，数脉稍有和缓（120次/分）。药后大便稀薄每日2次。仍从痰湿治之。上方去瓜蒌，加丹参10g，7剂。

4月24日三诊：心悸宁，胸闷畅，脉亦持缓（85次/分）。舌苔转为薄腻。治已中的，仍守原意。按上方再服用7剂。

5月2日四诊：心悸已宁，脉象和缓（78次/分）。有时尚感胸闷。守上方加龙胆草6g，3剂。

**按：** 老年人心悸、脉数，有属阴虚阳亢者，治宜育阴潜阳法。该患者舌苔白腻，属痰湿内盛之候，若用养阴滋腻之药，显然与证不符。今以温胆汤合瓜蒌薤白汤加减，六七年沉疴2周即转正常，最后加龙胆草一味，乃取黄连温胆之意也。

## 医案 17

### 眩　晕

张×，女，44岁。2001年4月12日初诊。主诉：突然发作剧烈眩晕2小时。1周前因颈部不适曾出现过短时头昏眼花，今天上班期间因扭转颈部观看物品，突然出现视物昏花，天旋地转，目不能睁，颈不能转，胸闷、恶心呕吐。查血压 130/80mmHg。症见神志清楚，面色无华，闭目平卧，口吐清涎，心、肺、肝、脾、肾未发现异常，舌紫暗、苔厚腻，脉弦滑。诊断为颈性眩晕（椎动脉供血不足），中医诊为眩晕。证属痰瘀阻络，清气不升，脑失所养。治以化痰活血，熄风通络。

**处方：**法半夏、茯苓、泽泻各 15g，陈皮、白术、天麻（先煎）、川芎、桃仁、赤芍、钩藤、威灵仙、制南星各 10g，红花、炮甲各 6g，老葱（少许）、黄酒（少许）、葛根 30g、全蝎 5g。每日 1 剂，加水煎两次，分 2 次口服并配合外治法。

5 天后复诊，眩晕明显减轻，恶心呕吐已止。查心电图正常，X 线颈椎片示：颈 3～6 椎体骨质增生，椎间孔狭窄。药已中的，续进上方 5 剂，如法煎服。

三诊时，眩晕基本消失，视物已不昏花，但感头部空虚昏沉，手足乏力，上肢麻木，腰部酸软，间有少许耳鸣。舌淡胖、苔微腻，脉细。此虽眩晕缓解，然脾肾虚像已露，治以健脾益肾养血。

**处方：**黄芪、党参各 15g，枸杞、首乌、当归、杜仲、怀牛膝、淮山药、茯苓、白术各 13g，桑葚、山茱萸各 10g，龟板 30g（先煎）。水煎服，连服 10 剂，以善后。

**按：**眩晕是多个系统发生病变时，所引起的主观感觉障碍。本文观察对象仅限于颈性眩晕。现代医学认为颈性眩晕主要是由于颈椎骨质退行性变化引起骨质增生，钩椎关节松动，小关节移位，刺激或压迫椎动脉引起血管痉挛；椎间隙狭窄导致椎—基动脉供血不足而影响脑干、间脑、大脑枕叶和内耳等部位的供血不足诱发眩晕等症状。中医认为，眩晕证病因多端，凡六淫外袭，痰浊内停，精血亏虚，血瘀阻窍，皆可促成眩晕发作。笔者经过数年观察发现，临床所见颈性眩晕每每病情复杂，病因多端，然不离虚、实二端。虚者多见肝脾肾的气、血、阴、阳虚弱；实者痰浊有之，瘀血有之，两者往往互见，临床以虚实夹杂为主。从临床资料可看出，颈性眩晕的发病率随年龄的增大而增加。这似乎与年龄增大后，脏气逐渐亏虚，脾运下降，肾气不旺有关。笔者通过多例患者的治疗与临症所见，认为辨证论治较一方统治更能切合病因病机，更能较快改善症状，临床上也确有实效。

## 医案 18

### 眩 晕

郑×，男，50 岁。2003 年 2 月 16 日初诊。自述多日睡眠欠佳，晨起即觉天旋地转如乘舟车，心烦，呕吐频频，静卧不欲睁目，平素时觉胸闷气短，嗳气时作，情绪欠佳，查其舌体胖大，苔白而腻，脉弦微滑。证属肝脾失和，痰湿中阻，逆而上冲之证。治以调理肝脾，降逆止呕。

**处方**：当归 10g、白芍 15g、川芎 6g、茯苓 10g、泽泻 10g、白术 15g、姜半夏 10g、生姜 10g。3 剂，水煎服。

药后呕吐止，眩晕减，效不更方，继进 5 剂，诸症渐退。

**按**：眩晕一证，其病机多责于风、火、痰、虚，临证宜随证施治。此患者乃肝气久郁，横逆脾土，气机失畅，聚湿成痰，痰气上冲，致使眩晕、呕吐诸证。当归芍药散出自《金匮要略》，由当归、芍药、川芎、茯苓、泽泻、白术组成，功能养血疏肝，健脾利湿，用于治妊娠肝脾不和腹痛证。笔者临证改散为汤，随证加味应用，每获良效，方用当归芍药散调肝理脾以治本，小半夏汤降逆以治标，本正源清，而获效验。

## 医案 19

### 泄 泻

曾×，男，52 岁，农民。泄泻十余年，多方求治，医者多投以香砂六君等香燥之品，鲜见其效。其泄泻 3～4 次/天，腹无胀痛，口干少饮，纳食不化，四肢困倦，神疲乏力，舌苔中剥，脉细软。此乃久泻伤阴，更以香燥之品犯之，遂致脾阴益伤，健运无能，津不上承。拟滋养脾阴，阴复生则阳以化。

**处方：**南北沙参各 12g、川石斛 12g、天麦冬各 12g、杭白芍 20g、天花粉 15g、太子参 12g、淮山药 20g。

以上方为基础略有增减，共服 20 多剂，大获良效，随访 2 年未曾复发。

**按：**脾阴不足而致泄泻，临床并不少见，凡素质弱而内热者，常易罹此证。倘误投温燥，不啻以火益火。久泻不止的病人，固不乏阳气势微者，然而水泄过多，必致阴亏，这点易为人们所忽视。阳衰和阴虚本不能截然分割，阳衰泄泻，泻久伤阴，阴亏水泄，阳亦随衰。因此若专以温燥统治久泄，是不够全面的。

## 医案 20

### 中风偏瘫

徐×，女，58 岁，农民。患者 2005 年患中风偏瘫（脑梗死）经中西医治疗好转，但 2005 年 11 月底又因情绪激动而再次中风。现症见左侧肢体温度低于右侧，微咳嗽，痰多色白，舌质红，少苔，脉弦细。体查：神清欠合作。BP130/90mmHg，左上肢肌力 I 级，左下肢肌力 II 级，巴氏征（－），霍夫曼氏征（＋），肢反射左下肢亢进，踝阵挛左侧（＋），深浅感觉无明显障碍。CT 检查示：左侧额顶部脑梗死，底部钙化，轻度脑萎缩。辨证为肾精亏损，下元虚衰，痰瘀阻络。治宜滋补肾精，化痰利窍，活血通络。拟地黄饮子加减。

**处方：**熟地、枸杞、肉苁蓉、丹参各 15g、制附片 7g、肉桂粉 3g（冲）、鸡血藤、瓜蒌各 30g、菖蒲、远志、胆南星、乌梢蛇各 10g，地龙、山茱萸肉各 12g。每日 1 剂，水煎，分两次内服。

15 剂后，患者咳嗽已止，痰量明显减少，语言渐清，左侧肢体转温，可拄杖移步。上方去瓜蒌、肉桂、附片，加黄芪 60g、桂枝 12g、归尾 12g。服 30 剂后，患者语言清晰，反应及记忆力好转，左侧肢体明显恢复，手能握物，足能去杖慢行，步履较稳，再宗原方去菖蒲、远志加三七粉（冲）。共服两月余，患者语言流畅，对答自如，偏瘫肢体功能恢复正常。

**按：** 偏瘫又称"偏枯"，即指一侧肢体或左或右偏废不用。其发病多由脉络瘀阻，经气不通，血不能濡，气不能行而成。正如《医宗必读·真中风》所云："譬如树木，或有一边津液不荫注，而枝叶偏枯，故知偏枯一证，皆由气血不周。"故临床上气虚血瘀，脉络痹阻者，治宜益气化瘀，活血通络；风痰阻络，筋脉失和者，治宜祛风化痰，宣窍通络；肝肾阴虚，筋骨失养者，治宜滋补肝肾，强筋健骨；肾精亏损，筋骨失于充养者，治宜补肾填精，养筋舒络。综上所述，脉络瘀阻为偏瘫之标，而气虚、风痰、肝肾阴虚、肾精亏损为偏瘫之本，其治疗上应标本同治，但通络法则亦为治疗本病之大要，并贯穿于治疗之始终。

# 医案 21

## 血 尿

周×，男，82 岁。患者因膀胱癌住外科二病区进行膀胱癌手术治疗，术后连续肉眼血尿一周，曾行二次手术找不到出血点，肉眼血尿仍持续五天不止，在西药治疗无效的情况下，邀我会诊。刻诊：患者年事已高，舌质淡白无华，脉细。按照中医辨证属气不摄血，投人参汤 2 剂，每剂水煎 2 次口服，每次 100 毫升，每日服 2 次。病人服完第一次药，连续多天的肉眼血尿即停止没有再出。而后继续用此方进行治疗 5 天，化验尿常规潜血阴性。病人满意出院。

**按：** 该病人，年老体虚，用独参汤，补气摄血，功效独著。

## 医案 22

### 哮　证

徐××，男，60岁。2006年4月3日初诊。主诉：反复咳嗽3月，虽在当地应用中西药治疗至今无效。近日咳嗽阵发性加剧，下午重，咯痰黏色白，呈泡沫状，喉间痰鸣如水鸡声，咽痒，气急，咳甚胸闷，口不渴，大便偏稀。诊查：舌苔白滑，脉弦紧。辨证属哮证（冷哮）发作期，寒痰伏肺，遇寒触发，痰升气阻，肺失宣畅。治则：宣肺散寒，化痰除哮。拟仲景射干麻黄汤加味。

**处方：**射干15g、炙麻黄15g、细辛5g、五味子10g、制半夏10g、生姜衣3g、桔梗15g、杏仁10g、木防己15g、甘草10g、薄荷（后下）5g。3剂。

2006年4月6日二诊，患者诉药后咳嗽已经显著减少，时而仍咳嗽，咯痰黏色白，呈泡沫状痰减少，喉间痰鸣如水鸡声停止，咽痒减轻，气急消失，咳甚胸闷消除，口不渴，但大便干结，痔疮有出血，量少，舌苔白滑，脉弦。效不改方，原方去木防己，加生大黄10g，红孩儿30g，用来通便止血。

2006年4月10日三诊，咳喘诸症已经全部消失，痔疮出血已停止。继续原方调治。

**按：**该患于它处多医治疗三月不效，实属辨证不正确。笔者用药三剂获效，说明中医治病辨证之重要。张仲景射干麻黄汤治寒哮疗效确凿。

# 王克非医案二十六则

王克非，男，1957年6月出生，毕业于浙江医科大学金华分校五年制中医班。副主任中医师。就职于江山市人民医院针灸科。江山市政协第六、七、八届政协委员。从事中医针灸临床工作 30 多年，擅长于各种疼痛类疾病、神经系统疾病、亚健康调理、疑难病症的治疗。

## 医案 1

### 痿证 （甲胺磷农药中毒后发多发性神经炎）

余××，女，19 岁，江山上余人。1992 年 9 月 6 日初诊。主诉：双下肢无力，不能站立行走 20 余天。现病史：患者因与父母赌气于 8 月 10 日口服甲胺磷农药中毒，急送医院抢救后脱险。出院后 3 天开始出现双下肢无力，渐渐加重，以致不能站立行走，故于出院后第九天再次入院。住院期间给予能量合剂、维生素类、尼可林、西比灵、极化液等药物治疗，症状均无明显改善而邀针灸科会诊。刻诊：患者担架抬入，双上肢肌力Ⅳ级，手掌大小鱼际肌明显萎缩，握力明显减少，双下肢肌力Ⅱ～Ⅲ级，肌张力正常，双侧小腿腓肠肌轻度萎缩，足背小肌群、踝部周围肌肉萎缩较明显，双足下垂。浅感觉稍迟钝，两侧腓肠肌有压痛，膝反射稍亢进。实验室检查，胆碱酯酶活性 10%。脑脊液检查正常，潘氏试验阴性。余无殊。苔薄白，舌质偏红，脉细濡无力。西医诊断：甲胺磷农药中毒后发多发性神经炎。中医诊断：痿证。分析：病人口服甲胺磷农药中毒，神经系统及五脏六腑深受其害，气血紊乱，经络不畅，加之洗胃导泻，均可损伤脏腑之气（尤其是脾胃之气），以致肌肉筋经气血濡润不足，日渐发生痿证。治则：鼓舞气血运行，疏通经络之气。

**处方**：头皮针、体针、电针、理疗结合治疗。

治法：嘱患者侧卧，用 1.5 寸 28# 毫针 4 根，分别针刺左右头针运动区下肢、上肢分区，针体与头皮呈 30°角快速进针至头皮下，快速持续捻针（200 次/分）。1 分钟后，接通 G6805 电针仪，选择疏密波各刺激 10～15 分钟，强度以能耐受为度。留针期间嘱病人或家属帮助活动双下肢。半小时后去除电刺激，给予风湿治疗仪脉冲电治疗。电极板置于一侧肢体的肩髃、外关、环跳、阴陵泉之间，治疗10分钟后换治对侧肢体10分钟。治疗结束后，嘱其将头皮针留置带回病房（即头皮针24小时留置），嘱留针期间多活动四肢。

9月7日二诊：去除头皮针后，改用电体针治疗。选择双侧肩髃、曲池、合谷、环跳、阴陵泉、昆仑等穴位，常规进针后接通G6805电针仪，选择疏密波各治疗10分钟，以可见肌肉抖动为限。风湿治疗仪治疗同前。

9月8日三诊：治疗同第一天，如此反复进行。

治疗效果：治疗当天，患者即感下肢轻松，能自行扶墙站立，三次后能平地跛行，五次后能自行登楼来诊，腓肠肌疼痛亦消失，足下垂改善。共治疗20次出院，出院时上下肢肌力恢复正常，大小鱼际肌亦趋丰满，唯握力仍略差。临床治愈。

**按：**《内经》曰："头者，精明之府"，"五脏六腑之精气，皆上升于头"。说明针刺头部穴位可以调理五脏六腑之气血。头为诸阳之会，手足六阳经皆上循于头部。如手足阳明经分布于额面部，足阳明胃经"起于鼻，交额中，旁约太阳之脉，下循鼻外……上耳前，过客主人，循发际，至额颅"；督脉亦"上至风府，入于脑，上巅，循额，至鼻际"；六阴经亦分别通过经别合入相表里的阳经。因此，针刺头部穴位可以激发人体十四经经气，具有舒经活络、通行气血的重要作用。笔者通过电针并持久留针配合肢体运动的方式加强了对大脑皮层相对运动区的刺激，又结合电针加强对周围神经和肌肉的刺激，改善肌肉组织的营养和血液循环，促使脊神经炎症水肿吸收。通过周围神经的兴奋反馈到大脑皮层的中枢神经的兴奋，相辅相成，相得益彰，因而取得了良好的治疗效果。

# 医案2

## 咳　嗽

毛××，女，65岁，江山城区江滨人。2016年1月11日初诊。去年 5 月中旬开始出现阵发性剧烈咳嗽，痰黏难咯，痰中带血，胸膺震痛。前往市人民医院住院治疗，被诊断为"肺结核"，接受抗结核治疗后，咳嗽没有明显缓解。七月份开始，多次前往杭州浙二医院、红会医院等多家医院诊治。经检查，排除"肺结核"，但服药后疗效欠佳，咳嗽至今未愈。经人介绍，前来寻求针灸治疗。刻诊：患者形体偏瘦，面色轻度潮红，述阵发性咳嗽，痰白黏滞难咯，咳剧则痰中带血。尤其是夜间平卧时，自觉胸闷，呼吸不顺，痰液上涌则咳嗽剧烈，胸胁震痛，咽痒咽干，口渴思饮，夜寐不安。胃纳尚可，苔中剥，舌质偏红，右脉弦滑，左脉弦细。证属痰热内阻，肺气不宣，阴液已伤。治宜清热化痰，宣肺养阴。

针灸处方：尺泽（双）、内关（双）、列缺（双）、鱼际（双）、膻中、复溜（双）、照海（双）。尺泽、鱼际两穴用泻法，复溜、照海用补法，余穴平补平泻，留针 20 分钟，每 10 分钟运针 1 次。

出针后，取俯伏位，继续针刺肺俞（双）、心俞（双）、脾俞（双）、胃俞（双）、大肠俞（双），均用平补平泻方法，留针 20 分钟，每 10 分钟运针 1 次。

针后在肺俞、胃俞处拔火罐，左右各拔一罐，共 4 个罐。

如此治疗，1 次即明显见效，3 次痰液明显减少，且易于咳出。共治疗 10 次痊愈。

## 医案 3

### 眼睑下垂

何××，男，60 岁，江山碗窑乡人。2013 年 9 月 4 日初诊。主症：两眼双侧上眼睑下垂一年余。患者两侧上眼睑下垂，需努力撑张方能些许张开，逐渐加重。一年来曾前往多地中医、西医治疗，诊断为干眼症，重症肌无力（眼肌型），药物治疗效果不显。伴有眼内酸涩干燥，时而发痒，头顶部、前额部沉重，似有重物压迫，夜寐不安，头部昏沉，浑身无力，深感痛苦不堪。经人介绍，前来针灸治疗。

刻诊：患者面色黧黑，额头"川"字纹深如刀刻，两眼努眼频繁，两眼上眼睑下垂明显，眼睛几乎眯成一条线，因而行走缓慢。苔白微腻，脉濡。细询：患者从事贩鱼工作，每天凌晨 3 点即将起床前往菜市场卖鱼，但又沉迷于方城，常常打麻将到深夜 11～12 时方睡。如此六七年下来，渐渐出现了上述病症。这一年到处治疗均不见成效，忧虑深沉。

针灸处方：百会、头维（－）、阳白、印堂、太阳、风池（－）、合谷（＋）、中渚、足三里（＋）、阴陵泉（＋）、三阴交（＋）、陷谷。

方义：患者病情颇为复杂，既有头顶、前额部沉重压迫感，又有两眼干涩，眼睑下垂的表现。湿性黏滞，湿蒙清窍，故头部沉重；眼干涩、眼睑下垂源于长期睡眠不足，用眼过度而肝肾阴虚，水不涵木，盖肝开窍于目，肝肾阴虚，精血不能养目，故诸证并起也。方用百会、头维、印堂、太阳、风池等局部穴位，疏通头部、眼区局部的气血运行，为局部用穴也。脾主肌肉，眼睑肌肉无力撑起，故选用合谷、足三里、阴陵泉、三阴交、陷谷等脾胃经络的穴位，补益脾胃之气。补气以生阴，且三阴交穴位又有补益肝、脾、肾之阴的效用。诸穴协同，远近结合以冀取效。

治疗效果：治疗 2 个疗程（针刺共 20 次），患者头部沉重、眼睛干涩诸症均有改善，且精神气色好转，但眼睑下垂尚无明显改善，疗效并不满意。考虑病已历多年，有个渐进过程，因而匡扶正气、滋肝明目亦很重要。但疗程可能会有所延长。通过和病人解释，方坚定治疗信心。

第三个疗程在原方的基础上，加刺睛明、承泣（均双侧取穴），紧贴眼眶进针，进针后缓慢深入，得气即止，不捻转，不提插。留针 20

分钟。动留针，运针时采用刮针手法。出针后，按压针孔1分钟以上。续针风府、天柱（双）；头皮针：视区（双）。继续留针20分钟，平补平泻手法，动留针，10分钟运针一次，出针后结束该次治疗。

第三疗程针了数次即有明显疗效。上眼睑逐渐容易睁开，至疗程结束时，已接近痊愈，且眼睛清爽，干眼症几乎消失。为巩固疗效，患者要求再治疗一个疗程。疗效满意。

**按：**重症肌无力（眼肌型）临床病例颇多，治疗有其内在的规律性。因此类病人，往往有阴精气血耗损的积累过程，且是逐渐形成，积重难返，故需要有一个匡扶元气（正气）的过程。一般前一二个疗程均可能疗效不显，致第三四个疗程才会逐渐取效。从治疗情况看，所接诊的病人大多能够痊愈。

注：（+）为补法，（-）为泻法，无符号为平补平泻法。

## 医案 4

### 腰椎间盘突出综合症

周××，男，66岁，干部，江山城区人。2013年10月5日初诊。主诉：右侧腰腿痛半月余。现病史：患者素有高血压、糖尿病病史。退休以后寓居上海女儿家，含饴弄孙，不亦乐乎。一日上街买菜，不慎跌倒，即感到右侧腰腿部胀痛，行走困难。曾往上海某医院治疗，诊断为"腰椎间盘突出综合症"（L4/5椎间盘突出，L5/S1椎间盘突出伴椎间隙狭窄），卧床休息和服药治疗，拒绝手术。因症状缓解不明显，且与我素有交往，故专程回江山针灸治疗。刻诊：患者跛行入室，痛苦貌，形体丰满。细询：患者右侧腰腿胀痛，沿股胫外侧缘下行，直至足背、足底，伴足趾麻木无力，有间歇性跛行情况，符合"腰突症"之特征。查体：患者右侧L4旁、L5下以及臀部外侧、腘窝、小腿腓肠肌外侧等处均有明显压痛，并可见肌肉张力增强现象。直腿抬高试验 > 45°阳性，确诊为"腰椎间盘突出综合症"。

治疗过程如下：

## 一、放血疗法

先在右侧小腿腘窝处、小腿外侧足三里、丰隆穴附近，寻找青筋暴突处，用三棱针点刺放血，放出紫黑色鲜血约10～20ml。

## 二、针刺治疗

1. 针灸处方：大肠腧、L5下（即第五腰椎棘突下）、秩边、环跳、风市、委中、阳陵泉、阳交、悬钟、昆仑、丘墟、足临泣，均右侧。

2. 针刺手法：环跳穴用3寸长针深刺，得气后用提插捻转泻法，务使针感（触电样）下行至足背。阳陵泉穴用2寸针，亦用上述手法，使针感下行至足背。余穴均用平补平泻捻转手法。留针30分钟，其间运针两次，然后出针。

出针后，继续针刺对侧手背处，中白穴、下白穴（董氏奇穴），得气后留针，并嘱活动，以促进右侧下肢经络气血的运行，提高疗效。

## 三、疗效

患者当天疼痛即明显减轻，治疗三次后，疼痛几近消失，但是由于气候变化，寒潮来临，病情有所反复，自觉小腿外侧酸楚紧绷，腘窝处发紧，屈伸不利，故以"天人相应"的道理开导之。嘱其加强御寒，尤其是注意下肢的保暖，因为"寒从脚底起"。并鼓励他继续治疗。继续治疗时，加刺阴陵泉、三阴交穴位，均右侧，并针耳针"臀、膝、神门、肾、心、肝"等耳穴，结合运动疗法。第二天来告："疗效特别好，和好的一样。"如此继续治疗6～7次，不适感几乎消失。巩固治疗数次后痊愈。

**按：**腰腿痛是临床常见病，一般的腰腿痛治疗并不困难。但是，"腰椎间盘突出综合症"往往来势急，症状表现重，治疗有难度。本例患者采用多种治疗方法，除针灸以外，结合了放血疗法、耳针疗法、手针疗法、运动针疗法，最终取得了良好的治疗效果。

## 医案 5

### 突发性耳聋

郑××，女，63 岁，江山市区湖溪里人。2013 年 10 月 25 日初诊。主诉：突发左侧耳鸣耳聋，伴头晕 20 天。现病史：患者 20 天前突然头晕目眩，恶心呕吐，吐出清水及胃内容物，随即感到左耳耳鸣，如火车运行之声，并左耳失聪。即往市人民医院诊疗。入院诊断为："美尼尔氏综合征、突发性耳聋"。住院期间，经药物及高压氧等治疗，头晕明显减轻，呕吐消失，但耳鸣与耳聋尚无改善。经人介绍，前来寻求针灸治疗。刻诊：患者形容清癯消瘦，神疲憔悴，语言无力。自诉仍感头晕昏蒙，四肢无力，动则气浅，不思饮食，左耳耳鸣，自感火车运行之轰鸣，听力明显减退，舌淡苔净，脉象濡细。结合望闻问切所得，诊断为：突发性耳聋（肝肾阴虚，肝阳上亢，肝木犯脾，肝脾两虚型）。

针灸处方：百会、神庭、听会（左）、翳风（左）、风池（双）、外关（左）、合谷（双）、风市（右）、四渎（右）、足三里（＋）（双）、太冲（－）（双）、太溪（＋）（双）、足临泣（－）（右）。

方义：百会、神庭、听会、翳风、风池等穴位，既有开窍醒脑、镇静定眩之功，又有疏通局部经络气血、促进复聪之力。风市、四渎、外关、足临泣四穴有疏通手足少阳经气血、平抑肝经壅塞的作用。足三里补益脾胃之气，改善患者气虚诸症。太溪穴是足少阴肾经原穴，太冲穴是足厥阴肝经原穴，补之泻之，以达补阴潜阳之目的。而且外关和足临泣属于八脉交会穴的对穴，都有强大的治疗耳聋的效果，因而取得较好的疗效。

疗效：治疗 4～5 次以后，耳鸣消失，听力复聪，而且形体神态亦爽然也。

注：（＋）为补法，（－）为泻法，余穴均为平补平泻法。

## 医案6

### 食道失弛缓症

周××，男，37岁，农民，江山清湖人。1991年5月8日初诊。主诉：吞咽不畅伴反胃多年。现病史：患者自觉进食时吞咽不畅已有2~3年，逐渐加重，进食干硬食物时尤其明显，需小口进食，细嚼慢咽，而且进食中自觉胃中食物常常上溢，从口中溢出，以致进食困难。胃镜检查发现：插管进入贲门困难，食道里滞留大量食物，以致食道黏膜情况不能观察。内科拟诊为"食道失弛缓症"，伴有胸闷、脘痞、不思饮食、腹部微胀、大便秘结等情况。刻诊：患者形体消瘦。腹部触诊：腹肌消瘦，稍紧张，轻微压痛，舌暗，苔白厚微黄，脉濡滑。诊断：食道失弛缓症。源于肠胃气机不畅，胃气上逆失降，以致食道肌肉收缩舒张失却协调所致。治宜：调和肠胃，降气通便。

1. 针灸处方：内关、公孙、膻中、足三里、中脘、上巨虚。上述穴位，均用常规进针，平补平泻法（由于病历多年，患者有营养不良，精神不振，故不用强刺激泻法），留针20分钟，每隔10分钟运针一次。

2. 耳针处方：胃、膈、大肠、三焦，留针20分钟，每隔10分钟运针一次。

治疗效果：治疗当天自觉胸膺胃脘部舒畅，3次后吞咽开始较前顺畅，反胃现象顿消。大便通畅，腹胀感消失。共治疗两个疗程（20次），诸症消失，精神气色明显好转而痊愈。

按：食道失弛缓症属于临床少见的疑难病。由于进食困难，给患者带来诸多的痛苦，精神压力很大。笔者选用膻中穴属心包经的募穴，又是气会穴，具有宽胸行气之效用。中脘穴是胃经的募穴，具有和胃消痞降逆之效用，两穴合用有改善局部症状的效果。足三里穴是胃经之合穴，上巨虚是大肠经的下合穴，"合治内府"，两穴合用，促进胃肠之气下行，有通便降气之效。更值得一提的是内关、公孙二穴，均为八脉交会穴的对穴，《八脉八穴歌》中记载：公孙穴治疗"九种心疼涎闷、结胸反胃难停"、"酒食积聚胃肠鸣、水食气疾膈病"；内关穴治疗"食难下膈酒来伤，积块坚横胁撑"。从所述症状上分析，内关、公孙配合治疗"食道失弛缓症"具有很强的针对性，因而取得了很好的效果。

## 医案 7

### 声带小结 （失音）

张××，女，41岁，江山城区人。1997年9月15日初诊。主诉：声音嘶哑，几近失音一周余。现病史：患者从事声乐工作，近来因辅导学生，用声过度，加之感冒，突然失音，即前往杭州某医院专家门诊。喉镜显示："两侧声带前中1/3交界处对称性突起，以右侧明显，右侧可见一红色毛细血管瘤，声带闭合欠佳。"诊断为声带小结。因和笔者朋友关系，故前来针灸诊治。刻诊：患者自诉咽喉干燥疼痛，咽痒咳嗽，痰少难咳，胸膺不畅，声音嘶哑明显，伴有心烦少寐等症状。苔薄黄，脉象滑而浮数。证属外感风热，肺失宣降，痰热内结，气血壅滞而失音。治宜：疏风清热，化痰散结，恢复肺之宣降。

针灸处方：先用三棱针在少商穴放血3～5ml，泻火利咽。继针：列缺、照海、鱼际、大迎等穴位，采用捻转泻法，疏风清热，滋阴润喉。再针耳针：咽喉、神门、心、肾、枕，均留针20分钟，动留针，每隔10分钟运针一次。

疗效：治疗一次，即咽痛骤减，声音渐亮，夜间睡眠也大有改善。三次后明显进步。以后以此方为主，耳、体针结合，继续治疗声带小结，其间选用孔最、商阳、天鼎、气舍、内庭（足）、三阴交、行间等穴位，加减治疗共5个疗程（50次）。于次年1月27日返杭复查，喉镜检查显示："右侧声带前中1/3交界处边缘见约1mm暗红色隆起，边界清楚，位于声带边缘表面，双侧声带黏膜波存在，对称、规则。右侧隆起处亦可见黏膜细小波动，声门闭合尚可。"病情明显好转，且左侧声带小结消失，右侧声带小结好转，患者又恢复了清亮的嗓音，疗效尚满意。

## 医案 8

### 中风 （脑溢血）

王××，女，39岁，裁缝师傅，江山坛石镇人。2000年10月26日初诊。主诉：右侧肢体瘫痪伴右面瘫17天。现病史：患者10月9日上午突然出现右侧肢体无力而跌倒，其丈夫发现其伴有语言不清、小便失禁，随即联系救护车送往医院，途中发生喷射状呕吐，吐出胃内容物，到达医院时又吐了一次，急送住院部治疗。测得血压150/100mmHg，右侧鼻唇沟平坦，面瘫，右侧上下肢肌力Ⅰ~Ⅱ级，巴氏（＋），左侧掌颏反射（＋），痛觉过敏。既往有高血压病史，半月前曾有右侧头痛，并反复发作。（家族史：其母亲有高血压、脑溢血病史。）入院时即做CT检查："左侧基底节外囊区见一约2.6cm×4.7cm×4cm大小的不规则高密度病灶，周围轻度低密度水肿带，左侧脑室、池受压变小，中线稍向右侧偏移"。诊断为：脑溢血（左侧基底节外囊血肿）。

刻诊：患者被背入室内，神志清楚，形体消瘦，精神软弱，面色灰暗，语言清晰，右侧鼻唇沟平坦，口眼略歪，舌居中，右侧肢体上、下肢肌力为Ⅱ级，肌张力尚可。治疗：

针灸处方第一组：①头皮针：顶中线、顶旁1线、顶旁2线；②体针：上肢，颈（臂丛神经丛：扶突下1寸）、极泉、臂中、手三里、合谷（透刺后溪穴）；下肢：髀关、抬步、足三里、丰隆、三阴交、解溪、太冲。

第二组：①头皮针：顶颞前斜线；②体针：上肢，C5夹脊、肩井、肩贞、小海、外关、后溪；下肢，环跳、风市、阳陵泉、悬钟、昆仑、丘墟。

上述穴位，头皮针针左侧病灶区；体针针右侧瘫痪区，常规针刺。

头皮针（针刺3针），进针得气后，接电针，选择密波，强度以患者耐受为度。电针期间，嘱患者活动瘫痪肢体。留针20分钟。

然后针体针，电针选择疏波，以见明显肌肉抽动为度。

二组穴位，交叉选用（即第一天选第一组穴位，第二天选第二组穴位，循环运用）。

疗效：治疗1次，患者自觉肢体稍感有力，肢体有轻快感。第2次治疗后，行走功能明显进步，能在丈夫搀扶下行走50米。6次后，独自步行入室，精神明显改善，上下肢肌力达到Ⅳ级（四级）。14次后，行走自如，精细动作恢复（如可自己穿脱衣服等），但手指灵活度及力度欠佳。治疗30次后，手足有力，握力好，精细动作完全恢复，重操裁缝手艺。

# 医案9

## 尿路结石

刘××，女，16岁，在校学生，江山市区人。2012年11月4日初诊。患者因左侧腰部、小腹部阵发性胀痛或偶有阵微抽搐样疼痛来院门诊，经过B超检查确诊为"左侧输尿管结石"。经住院西药治疗，疼痛缓解，经人介绍，来我处寻求中药治疗。刻诊：患者形体偏瘦，单薄，面色㿠白，胃脘痞满，小腹微胀痛，时有恶心，大便秘结，舌质嫩而偏暗，苔薄白，脉弦细。B超（彩色）报告示：10月28日，"左肾集合系统分离13.5mm，左侧输尿管距肾门约35mm处管腔内见大小约8.7mm×5.6mm强回声光团，后伴声影"，诊断为左输尿管结石。望闻问切结合彩超报告，中医诊断为：石淋（肝脾失和、瘀热内结型）。治宜：行血散瘀，清热通淋。

**处方：**柴胡6g、枳实10g、车前草30g、法鸡内金10g、京三棱10g、生黄芪15g、莪术10g、金钱草15g、冬葵子10g、桂枝10g、厚朴10g、海金砂10g、泽泻10g、仙鹤草15g、炙甘草5g。14剂。

11月23日二诊：服药14剂其间曾有数次腰腹胀痛，小便带血，但都能忍受。因曾被告知，服药期间可常做跳跃动作，尤其在服药半小时后，更加要多运动，促进排石，排石过程中，或会有疼痛反应。故坚持服药。

11月27日又复查B超，示："左肾集合系统分离约13.5mm，左侧输尿管上段距肾门约46mm处管腔内见大小约11.6mm×4.2mm强回声光团，后伴声影"。可见结石变细变长且已下移。舌质嫩微红，苔净，脉弦细。仍以原方加减出入：金钱草改为20g，去炙甘草，加赤芍10g。7剂。

11月30日三诊：仍时有腰腹部胀痛发作，但较轻微，胃纳欠佳，时有恶心，余无不适，仍以原方加减出入。柴胡10g、炮姜6g、法鸡内金10g、京三棱10g、生黄芪15g、莪术10g、金钱草20g、冬葵子10g、桂枝10g、厚朴10g、仙鹤草15g、玄胡10g、萹蓄15g、瞿麦15g、广木香10g。14剂。

2013年1月2日来告：自服药后，疼痛一直未发，且大便一直通畅，精神振作，睡眠亦佳。近日复查B超，左侧输尿管结石已经消失，临床治愈。

**按**：该患者形体单薄，肝强脾弱，气滞血瘀，瘀热内结而凝为结石。瘦者多火，故用车前草、金钱草清热通淋；法内金、海金砂、萹蓄、瞿麦消石通淋；柴胡、枳实、厚朴行气理气；京三棱、莪术活血破瘀；又因患者脾胃虚寒，故用黄芪、桂枝、炮姜眷顾脾胃气分虚寒；仙鹤草，补肾虚而止血；玄胡止痛，诸药协同，加减出入，颇合病机，因而获取良效。

# 医案10

## 慢性咽喉炎急性发作

祝××，女，50岁，江山峡口人。2014年6月27日初诊。主诉：咽痛、发热咳嗽10余天。现病史：患者素有慢性咽喉炎。10余天前，患者发热（体温在37.3℃～38℃之间徘徊），咽喉干痒疼痛，似有痰阻，咳出不畅，头脑昏晕，口渴思饮，大便干结难解，腹中不适，夜间入寐困难。曾在社区医院输液治疗（用药情况不详），诸症未见改善，更添浑身无力，走路不稳，似踩在棉花上，不思饮食，自觉低烧尚未退尽，手足心发烫。刻诊：患者形体消瘦，精神憔悴，咽后壁红而干燥，滤泡增生密集，高低不平，大小不一。舌红苔剥，边有白腐苔，脉细弦兼滑。诊断：慢性咽喉炎急性发作（气阴两虚，痰火内阻，清窍不利型）。治宜：通腑泄热，化痰开窍，佐以益气养阴。治疗：先用三棱针与少商、耳尖放血，以泻肺经、上焦之火，然后施体针。

针刺处方：尺泽（－）、列缺、鱼际（－）、太渊（＋）、内关、足三里（＋）、丰隆（－）、复溜（＋）、太冲（－）、行间（－）、气海、天枢，均双侧取穴。

注：（－）为泻法，（＋）为补法，余穴为平补平泻法。

方义：选取手太阴肺经的尺泽、列缺、鱼际诸穴以宣肺止咳，清利咽喉；足阳明胃经的天枢、足三里、丰隆诸穴利腑通便，以泻阳明经之火；内关穴行气宽胸，气海、太渊、足三里诸穴补益中气；复溜穴属足少阴肾经经穴，有滋阴清热之效；肝属木，肺属金，金克木，肝经火旺，子盗母气，肺气更虚，故选用足厥阴肝经之原穴太冲、荥穴行间，共达清泻肝火，以利咽喉之目的。

治疗效果：6月29日复诊，患者来告，仅治一次，即达大便通畅，咽痛顿消，夜寐酣畅，精神振作，呼吸顺畅，取得意想不到之效。患者感激不尽，深感针刺疗效的神奇。因家住较远，要求续服中药以善后。数日后，电话随访，告之诸症已愈。

**按**：辨证准确，是取效之关键。瘦者多火，大便秘结难解。火气内结，上壅咽喉，是患者咽喉炎常发的内在因素。肺与大肠相表里，故而欲撤肺火，必清大肠，此其一也。脾为生痰之源，肺为贮痰之器，痰热互结，病势缠绵，故欲撤肺火亦必化痰也。加之患者气阴两虚，元气已亏，故于治疗时给予了充分的兼顾，因而取得了显著的疗效。

## 医案 11

### 阴囊湿疹

严××，男，56 岁，江山城南人。2014 年 6 月 21 日初诊。主诉：阴囊部瘙痒6～7 年，加重月余。现病史：患者阴囊部瘙痒，时有轻重，已历6～7 年。诊断为"阴囊湿疹"，多方治疗未见良效。平素时有腹胀，大便不畅。刻诊：患者形体肥胖，舌胖嫩，苔前略剥，根腻浊色白，脉濡滑。局部检查：阴囊皮肤充血有抓痕，可见白色小疹较密集，未见明显湿疹现象。

针刺处方：地机、蠡沟、百虫窝、三阴交、大敦（均双侧）。

耳针处方：心、神门、三焦、交感、肝（双耳轮流针刺）。

疗效：共治疗 6 次，自觉瘙痒十去七八，从未取得过如此好的疗效，感觉满意。

**按：** 阴部为肝经所过之处，湿热下注，肝经气血瘀滞则瘙痒不休。然而，脾主湿气之运化，脾气不运，则湿浊不化，故治疗紧紧抓住调理肝脾两经之肯綮。方取足太阴脾经之郄穴地机穴。郄穴，各经经气深聚之处，多用于治疗本经所属脏腑之急症、痛症。阴经郄穴多治血症，阳经郄穴多治急性疼痛。痒者，痛之微也，故取地机穴以清血分之湿热。蠡沟穴乃是足厥阴肝经之络穴，络穴者，沟通表里两经者也，有较强的治疗阴痒、睾丸肿痛之效果，属本经用穴。百虫窝为经验取穴，活血止痒；三阴交穴，用此活血，利湿止痒；大敦穴为足厥阴肝经的井穴，点刺放血，以泻肝经之火。全方虽取穴不多，但是切中病机，加以耳针之协同，因而取得较好的临床效果。

## 医案 12

### 肩周炎

刘××，男，58 岁，干部，江山城区人。2014 年 6 月 8 日初诊。

主诉：右侧肩关节疼痛半年余。现病史：患者右侧肩关节疼痛已有半年余，因为畏针，且听说该病有自愈倾向，故未来诊。近来疼痛逐渐加重，关节活动越感不便，而且常因半夜疼痛不能入寐，甚感痛苦，故前来求治。刻诊：患者面色酱红，两颧部尤甚。自述近来右侧手臂、手指酸楚疼痛麻木，胸前壁、颈内侧均有牵掣样疼痛。夜寐不佳，多梦易醒，白昼头部昏沉，大便不畅。平素嗜烟好酒。检查：右侧肩关节广泛性压痛，以肩髃、肩内陵处压痛较著，肩井、肩髎、天宗及颈项前后侧均有压痛。肩关节活动度严重受限，手臂上举小于60°，后伸小于30°，尤其是后伸时，肩关节前部疼痛剧烈，舌色暗红，质中，舌苔薄白腻，脉濡滑。综合望闻问切，诊断为：肩凝症（粘连型）。证属痰火互结，气血瘀滞。气血不通，不通则痛。治宜泻火化痰，通络止痛。治疗如下：

**一、放血疗法**

1. 手指指尖放血。少商（右）、商阳（右）。

2. 耳尖放血。目的在于清热泻火。

3. 压痛点放血。在肩髃（右）、肩内陵（右）放血，目的在于祛除局部瘀血阻滞。方法：用三棱针点刺，挤出少量血液，一般为3～5ml，压痛点点刺数次，然后直接拔罐一个，吸出内在瘀血，以疏通气血。

**二、体针疗法**

针刺处方：风池、翳风、臂丛神经点（扶突下1寸处）、肩井、肩内陵、肩髃、天宗、尺泽、曲池、鱼际、三间、中渚等穴位（均为右侧）。常规针法进针，留针20分钟，每10分钟运行一次。

**三、运动针疗法**

出针后，再针肾关（左侧）、条口透承山（右侧），留针期间，嘱患者尽量活动右侧肩关节。（注：肾关为董氏奇穴的穴位。）

疗效：如此治疗，隔日一次，有时隔 2 ~ 3 日，治疗逾一个月，共 10 次。患者自觉疼痛减去十之八九，肩关节活动接近正常，而且身体状况亦大有改善，临床治愈。

## 医案 13

### 尿失禁

刘××，女，74 岁，江山城区人。2013 年 10 月 30 日初诊。主诉：尿失禁 10 多年，逐渐加重。现病史：患者尿失禁已历多年，每在咳嗽、哈欠、喷嚏或剧烈运动时尿液溢出，不能自禁。每日有 4 ~ 5 次或 6 ~ 7 次不等，甚为苦恼，不得不用尿不湿等。近日来，由于感冒，咳嗽频繁，咽痒干咳，连续不断，胸膺不畅，因而症状更为严重。听人介绍，找我咨询可否针灸治疗。刻诊：患者面色萎黄，腹壁肌肉松弛，自觉时而腰酸膝软，咽痒干燥，阵发性呛咳，唇紫，舌质偏红，苔薄微黄欠润，脉弦浮细。治疗如下：

1. 针灸处方：百会、尺泽、列缺、内关、鱼际、气海、关元、中极、足三里、太渊、照海、肺俞、脾俞、肾俞、次髎、太溪。

2. 拔火罐：肺俞、肾俞，左右共拔 4 个罐。

疗效：治疗一个疗程（共 10 次），咳嗽痊愈，尿失禁明显改善，疗效满意。

**按**：患者高年体弱，膀胱内括约肌松弛无力，加之久病之后，肺肾两虚。肺者，水之上源也，肾者主水，肾气有统摄前后两阴的功能，肺肾气虚，则统摄无力，因而尿液容易渗出。女性尿道有其生理特点，尿道短而平，咳嗽、哈欠、喷嚏等可使腹内压瞬间增高，挤压膀胱，使尿液更易流出。治疗时选择尺泽、列缺、内关、鱼际等手太阴、厥阴经穴位，且用提插捻转泻法，治疗咳嗽胸闷以治其标，缓解咳嗽症状对缓解尿液流出有重要作用。处方中气海、关元、中极刺得较深，用捻转补法，有补益元气、温阳补肾之作用，且深刺能刺激膀胱壁，改善膀胱括约肌状态。太渊、太溪、足三里、肺、脾、肾俞、次髎等穴位，都用捻转补法，均有补气益肾、固本强壮之作用，以治其本。标本结合，相得益彰，因而取得极好的疗效。

## 医案 14

### 带状疱疹

陈××，男，56岁，江山市人。2009年7月7日初诊。主诉：左胁肋部疱疹疼痛8天。现病史：患者左侧胁肋部成片疱疹发出已有8天，疼痛异常。疼痛呈痒痛、刺痛、抽痛，有火烧样的感觉，夜不能寐，动则胸膺抽痛，曾请民间土医治疗，但不见效。因患者与我是朋友，电话联系后，其来诊室治疗。刻诊：患者左侧背部约T3～4平段可见成片带状密集成簇的细小疱疹，色红，沿左侧胁肋至前胸胸骨柄分布，尤其以腋下、乳房前后三簇密集疱疹最为粗大、饱满、色黑，尤为严重的是带状疱疹前后相接，病势较重。舌淡红，苔薄白欠润，脉细弦滑数。诊断为"带状疱疹"。病已耽搁，治疗宜速。治疗如下：

**一、点刺放血**

用三棱针轻轻地点刺、散刺疱疹处，对色黑饱满粗大的疱疹，重点点刺，然后，沿着带状疱疹的起始路线，密集排列多个火罐，吸出较多暗红色或黑色的血液，以泻热排毒。

**二、针刺疗法**

沿着左侧T3、T4平段，用1.5寸30#针，每隔2cm浅刺一针，排列成二排针，直至胸骨柄处，要求进针浅，挂在皮下；继针膻中、支沟（左）、阳陵泉（左）、足内庭（双）、行间（双）。在整个治疗过程中，如有胸闷，亦可针内关、公孙穴。

**三、中药治疗**

1. 2007年7月7日初诊：治宜清热解毒止痛，兼顾脾胃。拟方如下：

柴胡 10g、银花 15g、连翘 10g、黄芪 10g、徐长卿 15g、川楝子
10g、玄胡 30g、赤芍 15g、藿佩各 10g、白鲜皮 15g、生甘草 6g、枳壳
10g、大青叶 10g。3 剂。

2. 2007 年 7 月 10 日复诊：已放血 2 次，疼痛有所减轻，但热毒仍
盛，宜加强清热解毒。上方去白鲜皮、枳壳，加蒲公英 30g、青陈皮各
10g。3 剂。

3. 7 月 15 日三诊：自觉疼痛明显减轻，但胸膺部闷痛仍较明显，
胃纳不佳，拟方如下：

柴胡 10g、麸枳壳 10g、赤芍 15g、陈皮 10g、丹皮 10g、制香附
10g、徐长卿 15g、香白芷 10g、丹参 15g、川芎 10g、红花 6g、生甘草
6g、银翘各 10g、藿香 10g。5 剂。

疗效：针刺治疗 12 次，服中药 11 剂后痊愈。没有留下任何不适之
感。

**按**：带状疱疹的发病，系嗜皮神经病毒发作所致，疱疹往往沿着
皮神经走向排列。由于皮神经对疼痛非常敏感，因而带状疱疹的疼痛
是非常剧烈的。此病的发生和人体免疫功能的低下密切相关。带状疱
疹的治疗，中医具有独特的优势，如果处理得当，一般不会遗留后遗
痛。此案的治疗最初以刺络拔罐为主，目的为了排除局部皮肤蓄积的
热（火）毒，结合体针的浅刺，以加强通络活血止痛的作用。选用远
处穴位的针刺，再予疏通胁肋部经络的气血，加强局部治疗的效果。
针药结合，取得了满意的效果。

# 医案 15

## 带状疱疹后遗痛

毛××，男，54 岁，江山坛石人。2007 年 1 月 4 日初诊。主诉：
左侧颜面部疼痛一月有余。现病史：患者一个月前，因左侧颜面部带

状疱疹曾住院治疗（用药情况不详），经治疗，颜面部疱疹已消退，但疼痛依然，尤其夜间疼痛明显，故前来寻求针灸治疗。刻诊：患者自述左耳内、耳后沿颧面部外侧至上颌部有带状样的灼热麻木疼痛，热痛可沿左侧颞部放射，伴咽喉干燥、热痛，夜间难以入寐。检查：患者左侧颜面部自耳屏至下唇部可见一条带状暗红色皮损带，无糜烂、渗水、结痂等情况，沿耳屏至耳后可触及轻微压痛，舌质中，舌苔根部较厚，色黄，脉濡滑兼浮数。诊断：带状疱疹后遗痛。郁热未清，气血壅滞，经络不通，不通则痛。治疗如下：

**一、放血疗法**

1. 梅花针叩刺：沿皮损处轻轻叩刺，来回重复 3 次，然后用消毒棉球揩去血迹，酒精棉球消毒后，用小火罐数个排列拔罐。

2. 点刺放血：耳尖穴、少商穴、商阳穴、少泽穴轮流点刺放血，挤出黑色血液至鲜红为止，各约 2 ~ 3ml 血液。

**二、体针疗法**

针刺处方：太阳透角孙、角孙透完骨、听宫、下关、颧髎、迎香、承浆（均左侧），局部穴位均浅刺，挂着即可。翳风（左）、风池（左）、外关（双）、合谷（双）、曲泽（双）、足内庭（双）。

**三、中药治疗**

次日配以中药，以清散郁热，疏经活血。

**处方**：淡青蒿 10g、黄芩 10g、蒲公英 30g、野菊花 10g、夏枯草 10g、柴胡 6g、生地 10g、丹皮 10g、丹参 15g、白僵蚕 10g、蜈蚣 2 条、白蒺藜 10g、生白芍 10g、生甘草 6g、大黄 3g（后下）。3 剂。

复诊：以此方加减，服药 9 剂，痊愈。

疗效：针药结合，疗效迅捷，共针刺 18 次，服药 9 剂，疼痛即基本消失，临床治愈。

**按**：愈后继以善后方，以资巩固，摘录于下：金银花 50g、连翘

30g、滁菊花 50g、黑玄参 100g、生甘草 30g，每样药撮一点，开水冲泡，代茶饮用，以巩固疗效。

## 医案 16

### 青春痘

刘×，女，22 岁，大学生，江山凤林人。2014 年 7 月 10 日初诊。主诉：面部青春痘约 2 年。现病史：患者自大一开始面部即出现青春痘，而且每届月经来潮，便有新一批青春痘出现，一批隐退，一批又出现，并伴有刺痛感。近来自觉青春痘越发越多，影响仪容，深以为苦。听说针灸能治青春痘，故利用暑假前来求治。刻诊：患者两侧颧面部青春痘密集，高出皮肤，色红，有刺痛感，质偏硬，其间夹杂有散在的红色化脓性痤疮。前额部、后颈项部，以及背部均有散在的红色青春痘分布，舌红苔净，脉弦细略滑。患者平素性情偏急躁，有痛经史，大便秘结。治疗如下：

**一、放血疗法**

用三棱针点刺少商（双）、商阳（双）穴，挤出血液各 2～3ml，继之在大椎穴用三棱针点刺数下，扣拔火罐一个，吸出黑色血液约 5～10ml（已凝结成块）。

**二、针刺治疗**

1. 针刺处方：下关、颧髎、迎香、地仓（为局部取穴）、曲池、合谷、鱼际、驷马中穴、驷马下穴、足三里、上巨虚、血海、三阴交、行间、足内庭（均双侧取穴）。其中驷马中穴、驷马下穴和足三里、上巨虚穴轮流交替取穴。（注：驷马中穴和驷马下穴属董氏奇穴穴位。）

2. 针刺手法：局部穴位用浅刺法，远处穴位均用提插捻转泻法。留针 20 分钟，每 10 分钟运针一次。

**三、拔罐疗法**

针毕，在神阙穴用玻璃罐拔罐 1 个。

疗效：针刺 1 次，即见明显效果，自觉刺痛感消失。针刺 4 次，面颧部青春痘几乎消失。但是奇怪的是，次日又有一批红色的青春痘发出。询之缘故，方得知：此次月经即将来潮，因有痛经伴发，故为之疏方 5 剂（略），以配合治疗。继续治疗 15 次，青春痘、痤疮完全消退，恢复了青春靓丽。治疗过程中，大便一直通畅，行经顺畅，痛经消除，患者非常满意。

**按：** 现代医学认为，青春痘与青春期雄性激素分泌旺盛有关。中医认为，青春痘的发生与肺胃两经郁热有关。该患者不但肺胃有热，肝经亦有郁热，因而每届月经来潮，青春痘更易发出。故治疗重点选用足阳明胃经的穴位为主，目的在于通腑泻火，意在釜底抽薪。配合手太阴肺经的荥穴鱼际穴，清肺泻热；足厥阴肝经的荥穴行间穴，清肝泻火；血海穴活血祛瘀。诸穴协同，治疗的针对性强，因而取得了明显效果。

## 医案 17

### 噎 膈

刘××，男，69 岁，江山城区人。2007 年 9 月 28 日初诊。主诉：食道癌术后吞咽困难或食入即吐月余。现病史：患者因进行性吞咽困难伴严重消瘦，在我院胃镜检查，发现食道中段肿瘤阻碍所致。经病理切片，诊断为"低分化鳞状细胞癌"，于 2007 年 8 月 13 日在全麻下行"食管中上段癌组织切除术"，术中取结肠一段代替食道，并做回肠造瘘术。住院治疗期间配合化疗。因化疗时呕吐明显，且进食困难，食入则吐，吐出黏稠泡沫状痰液，故前来寻求针灸治疗。刻诊：患者形体消瘦，精神倦怠，语言无力，腹部中线可见一长约20cm 的手术疤痕，愈合良好（5 年前曾做胃远端大部分切除术）。舌淡偏暗，苔白腐有剥苔，脉细无力。治疗如下：

**一、针刺治疗**

1. 针刺处方：人迎、天突、膻中、内关（双）、太渊（双）、梁门

（左）、气海、足三里（双）、丰隆（双）、照海（双）、公孙（双）。

2. 刺法：先用 32#1.5 寸针，刺天突穴时，先直刺 0.2 寸，得气后稍稍提起，改变针刺角度，沿胸骨柄垂直刺入，深达 1.0 寸许。膻中穴，沿 30°刺入，平刺。余穴均浅刺，得气即止。患者体质较虚弱，针感不宜太强。

## 二、耳针疗法

选用耳穴膈、胃、肝、食道、内分泌（或三焦穴）、神门（或交感穴），每次针刺 3～5 个穴位。

## 三、中药治疗

益胃止呕，化痰降逆。

太子参 30g、旋覆花（包）10g、代赭石 10g（先煎）、法半夏 10g、茯苓 15g、厚朴 10g、杏仁 10g、乌梅 10g、黄连 3g、青陈皮各 3g、沉香 6g、丁香 3g。3 剂。

疗效：针后当天即感到胸部舒适，能适当进食，数日后精神状况明显好转。针刺一个疗程后，呕吐也明显减少，进食明显改善。共针刺两个疗程（20 次），服中药 23 剂（以上方为主方，加减进退，或加桂枝、当归、丹参等，或去乌梅、黄连，视病情变化而进退）。治疗结束时，患者能细嚼慢咽小半碗饭，并有一周没有呕吐了。出院时患者对治疗表示满意。

**按：**对于术后噎膈的病人，元气已经大伤，加之痰瘀互结，病情相对复杂，易生变机。无论针灸治疗还是中药治疗，都应慎之又慎，千方百计保护胃气，扶持元气，逐渐培植患者自我的抗病能力，万万不可孟浪行事。该病的治疗体现这一精神，因而取得了良好的效果。

# 医案 18

## 急性支气管炎案

姚××，女，49 岁，江山城区人。2008 年 3 月 7 日初诊。主诉：

咽痒，阵发性咳嗽 70 余天。现病史：患者 70 多天前开始咳嗽，伴咽喉干痛。咽喉部有堵塞样感觉，尤其是咽喉发痒难忍，同时引发阵发性呛咳、干咳，咳嗽剧烈时胸膺震痛，胸闷，呼吸不畅，曾口服多种抗生素，现服罗红霉素及止咳糖浆之类，均未取得明显效果。近来不但白天时而呛咳，夜间咳嗽亦较剧烈，以致影响睡眠。口干思饮，头昏脑胀，浑身痠痛，上班亦没精神，故而寻求针灸治疗。刻诊：患者面色㿠白，精神疲倦，咽后壁充血干燥，滤泡增生密集，舌偏红，苔薄白欠润，舌苔前略有剥苔，脉弦细略浮数。西医诊断：急性支气管炎。中医诊断：风燥犯肺，肺气失宣（寒包火）。治疗如下：

少商穴（双），用三棱针点刺放血，挤出血液各 2 ~ 3ml；大椎穴点刺数针，加拔火罐，吸出血液约 5 ~ 10ml，以泻肺经之火。针刺孔最、列缺、太渊、鱼际（均双侧穴位），留针 20 分钟，行捻转泻法，每隔 10 分钟运针 1 次。

3 月 8 日二诊：咳嗽减轻，咽痒及咽部堵塞感均有减轻。针刺背部风门、肺俞、膏肓穴（均双侧），针后拔火罐 4 个。

3 月 9 日三诊：昨天一夜未咳，得以酣睡，今日精神气色大有好转，且白昼的咳嗽亦有明显好转。继续首诊的治疗方案。

3 月 10 日四诊：自觉咳嗽基本消失，唯咽喉部仍有不适。因恐针，想停止治疗。经鼓励坚持治疗。商阳穴放血，针刺太渊、鱼际，背部风门、肺俞、膏肓穴位，均双侧，针后拔火罐 4 个。3 月 11 日五诊：咽痛基本消失，略有堵塞感，偶有几声干咳。针刺：列缺、照海、太渊、公孙，均双侧取穴，背部穴位同前。

3 月 12 日六诊：诸症消失，为巩固疗效继续治疗 2 次，痊愈。

**按**：患者外有风寒束表，内有肺经蕴热，肺气失宣，升降失调，以致呛咳阵作，咽喉痒痛。本应疏表泻热，宣肺止咳则病易愈，然治疗失当，致使病情缠绵。幸患者体质尚可，虽历 70 余天，病未深入，故治疗仍宜疏表泻热、宣肺止咳为主。方用少商、商阳、大椎穴放血，解表泻热，手太阴肺经结合足太阳膀胱经穴位宣肺解表止咳。因病已七旬，久病必虚，肺阴已伤，故方中选用手太阴原穴太渊补气养阴，足少阴肾经穴位照海以滋阴利咽，肺肾双补，以顾其本。七旬病疾，五朝即解，足见针刺疗法之神奇。

## 医案 19

### 神经官能征

汪××，女，42岁，江山城区人。2009年10月13日初诊。主诉：头痛失眠多年。现病史：患者人生经历坎坷，丈夫因癌症去世后，留下一个16岁的脑瘫儿子，生活的磨难，让她饱受刺激。这些年来，经常吃不下，睡不好，感到非常辛苦和疲劳，尤其是头痛和失眠折磨得她几近崩溃。听人介绍，慕名前来寻求针灸治疗。刻诊：患者形容憔悴，形体消瘦，精神倦怠。自觉头痛以前额部和两侧颞部胀痛为主，夜间难以入睡，甚至通宵难眠，胸闷不畅，烦躁易怒，舌红苔净，脉弦细数。治疗如下：

**一、针刺疗法**

1. 针刺处方：百会、头维（双）、悬厘（或太阳）透率谷（双）、印堂、风池（双）、内关（双）、大陵（双）、合谷（双）、足三里（双）、三阴交（双）、太溪（双）、太冲（双）、足内庭（双），头部穴位必取，远处穴位每次取5穴。

2. 针刺方法：神经官能征患者由于病程都久，体质都虚，故宜取穴少，刺激轻。针刺手法都用捻转补法，局部穴位用平补平泻法。留针20分钟。

**二、耳针刺法**

选用耳穴心、枕、肝、肾、神门、交感、皮质下（每次选用5个穴位），先搓热耳郭，耳针轻轻刺入，得气即止。留针20分钟。治疗期间配合耳尖放血数次（隔2～3天一次）。

疗效：治疗当天即感脑清目明，头痛减轻，精神得以松弛，心情变得稍宁静。治疗一个疗程（共10次），自觉头痛消失，睡眠明显改善，情绪变得平静。尤其可喜的是精神状态得到了改善，患者对疗效非常满意。

**按**：神经官能征的患者由于性格存在弱点，加之人生坎坷，往往敏感多疑或焦躁易怒，神经衰弱，故针刺治疗不宜刺激过强，否则患者难以坚持治疗。该例患者从中医辨证的角度来看，属于肝肾阴虚、肝火旺盛的类型，由于久病消耗，兼有脾胃气虚的表现。肝胆热郁，经络不通则头痛；气阴两虚，虚火内扰则失眠。针刺处方中针刺头部穴位，疏通经络气血以安神止痛，针刺远处穴位则补益肝肾之阴，滋阴潜阳清热以治本。耳尖放血有清泻上焦之火的作用，因而取得较好疗效。

# 医案 20

## 肩周炎

刘××，女，50岁，江山城区人。2009年12月19日初诊。主诉：右侧肩关节疼痛20余天，加重2天。现病史：患者右侧肩关节疼痛已有20余天，但都能忍受。2天前夜里，右侧肩关节疼痛突然加剧，只有取某一固定位置，疼痛才能稍有缓解，以致夜不能寐，连续2天都是如此，故今天上午急忙前来求治。刻诊：患者面色㿠白带青，右侧手臂高高举起，另一手扶托右臂而入科室，述说手臂不能放下，放下则疼痛异常。检查：右侧肩关节肩髃穴和臂臑穴处触痛非常明显，患者呼痛不已。另外，肩前、肩贞、臑会等穴处亦有压痛。肩关节周围肌肉显示明显的紧张感。

治疗：先在右侧尺泽穴放血，流出暗红色血液10ml左右，疼痛即有所减轻。继针右侧肩髃、肩前、肩贞、后溪、曲池、尺泽、三间、鱼肩穴（鱼肩穴乃高树中教授所发明，位于鱼际穴向前0.5寸处），留针 20 分钟，每隔 10 分钟运针一次，行捻转止痛手法（龙虎交战手法）。针后疼痛又有所减轻。继针右侧条口透承山、左侧阳陵泉穴（可在该穴前后寻找压痛点。该病人压痛点在阳陵泉穴前下约 0.5 寸处，在此针刺），针入再嘱患者活动右侧肩关节。留针期间疼痛完全消失。

12 月 20 日下午 4 时许二诊：患者叙述，当天傍晚时分，右侧肩关节疼痛又剧烈发作，服用芬必得止痛片方略有缓解。今日上午约 8 时半，在来科室的途中突然又剧烈疼痛，不得已径直前往医院骨科治疗，给予输液，大剂量青霉素治疗，服吡罗昔康片（中等强度的止痛片），至下午来诊时，疼痛仍明显，故又来针灸治疗。疼痛情况如前，肩髃、臂臑穴二处触痛依然明显。原因何在？我突然想起病人说过的一句话："痛得我心里都感到难受了"，于是灵机一动，先针右侧曲泽、郄门二穴，针入仅 1～2 分钟，病人手臂的疼痛感豁然若失，肩关节周围的压痛感亦明显改善。于是按昨日的方案又治疗了一次。针阳陵泉，条口透承山穴位，配合右肩关节活动时，肩关节竟也活动自如了。如此，又治疗了几次，病情得愈。

**按：** 该患者肩周炎来势急，病痛重，有点特殊，因而留下了深刻的印象。一般情况，用上述方法治疗肩周炎，往往得心应手，疗效很高。然而，该病例肩周炎的疼痛突然加重，且如此剧烈，确属罕见。在针刺了患者手厥阴心包经的曲泽、郄门穴后，疼痛能在几分钟内顿消，我考虑此应和强心活血，改善了血液循环，解除肌肉痉挛有关。这给了我很大的启发。善于思考，随机应变是临床医师必需的素质，故录以为鉴。

## 医案 21

### 脑震荡后遗症

毛××，男，43 岁，企业主，江山峡口广渡人。2014 年 9 月 12 日初诊。主诉：头晕，记忆力下降 3 年余。现病史：患者 3 年前不慎跌倒，后脑勺着地，当场昏迷不醒。遂被人急送医院抢救，稍后苏醒，对发生的事情不能记忆，伴有剧烈头痛，恶心，喷射性呕吐。诊断为："脑震荡""蛛网膜下腔出血"。虽经抢救脱险，头痛头晕改善后出院，但是近3年来，经常感到头部晕晕乎乎的，记忆力明显下降，虽经多方治疗，但疗效不显。近几个月来，更感头晕加重，阵发性眩晕时而发作，不能开车，生活质量下降，故前来寻求针灸治疗。刻诊：患者面色萎黄，精神疲倦，叙述除头晕外，更兼胸闷，呼吸不畅，胃脘痞满，不思饮食，无饥饿感，但是下午三四点钟左右又会感到胃中饥嘈，难受不堪，非吃点东西不可。大便黏滞难解，小便频数，滴沥不畅，难以解清，小腹部不舒，腰酸，下肢困重。更感痛苦的是，白天眼睑困重思睡，夜里却难以入眠，精神不振，伴有失嗅、不闻香臭等等。察其舌质暗滞微红，舌苔腻浊略有板结，脉象细弦滑。

辨证：患者主诉频多，细致分析都与痰湿瘀热有关，"无痰不作眩"。痰湿二邪，阻滞气机，三焦之腑因而失利，病情已久，郁而化热，痰热内扰，湿蒙清窍，因而眩晕嗜睡；痰湿挟热，阻于上焦则胸阳不振而胸闷，热邪内扰则不寐；阻于中焦则脘痞，热邪内扰则饥嘈；痰热、湿热阻于下焦，则有二便不利之态。故上述诸症，均与痰湿热瘀有关。瘀者何谓也，瘀血阻滞脑窍，故而记忆力下降也。治宜化痰祛湿清热，疏利三焦气机，佐以活血开窍醒脑。治疗如下：

**一、针刺疗法**

1. 针刺处方：

（1）百会、印堂、人中、风池（双）、合谷（双）、内关（双）、膻中、足三里（双）、上巨虚（双）、阴陵泉（双）、丰隆（双）、公孙（双）、太冲（双）、涌泉（双）、天枢（右）、气海。

（2）肺俞（双）、心俞（双）、膈俞（双）、大肠俞（双）、肾俞（双）、次髎（双）、委中（双）。

上述两组穴位，轮流交替选用。

2. 针刺手法：足三里、上巨虚、丰隆、公孙、天枢等穴位均用捻转泻法，余穴均用平补平泻法。一般留针 20～30 分钟，每 10 分钟运针一次。每天或隔天一次，10 次一个疗程。

## 二、拔罐疗法

1. 神阙穴：用大号玻璃罐拔罐。
2. 肺俞、胃俞、大肠俞共拔三对罐。

## 三、中药疗法（略）

疗效：治疗数次后，头晕明显减轻，诸症亦有改善。一个疗程后，头晕几乎消失，精神振作，大便通畅，小便亦有改善，唯仍时有胃脘饥嘈，口淡，咽部黏滞不爽。湿性黏滞，缠绵反复，故断断续续又治疗一个疗程，诸症消失，临床治愈。

# 医案 22

## 痴 呆

徐××，男，64 岁，江山人。2006 年 12 月 27 初诊日。主诉：痴呆、失语，肢体震颤，二便失禁 60 余天。现病史：患者因高热昏迷，四肢抽搐，失语，牙关紧闭，急送医院 ICU（危重病房）抢救，并告之病危。20 多天后，病情稳定，转普通病房。此时患者虽热退，神志转清，但神志呆滞，失语，性情暴躁，肢体震颤，二便失禁。又经过 40 多天的治疗，病情未见改善。故邀中医针灸会诊。刻诊：患者被抬入诊室，面色灰暗，形体消瘦，目光呆滞，意识含混，失语，二便失禁，下肢震颤，不能行走。舌红质暗，苔黄腻有剥苔，脉细弦滑数。证属：痰热阻络，肝风内动。治宜：醒脑开窍，清热化痰，平肝熄风，通络止痉。

## 一、针刺治疗

针刺处方：印堂、素髎、人中、百会、头维（双）、风池（双）、太渊（双）、通里（双）、足三里（双）、曲泉（双）、丰隆（双）、三阴交（双）、太冲（双）。

上述穴位，除丰隆、太冲用捻转泻法外，余穴均为平补平泻法。留针30分钟，每10分钟运针一次。10次一个疗程。疗程间休息3天。

## 二、头皮针疗法

处方：语言三区、智三针、颞三针。

（注：智三针、颞三针均为"靳三针"疗法用穴，为广东名医靳瑞教授所撰。）

头皮针针法：用30#1.5寸毫针，与头皮30°角进针，直刺帽状腱膜下，进针约1.2寸许，得气后运用200次/分的频率快速捻转，配合抽气法，连续运针1～3分钟后留针。

## 三、中药疗法（简述如下）

基本方：丹参30g、水蛭10g、石菖蒲15g、胆南星10g、茯苓30g、全蝎3g、地龙15g。

加减：钩藤、天麻之类，平肝熄风；生地、五味子、天门冬、龙骨、牡蛎、酸枣仁之类，养阴，镇静安神；桃仁、红花、川芎之类，活血祛瘀；浙贝、陈皮、制半夏之类，清热化痰。

上述药物，加减运用，随证组方。共服45剂。

疗效：针刺治疗4个疗程，历时约2个月。患者神志清醒，恢复较快，下肢震颤消失，从不能行走到行走较为健朗，但是需人保护，略加扶持。尤其是眼睛的变化非常明显，从呆滞变为灵活，对熟悉的人能点头微笑，能发出含混不清的语言，但尚不达意。二便仍需人提醒，稍不注意，容易解在床第。家人对疗效表示满意，出院回家继续调养。

# 医案 23

## 偏头痛

林××，男，42岁，江山张村塔山人。2005年6月22日初诊。主诉：左侧颞部频繁抽痛2天。现病史：患者左侧颞部抽痛已有三四年，每每在五六月份发作，其他月份正常。靠止痛药缓解，大约一周后可逐渐停止。今年偏头痛发作非常剧烈，药物不能缓解，经朋友介绍急匆匆前来治疗。刻诊：患者闯入科室，用手捂着左侧颞部，两眼血红地盯着我，一脸痛苦貌。述左侧颞部胀痛，阵发性抽痛频繁，已有两夜不得安眠。头晕头昏，嗜睡感，胃纳极差。察其舌苔厚黄腻浊，口苦，脉滑兼数。辨证：肝胆湿热，湿热俱盛，少阳经脉气血壅滞，经络不通，不通则痛。治宜：清热化湿，通络止痛。治疗：针刺治疗。

针刺处方：头维、太阳透率谷、风池、翳风（上述穴位均选左侧）、外关（双）、曲池（双）、合谷（双）、丰隆（双）、阴陵泉（双）、太冲（双）。

局部神灯照射。留针20分钟，每10分钟运针一次，均用捻转泻法。

治疗过程：针毕疼痛即止，留下电话号码，离开科室。第二天上午9时二诊，言从昨天至今天，疼痛一直未发，精神振作。察其舌苔，黄色已退，但仍嫌其厚腻色白，脉仍有滑象。故照上法又针了一次。此后未再来诊。三天后电话随访，告之已痊愈。

## 医案24

### 右膝关节韧带损伤

周××，女，40岁，江山城区人。2008年1月30日初诊。主诉：右膝关节韧带损伤5月余。现病史：患者去年8月骑摩托车时，不慎撞伤右侧膝关节。经拍片排除骨折，石膏固定制动月余。但是石膏拆除后，右侧膝关节周围仍有紧绷疼痛感，上下楼梯不便，尤以下楼时疼痛更为明显，至今依然如故，特前来寻求针灸治疗。刻诊：查患者右侧膝关节内侧压痛较为明显，其内侧髁上、下均有明显压痛。诊断为：右膝关节韧带损伤。治疗如下：

## 一、耳针疗法

选穴：膝、神门、肝、肾、肾上腺。

针法：先搓热耳郭，用 75％ 酒精棉球消毒 2 次后，耳针轻轻刺入，捻转穴位各 1 分钟，至耳郭充血发热。留针 20 分钟，留针期间嘱其配合运动疗法。

## 二、针刺疗法

1. 针刺处方：血海、曲泉、入膝眼、阴陵泉、阳陵泉、三阴交（均右侧）。

2. 针刺手法：均用平补平泻法。

治疗过程：首针结束后，患者即觉右侧膝关节周围松了不少，疼痛减轻。二诊告之，虽然膝关节疼痛减轻，但是右侧胯部亦有轻微胀痛。故治疗时在上述穴位的基础上，加刺膝关、丘墟、侠溪穴（均右侧）。

三诊：通过二次治疗，疼痛减轻不少。尤其是夜间膝关节疼痛明显好转，自觉关节周围又松了不少。故决定运用董氏奇穴的针法进行治疗，先针对侧（即左侧）内关、间使二穴位，嘱其活动右侧膝关节。20 分钟后，患者自觉右侧膝关节非常舒服。进一步检查发现，患者下蹲时，右侧膝关节内侧下方仍有一压痛点，故在此压痛点下约 1 寸处，行经络疏通疗法。用 2 寸针斜刺进入，得气后行滞针法，拉动肌腱，患者自觉肌肉有向下的抽动感，随即出针，再沿经络行走的方向，针三阴交、公孙穴，均不留针，得气即出针。出针后，患者疼痛消失。嘱其做上下楼梯试验，告之疼痛亦消失。至此，患者治愈，未再复发。

# 医案 25

## 中风失语

陆××，男，79 岁，江山人。2008 年 10 月 23 日初诊。主诉：中风失语 1 周。现病史：患者 1 周前突然发作右侧肢体瘫痪，伴失语而住院治疗。经 CT 检查，诊断为脑梗死（基底节区）。血压：120/80mmHg。经人介绍前来要求针灸治疗。刻诊：患者形体偏瘦，表情淡漠，问之不答（家属告之，偶有单音发出）。检查所见：右侧肢体上肢肌力Ⅱ级，下肢肌力Ⅳ级，肌张力偏亢。舌嫩微红，苔腻微黄，脉弦细无力。中医辨证：患者年事已高，正气不足，风邪挟痰热，入中经络，经络气血不通，因而出现上述诸症。诊断：中风——中经络（痰热阻络型）。治疗如下：

### 一、头皮针

选穴颞三针、智三针、四神针。

（注：颞三针部位，耳尖直上入发际 2 寸处为颞Ⅰ针，以颞Ⅰ针为中点，向二侧各旁开 1 寸处为颞Ⅱ、Ⅲ针。颞三针为治疗脑血管意外后遗症、脑外伤所致的半身不遂、口眼㖞斜、脑动脉硬化、耳鸣、耳聋、偏头痛、帕金森病、脑萎缩、老年性痴呆、面部感觉障碍等的重要穴位。）

### 二、体针

1. 针刺处方：人中、通里（双）、内关（双）、合谷（双）、外关（右）、手三里（右）、曲泽（右）、后溪（右）、足三里（双）、丰隆（双）、太冲（双）、涌泉（双）、廉泉。

2. 针刺手法：颞三针取左侧穴位，用 30#2 寸针，针尖与穴位呈15°~30°角，向下沿皮平刺 1.5 寸左右，连针 3 针，使局部产生麻胀酸感或放射至整个头部为度。人中穴，进针后用提插震颤手法，务使两眼湿润为度；通里穴进针时，针尖向上，以针感上行为佳。廉泉穴，用 30#2 寸针，针尖朝向舌根部进针，缓慢提插数次后退至皮下，针尖改变方向，呈鸡爪样多向针刺。余穴均用平补平泻法。留针 20 分钟，每隔 10 分钟运针一次，出针后，头皮针仍留置，留针 1~2 个小时，留针期间配合运动肢体。

## 三、中药治疗

补益气血，清热化痰，通络开窍。

**处方**：胆南星10g、地龙15g、全蝎5g、茯苓30g、石菖蒲15g、橘络6g、太子参15g、生黄芪15g、潼蒺藜10g、僵蚕10g、当归10g、丹参15g、生甘草6g、浙贝10g、陈皮5g。此方共服18剂。

疗效：针药结合后，症状逐渐改善，针刺至18次时，患者即行走自如，语言功能恢复，应答准确而活跃，而且精神焕发，情绪饱满，达到治愈标准而出院。

# 医案26

## 慢性咽喉炎

严××，男，29岁，江山城区人。2007年5月7日初诊。主诉：咽喉干燥、疼痛二年余。现病史：患者外出打工为注模工，每天接触高温环境一年余。此后自觉咽喉干燥疼痛，颈旁不适，心烦少寐，便辞职寻求治疗。约过一年有余，各处治疗效果不显，反复难愈，因网上查得我处能治此病，故而来诊。刻诊：患者形体黑瘦，颌下淋巴结肿大，察得咽喉干燥、充血，滤泡增生，大小不一，悬雍垂充血。舌红质老，苔净欠润。自觉略有胸闷，脉细微弦。诊断：慢性咽喉炎（阴虚内热型）。治宜：滋阴清热利咽。

针刺处方：人迎（双）、膻中、尺泽（－）（双）、内关（双）、神门（双）、鱼际（－）（双）、太渊（＋）（双）、太溪（＋）（双）、照海（双）。

注：（－）符号为捻转泻法，（＋）为捻转补法，余穴为平补平泻法。

结合放血疗法、中药疗法。

首诊先予耳尖、少商穴放血，用上述针刺处方。

5月9日二诊：先在大椎穴点刺后，结合拔罐，吸出多量血液。然后用上述针刺处方。

5月11日三诊：放血，针刺治疗2次后，自觉胸闷、心烦少寐已消失，咽喉干燥也好转，但是自觉咽中似有痰黏不爽。予上述针刺处方中去膻中、内关、神门，加涌泉、公孙穴，时而加用少府穴，并结合中药治疗。处方：北沙参15g、滁菊花10g、银花10g、连翘15g、肥知母10g、生石膏10g、白僵蚕10g、广地龙10g、射干10g、辛夷花10g、桔梗10g、香白芷6g、夏枯草10g、生甘草10g、赤芍10g。5剂。

此后守5月11日针刺处方治疗。至6月18日，共治疗2个疗程（从第9次开始每隔1～2天针刺一次），共20次。患者症状基本消失，疗效稳定，没有反复，患者满意。治疗结束时嘱其清淡饮食，忌辛辣煎炸、高度白酒等，并保持充足睡眠，心情愉快及适当运动。为其疏方一帖，嘱其开水冲泡代茶饮，以巩固疗效。处方如下：银花100g、连翘60g、玄参200g、射干50g、桔梗100g、生甘草50g。每次冲泡量：银花5g、连翘3g、玄参10g、射干3g、桔梗5g、甘草3g。

# 顾仲明医案一则

顾仲明，男，1959年6月出生，毕业于浙江中医药大学，江山市人民医院皮肤科主任中医师，中国中西医结合学会浙江省皮肤性病学分会委员。2008年被评为浙江省卫生系统汶川大地震抗震救灾先进个人。擅长中西医结合治疗银屑病、白癜风、秃发病、硬皮病和红斑狼疮、天疱疮等疑难皮肤病。

## 白驳风

汪××，女，47岁，江山上余人。2014年7月初诊。患者面部、胸部出现白斑2年。近半年来白斑增大增多，经多家医院诊断为"白癜风"，使用多种中西药物治疗效果不显。证见头额部、眼周部、前胸部大小不等白斑，周缘色素加深，部分眉毛变白。睡眠欠安，胃纳尚可，二便通调，舌淡苔薄白，脉细弦。内服九味羌活汤。

**处方**：羌活 10g、防风 10g、白芷 15g、川芎 15g、生地 30g、苍术 15g、黄芩 10g、细辛 5g、甘草 10g。每日 1 剂，水煎温服，共 14 剂。

外用加减羌活汤酊（由羌活 10g、防风 10g、白芷 10g、川芎 10g、细辛 5g、红花 5g 组成，加入 75% 酒精 200 毫升中，浸泡 1 周过滤备用），每日 2~3 次，外涂白斑处。并嘱禁食辛辣食物及富含维生素 C 的水果，避免在日光下曝晒。

**二诊**：用药 2 周后，见头额部、眼周部白斑区皮肤泛红，前胸部白斑尚无变化，精神尚可，纳食无殊。原方 14 剂继用。

**三诊**：用药 4 周后，头额部、眼周部、前胸部白斑区皮肤均见泛红，还可见部分黑斑点生长。余无不适，原方继用。

患者按时复诊，病情逐渐改善，用药 3 个月后，面部白斑基本消失，前胸部皮损消退 70% 以上。后改服玉屏风颗粒以固疗效。

**按**：祖国医学亦称白癜风为"白驳风"。《医宗金鉴》记载："风邪相搏白点癍，甚延偏身无痛痒"，认为该病多属风邪搏于皮肤、气血不和所致。九味羌活汤系中医辛温解表的代表方剂之一，临床主治外感风寒湿邪，"当视其经络、前后、左右之不同，从其多少、大小、轻重之不一，增损之，其效如神。"（《此事难全》）笔者从其能除一身风寒湿邪中受启发，用于治疗白癜风，内服外涂并用，临床疗效显著。

# 徐安妗医案四则

徐安妗，女，1961 年 8 月出生，毕业于浙江中医药大学，主任中医师。自 1983 年开始在浙江省江山市中医院工作至今，从事中医内科临床工作，擅长用中医和中西医结合方法治疗疾病，尤其对慢性胃炎、消化性溃疡、胃肠功能紊乱、慢性肝病、小儿科疾病、皮肤病等疾病治疗具有较好的疗效。

## 医案 1

### 小儿咳嗽

徐××，男，2岁，上余镇余航村人。2016年3月2日初诊，门诊号802478。证见咳嗽，喉中痰鸣，晨起咳嗽明显，胃纳尚可，二便尚调。查体：两肺可闻及痰鸣音，舌红苔薄，指纹显露在风关。治宜疏风清肺，化痰止咳。

**处方：**金银花、连翘、葶苈子、炒车前子各6g，炙麻黄、野荞麦、白僵蚕、莱菔子各5g，炙紫菀、冬凌草各4g，桔梗、杏仁、生甘草、生黄芩、浙贝母、地龙、木蝴蝶、藏青果各3g。3剂。

服药3剂后，咳嗽明显减少，喉中痰鸣消失，查体：两肺痰鸣音消失。续服3剂巩固疗效。

**按：**患儿有先天性心脏病法洛氏四联征史，四肢短肢畸形，右眼睑轻度下垂。平素经常咳嗽，喉中痰鸣，既往曾多次在人民医院、妇保院儿科就诊，1岁半开始至我处就诊，发病次数逐渐减少，发病间隙明显延长，基本服用中药就可以控制病情，不需要住院治疗。最近因天气变暖，活动后出汗当风再发。先天禀赋不足，易感外邪，外合皮毛，内郁于肺，肺失宣肃，痰阻气道所致。余用自拟小儿咳喘方治疗，疗效颇验。

## 医案 2

### 呃　逆

叶××，男，63岁，城北广场住。2016年1月13日初诊，门诊号743631。证见呃逆频作，难以自止，脘腹满闷，纳食减少，夜寐欠安，二便尚调。查体：呃逆频作，呃声连连，舌淡红苔白，脉细弦。有糖尿病史。

**处方**：旋覆花、党参、姜半夏、红枣、茯苓、柿蒂、炒竹茹、浙贝母各10g，代赭石（先煎）30g，鲜生姜、生甘草、陈皮、公丁香各6g，白豆蔻5g、海螵蛸15g。3剂。

**二诊**：药后呃逆明显缓解，胃镜检查示：慢性浅表性胃炎。上方去柿蒂、丁香、炒竹茹，加蒲公英12g、香茶菜10g、八月札10g，5剂。药后呃逆消失。

**按**：患者因久患消渴，胃气虚弱，肝气犯胃，胃气上逆，故作呃逆；木郁克土，脾运失司，故纳食减少；胃不和则卧不安，故夜寐欠安；舌淡红苔白脉细弦为气滞之象。治宜疏肝和胃，降逆止呃。方以旋覆代赭汤为主，加以降逆、制酸之品，疗效显著。

## 医案3

### 汗 证

郑××，男，15岁，碗窑乡协里村人。2015年10月24日初诊，门诊号960725。病手掌、足底汗出溱溱数年，局部热感。查体：双手掌大小鱼际处皮肤见红赤，触诊肤温稍高，舌红苔黄腻，脉滑数。治以清肝胆湿热。拟方龙胆泻肝汤加减。

**处方**：龙胆草、通草各5g，柴胡、炒黄芩、焦山栀、淡竹叶、麻黄根、知母、黄柏、稆豆衣各10g，泽泻、炒车前子、浮小麦各15g，生地黄、佩兰各12g，当归、生甘草各6g，煅牡蛎30g。5剂。

**二诊**：药后手掌、足底汗出减少，热感减轻，舌苔松化，上方去知母、黄柏、煅牡蛎，加白茅根15g。7剂。

**三诊**：药后自觉疗效不如一诊处方，要求续服原方以巩固疗效。7剂。

**四诊**：患儿上学，家长代诊，诉手掌、足底汗出明显减少，热感消退，要求续服原方。7剂。

**按**：本病中医属"汗证"，西医属"自主神经功能紊乱"。交感神经兴奋性增高，除抑制腺体分泌外，最彻底的方法是神经节阻断。患者为青春期少年，手足心出汗，热感，从中医角度认为是肝阳偏旺，湿热内蕴，逼迫津液外出，方以龙胆泻肝汤，加以滋阴降火、敛汗之品，疗效良好。

## 医案 4

### 盗　汗

钱××，女，52 岁，书院里 57 号住。2014 年 4 月 2 日初诊，门诊号 858115。病阵发性头面部烘热，其后全身出汗，后半夜常常有汗出致醒，夜寐欠安，口干，舌红苔薄脉细弦。月经停潮半年。

**处方：**知母、炒黄柏、仙灵脾、山茱萸、巴戟天各 10g，仙茅 5g，生黄芪 30g、当归、麦冬、天冬、熟地黄各 12g，酸枣仁、绞股蓝、淮小麦、夜交藤、生地黄、制女贞各 15g，珍珠母 30g（先煎）。7 剂。

**二诊：**药后阵发性头面部烘热减轻，后半夜出汗减少，夜寐稍安，口干缓解，以原方守进 7 剂。

**三诊：**药后诸症缓解，近日稍有感冒，咽痛。原方去珍珠母，加生龙骨 30g，焦山栀 10g，板蓝根 12g，7 剂。

**按：**患者年逾半百，天癸已绝，地道不同，肝肾阴虚，肝阳上亢，故阵发性头面部烘热；阳加于阴，逼迫津液外出，故汗出；肝肾阴虚，津不上承，故口干；舌红苔薄脉细弦为肝肾阴虚之象。治以滋阴补肾养肝，方以二仙汤加味，酌加安神敛汗之品，药后症状改善明显。随访诸症未作，暂未再服中药。二仙汤具有温肾阳、补肾精、泻肾火、调冲任作用，配伍特点是壮阳药与滋阴泻火药同用，以适应阴阳俱虚于下，而又有虚火上炎的复杂证候。近 10 年来，大量动物实验表明，二仙汤能刺激下丘脑促性腺激素释放激素细胞系 GT1 - 7 释放 GnRH，具有促进睾丸间质细胞分泌雄性激素（T）、黄体细胞分泌孕酮（P）、卵泡颗粒细胞分泌雌激素（E2）等的作用，能有效改善更年期综合征的相关症状。

# 赵建旺医案七则

赵建旺，男，1962年生，毕业于浙江中医药大学，江山市碗窑乡卫生院副主任中医师。曾荣获"浙江省基层名中医""浙江省中医药先进工作者""江山首届十佳医师""江山市卫技青年拔尖人才"等荣誉称号。擅长调理脾胃，治疗各种内科疑难杂症，尤其在慢性肝炎、肝硬化、中风后遗症、颈腰椎病、支气管炎以及妇乳腺、功能性子宫出血、妇女面部黄褐斑等方面积累了比较丰富的临床经验。

## 医案1

### 心　悸

周××，男8岁，凤林三村人。1999年5月28日初诊。证见气短心悸，动则咳嗽气急，面色苍白，形寒肢冷，倦怠嗜卧，舌质淡，苔白少津，脉细结代。诊前在杭州某三甲医院住院治疗42天，诊断为病毒性心肌炎，心律失常（舒张期奔马律），心功能不全，双侧胸腔积液。西医延治数月，病情无改善，求治中医。辨证属心肾阳衰，气阴不足。治以温肾助阳，益火之源佐以养气养阴。

**处方**：炮附子5g、生晒参5g、麦门冬5g、五味子5g、地龙10g、细辛2.5g、葶苈子4g、丹参10g、灵芝15g、茯苓15g、五加皮6g、炒谷麦芽各10g。5剂。

二诊，药后形寒肢冷、倦怠嗜卧皆除，尿量增多，动则咳嗽气急已缓，精神好转，但仍有乏力心悸，胸部满闷，胃纳欠佳，舌质转红，苔少、脉细结代，此乃阳气渐复。前方辛热燥烈之品较多，原方减附子去细辛、葶苈子，加淮山药、太子参以防过燥伤阴。

**处方**：炮附子3g、麦门冬5g、五味子5g、地龙10g、山药15g、太子参 10g、灵芝 6g、茯苓 10g、五加皮 6g、炒谷麦芽各 10g。5 剂。

三诊，药后动则气急明显缓解，咳嗽已除，胃纳转佳，已能小跑步，脉细缓，时有结代。药已趋效，宜守法守方，再用生脉散合参苓白术散加减，先后共投 2 月。1999 年 10 月在市人民医院复查心肌酶、心电图均正常，舒张期奔马律消失，胸片前后对比，双侧胸腔积液吸收，疾病告愈。

## 医案 2

### 黄 疸

管××，男 57 岁，江西广丰管村人。2010 年 5 月 13 日初诊。证见面目周身发黄，色暗如烟熏，双目微闭，气息奄奄，乏力，腹胀，纳食全无，便稀如水样，舌质色淡，苔白厚腻，脉濡细。诊前在杭州某三甲医院住院治疗 12 天，诊断为重症乙型肝炎，胆酶分离，B 超示弥漫性肝病伴中等量腹水。住院期间先后用人工肝、促肝细胞生长素、抗乙肝病毒药及护肝支持治疗等，黄疸进一步加深，肝酶骤降，医院告知病危，家属自动出院，经人介绍求治中医。证属阴黄，寒湿内盛，气衰阳微。治宜益气温阳，化湿健脾。拟茵陈术附汤加减。

**处方：**茵陈 15g、炒白术 10g、炮附子 8g、淡干姜 5g、生白芍 15g、平地木 20g、灵芝 15g、太子参 15g、茯苓 20g、丹参 20g、生鸡内金 15g、砂仁 6g（后下）、炒谷麦芽各 15g。5 剂，胃管鼻饲。

二诊，药后：精神好转，双目有神，已能言语，可进食米汤，仍面目周身深黄，色已转鲜有亮泽，胸闷腹胀，便稀不成形，舌淡苔白腻，脉濡细，阳气渐复，病有转机，原方去干姜减附子加淮山药、佛手以行气健脾。

**处方：**茵陈 15g、炮附子 6g、柴胡 10g、生白芍 15g、平地木 20g、灵芝 15g、太子参 15g、茯苓 20g、淮山药 20g、佛手片 10g、丹参 20g、生鸡内金 15g、砂仁 5g（后下）、炒谷麦芽各 15g。7 剂。

三诊，药后：面目周身黄疸渐退，腹胀已除，胃纳大增，已能下床活动。小溲深黄量多，舌质淡，苔白稍厚，腻苔渐化，脉细少力。原方续进 7 剂。

之后先后用前方加减进 60 余剂，面目周身黄疸全部消退，复查肝功能正常，B 超提示肝腹弥漫性病变与之前某医院 B 超结果对比腹水已消。2 年后再度病毒复制，轻度黄疸，肝酶升高，继投前方 30 余剂加用抗病毒药恩替卡韦，2 月后复查肝功能各项指标正常，乙肝病毒定量在正常范围，随访 3 年余未再复发。

## 医案 3

### 肠粘连

周××，贺村山底人。2014 年 3 月 12 日初诊。证见：脘腹胀满，腹痛阵作，痛而拒按，时时欲呕，声亢无物，唇暗面青，口干口臭，纳差便干，舌质红，苔黄糙少津，脉实有力。诊前曾赴多家三甲医院治疗均诊断为肠粘连，伴不完全性肠梗阻。辨证属阳明腑实，燥热内结，腑气不通。

**处方**：生大黄 10g（后下）、炒枳实 15g、川厚朴 15g、元明粉 6g（分二次冲）、生地 10g、元参 10g、麦门冬 10g、光桃仁 10g、炒莱菔子 30g、佛手片 10g、太子参 15g、砂仁壳 6g。2 剂。

二诊：药后 2 小时腹痛较剧，半小时后泻出初为干屎，后为大量臭粪，腹痛即缓，肠鸣辘辘，腹胀大减。2 剂后，便通纳增，口干口臭均除，但仍夜间腹痛，面青唇暗，舌青苔干，脉弦涩。燥热已除，瘀象显现，治宜活血化瘀，行气导滞，兼护胃气，以除病根。

**处方**：法山甲 5g（研粉）、五灵脂 10g（包煎）、生蒲黄 10g（包煎）、丹参 20g、光桃仁 10g、红花 10g、炒莱菔子 30g、川芎 10g、当归 15g、赤芍 15g、川厚朴 15g、佛手片 10g、砂仁 6g、太子参 15g、炒谷麦芽各 15g。7 剂。

三诊：药后夜间腹痛即止，精神好转，胃纳大增，二便通调，先后用上方加减调治共进50余剂，腹痛呕吐未再发作。随访2年，康复如初，顽疾告愈。

**按**：本例患者13岁因急性阑尾炎手术，术后半年即出现肠粘连，出现腹痛呕吐，且反复发作，初为一年数次，近五年病情加重，饮食稍有不慎腹痛呕吐即发，常需住院，行禁食胃降压方可缓解，一年住院十余次，最多一月三次，痛苦不堪。经中医调治2月，顽疾告除，可见中医只要详审病机，辨证用药得当，常可力挽狂澜，获意外之功。

## 医案4

### 小儿夏季热

郑××，男，13个月，贺村诗访人。2002年8月12日初诊。证见身热不扬反复发作二月余，肌肤干燥，灼热无汗，口渴多饮，时而腹泻便稀，小溲量多，舌质淡红，苔白厚腻，指纹紫滞。诊前2月曾在市属某医院二次住院，查血尿常规、生化、胸片等均无异常。诊断为小儿夏季热。辨证属暑湿阻遏，湿蕴热伏。治宜清暑化湿为要。

**处方**：香薷4g、扁豆花3g、藿香3g、佩兰叶5g、干芦根6g、干葛根8g、茅青蒿5g、西瓜翠衣20g、太子参5g、白豆蔻3g（后下）。3剂。

二诊：家属诉患儿药后3小时热势即稍减，伴出汗，体温降至38.5℃，精神好转。服药3剂热退体温正常，但偶尔午后仍有低热，乏力纳差，多尿已减，但大便又转稀、溏不成形，此属暑祛津伤，脾胃气虚之象。

**处方**：太子参5g、西洋参3g、干葛根5g、干芦根5g、佩兰叶4g、茯苓8g、淮山药8g、生鸡内金5g、扁豆花3g、炒谷麦芽各6g。5剂。

患儿药后5剂，午后未再发热，胃纳转佳，大便成形，基本康复。

两年后随访夏季热未再发作。

## 医案5

### 咳 喘

何××，男，72岁，玉山下镇人。2008年5月26日初诊。咳嗽咯痰三十余年，加重伴气急三年余，于当地县医院多次住院治疗，诊断为慢性阻塞性肺病。证见咳嗽咯痰，色白质黏，时而发热咳黄痰，喉间痰鸣，气急，面紫唇暗，舌质淡伴边有齿印，脉细滑。辨证属痰饮伏肺，肺气失宣，气道不畅，故而喘鸣气急，喉间痰鸣。治宜温肺化饮，清宣肺气。

**处方：** 杏仁10g、法半夏15g、茯苓20g、干芦根15g、细辛6g、葶苈子8g、木蝴蝶10g、平地木120g、全蝎4g、化橘红8g、制百部15g、炙冬花10g、砂仁6g（后下）、炒谷麦芽各15g。7剂。

二诊：服7剂后咳嗽咯痰大减，气急稍平，病有转机，但仍面青唇暗，动则气急，苔白少津，乏力神倦，气短懒言，语声低怯，偶尔咳嗽痰黏，舌质淡胖，脉细无力。究其病机，伏痰内饮已除过半，病久肺脾气虚，气阴两伤，脾虚则运化失职，肺虚则宣降失司，津不能输全身，聚而为痰。治宜益气养阴，健脾化痰。

**处方：** 党参20g、麦门冬10g、五味子6g、太子参15g、法半夏15g、茯苓20g、淮山药20g、杏仁10g、干芦根15g、平地木20g、陈皮10g、炙百部15g、广地龙15g、砂仁6g、炒谷麦芽各15g。服7剂。

三诊：药后乏力气短稍缓，胃纳渐开，舌干转润，此乃气阴渐复之象，守方再进2周。

四诊：咳嗽咯痰已除，精神稍复，胃纳尚佳，但仍呼多吸少，动则气急，腰酸膝软，舌淡脉细，双尺无力。邪祛正伤，脾气虽复，肾虚之象已显，宜补肾纳气为要。

**处方：** 熟地15g、淮山药20g、山萸肉10g、丹皮10g、茯苓20g、泽泻 10g、五味子 10g、蛤蚧粉 5g（冲）、生晒参 10g、鲜蝌蚪 5 只。

上药先煎 20 分钟后，再将鲜蝌蚪用沸水泡 5 分钟置入同煎 5 分钟即可。守上方加减共进 2 月，患者日渐康复，已能稍事劳作，嘱其加强锻炼，结合家庭氧疗。随访 2 年，咳嗽咯痰未作。

## 医案 6

### 咳　嗽

周××，男，3 岁，贺村山底人。2016 年 3 月 12 日初诊。证见咳嗽气急，痰黏色黄，咯痰不爽，喉间痰声辘辘，声如拉锯，面红气粗，大便干结数日未解，舌质红，苔黄质糙，舌面干燥少津，脉滑数有力。诊前因发热咳嗽曾在市某医院住院，诊断为"支气管肺炎"，曾先后用头孢类阿奇霉素等输液抗炎及呼吸道雾化等治疗十余天，发热三天即告退，但咳嗽喘鸣气急未见转机，后家属自动要求出院，经朋友介绍找余要求中医治疗。辨证属邪热郁肺，热结阳明，致使大肠腑气壅塞。盖肺与大肠相表里，阳明腑气不通，致肺气失宣，炼津成痰，阻塞气道。急宜攻下泻热，清肺涤痰。

**处方：**生大黄 6g、炒枳实 6g、川厚朴 6g、杏仁 6g、桑白皮 8g、广地龙 8g、全蝎 2g、葶苈子 4g、鲜竹沥 10ml、干芦根 10g、木蝴蝶 5g、平地木 10g、砂仁 4g（后下）、炒谷麦芽各 8g。2 剂。

服药 1 剂泻下燥屎若干，大便已通，气急即缓。服 2 剂泻下黏液若干，便已转稀，咳嗽气急顿平，喉间痰声即除，病已大减。

二诊：患儿仍偶有咳嗽，精神疲乏，唇干口燥，纳差便溏，舌质红，苔薄少津，脉细缓。此为内热虽除，气阴已损之象。急宜养阴益气，健脾化痰，固本为要。

**处方：**太子参 10g、北沙参 8g、杏仁 6g、干芦根 10g、淮山药 10g、白茯苓 10g、木蝴蝶 3g、平地木 5g、川贝粉 2g（碾粉）、砂仁 4g、炒谷麦芽各 8g。5 剂。

药后 5 剂，经电话随访，患儿咳嗽已停，二便通调，胃纳可，精神康复如初，诸证皆除而告愈。

## 医案 7

### 外伤瘀血

周××，男，63 岁，凤林高坂人。2012 年 6 月 28 日初诊。自诉 3 天前跌倒致背部被硬物碰伤，当时即感背部剧痛，但四肢及腰部活动自如，未予延医。次日晨起背部痛处骤起一包块，大如鹅卵，压之剧痛，不能仰卧，以至寝食难安。该患先后在多家市属医院外科门诊诊疗，均被告需住院手术切开排出积血。患者不愿手术治疗，求治中医。证见背部包块质硬，按之剧痛，舌脉正常。证属外伤所致血脉受损，血溢脉外瘀血内积而成包块。治宜活血清瘀，法效桃红四物合失笑散之意。

**处方：**当归尾 15g、赤芍 15g、川芎 10g、光桃仁 10g（打）、红花 10g、田七粉 6g（冲服）、丹参 20g、五灵脂 10g、生蒲黄 10g、龙血竭 5g（冲服）、泽兰 10g。7 剂。

药后 3 剂，包块变平软，痛大减，已能仰卧。7 剂后，包块见消而愈。

# 郭元敏医案十则

郭元敏，男，1962 年 12 月出生，主任中医师，江山市名中医。从事中医临床工作近 40 年，曾师从江山名老中医徐志源先生。后通过自考，先后取得浙江中医药大学中医专业专科、本科学历。擅长中医内科特别是消化系统疾病的诊疗，开设中医脾胃专科门诊。现任中国民族医药学会血液病分会理事、衢州市中医药学会常务理事。

## 医案 1

### 泄　泻

姜××，男，33 岁，某镇干部。2010 年 9 月 12 日初诊。腹泻时作时止 2 月余，曾在当地医院挂瓶，好转后又作。近 1 周，日泻 4～5 次，夹有少许不消化物，体重下降 2 公斤，精神疲惫，面色苍黄，纳呆少食，腹胀隐痛，心烦不寐，小便余沥。西医曾诊断为过敏性结肠炎。舌苔灰白根部略厚，脉象濡缓。辨证：此乃脾气虚弱，运化失职，水谷不分而致腹泻，兼有心肾不交、肝脾不和。治拟健脾渗湿，佐以交通心肾、柔肝止痛。

**处方**：党参、茯苓、淮山药、炒白芍、莲子肉各 15g，炒薏苡仁 20g，扁豆花衣、焦三仙各 10g，砂仁（后下）、桔梗、川连、陈皮各 6g，肉桂 3g。5 剂，水煎服。

9 月 18 日复诊：上药服后泄泻明显好转，腹亦舒适。上方去桔梗，加炒白术 10g。5 剂。

一个月后下乡随访，病者已愈，形神俱佳。

**按**：该例患者在乡镇工作，饮食不慎，致脾胃受伤，运化失司，发生泄泻。复因工作繁忙，日夜辛劳，致腹泻反复，并见心肾不交之候。治用参苓白术散合交泰丸加减，健脾渗湿，兼以交通心肾。药中病机，故效著。

## 医案 2

### 水　肿

陈××，男，38 岁，市区个体经商。1998 年 3 月 11 日初诊。全身出浮肿半年余，近半月加重，初起曾患感冒，随后下眼睑和下肢出现浮肿，伴头昏，精神倦怠，当时治疗断断续续。近来浮肿明显，全身乏力，脘腹胀满，略有恶心，食欲不振，畏寒肢冷，大便溏稀，小便量少。脉象沉弱，舌体胖边有齿痕，舌质淡苔白润。尿检：蛋白（＋＋＋＋），红细胞、白细胞、管型均少许。辨证：因外感风寒之邪，乘虚入里，伤及脾阳，脾失健运而生诸证。治当温阳健脾，化气行水。

**处方：**制附片 10g，淡干姜 6g，宣木瓜、制厚朴、草豆蔻、广木香、牵牛子、党参、炒白术各 10g，云茯苓、大腹皮各 15g，生姜 3 片，甘草 3g。5 剂。水煎服，日 1 剂。

3 月 17 日复诊：服药 5 剂，浮肿消失，余证亦减其大半，舌质淡红，苔薄白，脉缓。尿检：蛋白少许。上方去牵牛子、草豆蔻，加淮山药 15g，继服 5 剂。

3 月 24 日三诊：又服药 5 剂，诸证消失。舌脉正常。尿检：正常。守方继服，调治月余，以收全功。

**按：**本案系风寒入里，伤及脾阳，脾阳不足，运化失职，土不制水，故见浮肿，并兼腹胀纳呆、便溏等脾胃虚弱症状。故用实脾饮加减以健脾益气，温阳化水。方以白术、生姜、甘草健脾补虚，土强以制水；附片、干姜、草豆蔻温中祛寒，扶阳抑阴；大腹皮、云苓、木瓜利湿行水；木香、厚朴行气散满宽中，以增强利湿药的作用。加党参、牵牛子以加强健脾益气、利水消肿之力。惟牵牛子性烈有毒，不可久用。

# 医案 3

## 胃脘痛

徐××，女，35 岁，凤林镇农民。2010 年 6 月 18 日初诊。胃脘疼痛 2 年余，加剧 1 周。其痛空腹明显，食后缓解，吃生冷食物后加剧，喜温喜按，甚则泛吐清水，有时吐酸，食欲不振，大便溏。曾做胃镜检查，提示胃窦炎。经服多种西药治疗，效果不显。舌体胖嫩，舌质淡红，苔薄白滑，脉象沉弦。辨证：因贪凉饮冷伤及胃阳，久则脾阳亦虚，导致脾胃虚寒证。治宜温中补虚，降逆散寒，行气止痛。

**处方**：党参15g，吴茱萸、炒白术、炒白芍、姜半夏各10g，茯苓12g，桂枝、炙甘草各6g，生姜3片，大枣4枚。5剂。水煎服，日1剂。

6月24日二诊：服药5剂后，胃痛大减，食欲大增，但食冷物后仍胃痛，二便正常。上方加干姜3g，继服7剂。

7月2日三诊：又服药7剂，诸证消失，食生冷物后稍有不适。舌质淡红，苔薄白，脉象缓和。原方继服10剂。另配香砂六君子丸1瓶，汤剂服完再用，每服8粒，日3次，以巩固疗效。

**按**：本例属贪凉饮冷伤及脾胃之阳，而见脾胃虚寒之证，用吴茱萸汤加味以温中补虚，降逆散寒，行气止痛。辨治得当，收效明显。

## 医案4

### 胸　痹

周××，男，52岁，市某机关干部。2011年6月3日初诊。胸痛、胸闷近3个月，加剧1周。眩晕3年余，西医诊断为原发性高血压病，一直服西药控制血压。近3个月前，因劳累突然胸闷，胸痛，心慌，气短，心电图示：慢性冠状动脉供血不足。住某医院经用中西药治疗20余天，症情未减，心电图未有改善而出院。现仍胸闷，心慌，气短，胸痛阵作牵扯左背和后项，伴有头晕，乏力，劳累则诸证加剧。睡眠、饮食、二便均正常。舌质淡红，苔薄白，脉细缓。血压130/80mmHg（近服降压药）。心电图示：冠心病。辨证：此乃气虚血瘀，心络阻滞。治当益气活血通络。

**处方**：生黄芪30g，党参15g，丹参20g，桃仁、生蒲黄、炒枳壳各10g，葛根15g，桂枝6g、檀香、炙甘草各6g。5剂。

6月10日复诊：上药服后诸证减轻。效不更方，原方10剂。

6月25日三诊：胸痛胸闷未作，精神亦佳。再以上法出入，调治半月，未再服药。

**按：** 据临床所见，本例症候为较典型的气虚导致血瘀的冠心病，以保元汤合丹参饮加减，补心气通心阳，辅以活血化瘀，药证合拍，故疗效满意。

## 医案 5

### 心　悸

周×，女，23岁，某化工厂职工。2011年5月3日初诊。心悸、胸闷、烦躁失眠3天。原有上感，全身不适，自忖通过活动出汗可以发表，就去跳排舞，因运动量过大，出现心悸，气短，胸闷，心烦，失眠，头昏，乏力，走一小段路就得停下休息，口干渴，食欲不振，小便短赤，大便正常。既往无他病。舌质红绛，苔少，脉象细涩。查体：血压130/90mmHg，体温36.5℃，心率58次/分。心电图示：心动过缓，心肌劳损（T波普遍倒置）。辨证：本有小恙，加之劳力过度，出汗过多，因血汗同源，汗为心之液，故导致心阴大亏，心体损伤而生诸证。治以滋阴养心安神。

**处方：** 生地、麦冬、玄参各15g，丹参30g，太子参、当归、赤芍、炙甘草、柏子仁各10g，五味子6g。4剂。

5月8日复诊：药后前证稍缓，建议住院进一步检查治疗，但患者拒绝，要求继续门诊服用中药。原方加肉桂6g。5剂。

5月15日三诊：诸证已明显减轻，患者欣喜。予原方10剂。

此后又以上方加减调治20余天，逐渐痊愈。

**按：** 本例心悸、失眠诸证，辨证为心阴亏虚，用天王补心丹本属对证，初诊却见效不显。复诊时加入一味肉桂以温通心阳，药效大增。看来临床辨证不能囿于一途，这大概也是阳中求阴之理。

## 医案 6

### 痞　满

叶××，女，50 岁，碗窑乡农民。2012 年 5 月 4 日初诊。上腹部胀满，痞闷不舒，已起一个多月。自服"通气"药无效，又在当地看过中医，也不见好转。上周来院由另一中医诊治，自诉服药后腹胀更甚。现症：脘腹痞胀，但按之不坚，无明显压痛。矢气少，偶有嗳气，胃纳尚可，大便正常。脉弦细，舌红苔白微厚腻。辨证：此由饮食不节，湿食内滞，导致脾胃不和，气机不利。治以疏化和中。

**处方**：藿香、苏梗、炒枳壳、制厚朴、炒白术各 10g，茯苓 15g，大腹皮 12g，扁豆花衣、陈皮、焦三仙各 10g，广木香 6g。4 剂。

11 月 16 日复诊：诉上药仅服 4 剂，腹胀若失，故未再来复诊。日前因饮食不慎，食用冰箱中瓜果，腹胀又作，故复诊。

**处方**：上方去炒白术，加炒莱菔子 10g。4 剂。

**按**：本例症情简单，病机也不复杂，关键是用药对症。观前医用药，可能据患者所言腹中胀甚，而用破气之品较多，药后反见不适。笔者愚见，气滞中焦，升降不利，用药还是以轻清灵动为要。

## 医案 7

### 胃脘痛

姜××，女，56 岁，新塘边镇农民。2012 年 8 月 13 日初诊。上腹部胀痛伴恶心一月余。一个多月前开始时感上腹部胀满作痛，伴恶心，嗳气。胃纳尚可，二便调。脉象弦细，舌质红，苔白根厚。辨证：湿食内停，胃气不和。治以理气化湿和中。

**处方**：广藿香、炒枳壳、制厚朴、大腹皮、陈皮、制半夏各 10g，茯苓、佩兰、六神曲各 15g，炒谷麦芽各 12g，扁豆花衣各 10g，通草 6g，绿萼梅 5g，八月札 10g。4 剂。

8月17日复诊：上药服后前症稍好，原法为治。上方7剂。

8月24日三诊：前症续好，恶心、嗳气已除，脘部稍有不舒。上方去制半夏，加炒白术10g，佛手片10g。7剂。

一月后随访，腹痛未作。

**按：**本案与上例病位均在中焦，但症状有别，一为胀痛，一为痞满，而病机类似，均为中焦气机不利，脾胃升降失职；用药也大致相仿，大部分为轻疏之品，疗效皆不错。这也是本人治疗脾胃病的用药特点。

# 医案8

## 嘈 杂

柴××，女，28岁，某私营服装厂工人。2010年7月1日初诊。自诉心窝下嘈杂不舒，有时伴胃脘部烧灼感2年余，近10多天加剧。刻诊：口渴，心烦，喜冷饮，进热饮食后烧灼感更甚，食欲尚好，睡眠欠佳。舌质红苔少，脉象细数。辨证：该患平时喜食辛辣和煎炸食品，胃中积热，久则伤阴，导致胃中虚热。治当益胃阴，清虚热。

**处方：**北沙参、生地、石斛、生石膏各15g，玉竹、知母、炙枇杷叶、麦冬、扁豆衣花各10g，炙甘草6g。5剂。

7月8日二诊：服药5剂，诸证基本消失，只是食欲不振，舌质红，苔薄白，脉象细数。上方加生谷麦芽各15g，陈皮5g，继服7剂。

7月20日三诊：又服7剂，2年痼疾基本告愈，食欲大振，食量增加，睡眠、二便均正常。舌质淡红，苔薄白，脉象缓和。继服上方7剂。

**按：**该案以胃阴不足、虚热内生为主，故以玉女煎合益胃汤为治，加石斛、炙枇杷叶养胃阴清虚热，加扁豆衣花芳香醒脾而无燥伤胃阴之弊，加甘草调和诸药。全方以养阴生津为主，清热为辅。

## 医案 9

### 耳　聋

何××，女，48 岁，某木业加工厂工人。2010 年 9 月 11 日初诊。自诉突发耳聋两天。患者重体力劳动后加之遇怒，次日突然左耳暴聋，几无声响，有堵塞感，伴有头面烘热，心烦意乱，口干口苦，纳食减退，微有恶心，大便干，小便黄。舌质红，苔薄黄，脉弦细数。辨证：此属烦劳过度，郁怒伤肝，肝经火旺，上逆于耳，耳窍不通，则无所闻。治以清肝泻火开窍。拟龙胆泻肝汤加减。

**处方**：龙胆草、焦栀子、黄芩、牡丹皮、郁金、石菖蒲、白菊花各 10g，柴胡 6g，葛根 12g，通草、制大黄各 3g。3 剂。

9 月 14 日二诊：服上药后，耳聋好转，大声说话能听见，大便不干，夜能安睡，余证亦减。舌红，苔薄白，脉细数。上方去制大黄、黄芩，加炒竹茹、炙甘草各 6g。3 剂。

9 月 18 日三诊：又服药 3 剂，诸证几乎消失，舌质淡，苔薄白，脉缓和。予杞菊地黄丸，每服 8 粒，日 3 次。并劝其少生气，注意情绪调节，以免耳聋再发。

**按**：本案患者系肝郁化火，肝火上冲，致使清窍不通，病在气分，故用龙胆泻肝汤去当归辛温补血活血，去生地清血分之热，去车前子、泽泻利水除湿，加白菊花、郁金、石菖蒲、葛根舒肝开窍，清头目之风火，加制大黄通便泻热，寓有釜底抽薪之意。待病情略缓则去大黄、黄芩苦寒之味，加竹茹、甘草清降缓和之品，以清余邪。

## 医案 10

### 眩　晕

朱××，男，52 岁，某学校教师。2012 年 9 月 19 日初诊。头晕，头昏 4 年余。近 1 周加重，伴两目干涩，口干咽燥，耳鸣健忘，心烦失眠，有时四肢发麻。西医诊断为原发性高血压。开始服西药效果明显，近几个月服西药疗效欠佳，有时血压稍降，但头晕、耳鸣等症不除。脉象弦细，舌质红少苔，血压 180/104mmHg。辨证：病延日久，肾阴亏耗，水不涵木，肝阳偏亢。治予滋阴潜阳，清热安神。

**处方**：生龙骨、生牡蛎、石决明各 30g，钩藤、龟板、熟地、泽泻各 15g，云茯苓、山萸肉、炒黄柏、知母各 10g。7 剂。

9 月 27 日复诊：药后头晕、头痛好转，口干咽燥消失。余证同前，舌脉同上，血压 160/100mmHg。上方加制首乌 18g。10 剂。

10 月 10 日三诊：又服 10 剂后，诸证基本消失，只是下午用脑过度时，仍出现耳鸣现象，记忆力仍未恢复。舌质淡红苔薄白，脉象稍弦，血压 124/86mmHg。处方：杞菊地黄丸 1 瓶，每服 8 粒，日 3 次，以巩固疗效。并嘱平时勿劳神过度。半年后随访，患者安然。

**按**：此例病史已久，证属阴虚阳亢，本虚标实。治用知柏地黄丸方加减，并重用生龙牡、石决明等重镇之品。药中肯綮，故见效较快。

# 潘善余医案七则

潘善余，男，1963 年 8 月出生，毕业于浙江中医药大学，主任中医师。现就职于江山市中医院。衢州市名中医。擅长肿瘤及内分泌代谢疾病的防治，对糖尿病、痛风、高血脂、甲状腺、肿瘤等疾病的防治有较深入研究。

## 医案 1

### 胸　痹

周××，男，63 岁，江山市区人。2008 年 11 月 24 日初诊。因胸痹，甚则心痛 3 年来诊。患者有高血压、冠心病、糖尿病病史，自行皮下注射胰岛素，自服降压药，并安装了"冠脉支架"。自诉常胸痛隐隐，时作时休，动则气促、心悸、气息低微，或有耳鸣头晕，腰膝酸软。舌质紫、苔腻，脉细，体型肥胖。此为胸痹，是由气血不足、肝肾亏损、痰浊瘀血留踞胸中而致。治以肝肾心同补，化痰通络。

**处方：**淡附片90g（先煎）、生晒参100g（另煎）、铁皮石斛300g、生地黄200g、陈皮60g、砂仁40g、姜半夏60g、瓜蒌皮100g、山药250g、山茱萸200g、炙黄芪200g、当归120g、丹参250g、枳壳200g、茯苓200g、桂枝90g、公丁香30g、丹皮100g、川贝粉60g（收膏）、鹿角胶200g、龟甲胶200g、木糖醇250g、黄酒1斤。水煎3次，煎熬成膏，日一次，每次一汤匙，感冒勿服。进药后胸痹、心痛症状逐渐减轻，发作间隔时间拉长。2009年12月2日又来院就诊，要求再进一料。

**按：**本案病情复杂，本虚标实，邪正相兼，拟用膏方，肝肾心同补，化痰通络同用，方能有效。

## 医案 2

### 腹痛泄泻

吴××，男，45岁，江山市区人。2009年3月14日初诊。因时有腹痛泄泻9年来诊。9年前开始出现腹痛泄泻，症状时轻时重，晨起多作，平时大便溏烂，夹有不消化食物，稍进油腻或寒凉之品则大便次数增多，迁延反复，伴神疲乏力，纳差食少。曾在多家医院就诊，疗效一直不满意。两天前，同朋友聚餐，喝啤酒两杯，腹痛泄泻症状加重，大便秽臭。舌质淡胖，边有齿痕，苔黄腻，脉细。此为泄泻，证属脾肾阳虚，又有肠道湿热。治以温运脾肾，清热化湿。

**处方：**淡附片10g、淡干姜3g、炒苍白术各12g、茯苓15g、党参10g、陈皮5g、姜夏10g、淡吴茱萸3g、补骨脂10g、浙贝10g、海螵蛸30g、神曲15g、川连5g、马齿苋20g。7剂。

3月20日复诊：药后泄泻、腹痛逐渐停止，大便日行1~2次，质溏。上方加防风 5g、肉豆蔻 6g，再进 5 剂。以后大便逐渐转实，嘱以附子理中丸善后。随访 3 月，腹痛泄泻基本未发。

**按**：本案病情复杂，为脾肾阳虚之体质，又夹有湿热。拟温运脾肾为主，但又必须佐以清化湿热。需要注意的是，本案脾肾阳虚是矛盾的主要方面，虽有湿热夹滞，但湿热又不很明显，故治疗必须始终抓住温运脾肾这一点，方能有效。

## 医案 3

### 不育症

陈××，男，32 岁，江山市区人。2007 年 8 月 3 日初诊。因结婚 4 年，妻子不受孕来诊。夫妇结婚后共同生活 4 年，未避孕而妻子未受孕，外院多次检查提示精子数量减少，活动力差。患者自觉射精无力，腰膝酸软，神疲乏力，头晕，小便清长，舌质淡，脉细。已在多家医院反复就诊 2 年，仍一直未孕。此病属男性不育症范畴。证属肾精不足，治当补肾填精。

**处方**：生熟地各 20g、山茱萸 30g、山药 15g、菟丝子 10g、桑寄生 10g、巴戟天 10g、仙茅 10g、仙灵脾 10g、肉苁蓉 15g、茯苓 15g、陈皮 5g、当归 10g。7 剂。

7 剂后，腰膝酸软症状改善，体力增加，效不更方，继服上方。3 月后，患者来电告知其妻已怀孕。

**按**：男子不育，大多有精子质量下降问题。中医辨证，原因较多，但多以肾精亏损不足为主。

## 医案 4

### 噎 膈

陈某某，男，66 岁，江山长台人。2013 年 6 月 2 日初诊。食道癌伴左上肺转移。患者 3 年前因食道中下段肿瘤行手术切除，2 月前胸部

CT 提示有 0.5cm² 占位，考虑肺部转移灶。近来乏力，活动后气急逐渐加重，进行性消瘦，或有胸痛。胃纳欠佳，睡眠欠安，大便溏，舌质红苔薄白微腻，脉细。本病属肺岩（癌）范畴，证属脾肺气虚。治当健脾益气为主，辅以解毒散结法。

**处方：**水红花子 15g、急性子 9g、蜈蚣 1 条、茯苓 15g、炒白术 15g、生甘草 5g、绞股蓝 15g、浙贝 15g、生薏苡仁 30g、佛手花 8g、厚朴花 8g、制元胡 10g、生黄芪 20g、太子参 15g。14 剂。

14 剂后，病人乏力、活动后气急情况改善，胃纳增加，睡眠安。后以上方加减，病人一直间断服药，体重略有增加，胸痛症状消失，至今病人病情稳定，能参加轻微劳动，肺部病灶大小稳定。

**按：**本证为正虚邪实，以正虚为主，治疗应以扶正为主，佐以解毒散结。用黄芪、太子参、炒白术、茯苓等健脾益气为主，水红花子、急性子、蜈蚣等解毒散结，佛手花、厚朴花理气化湿通络，用药轻灵不伤正，元胡解癌性疼痛。病人坚持服药至今，疗效相当满意。

# 医案 5

## 石　淋

姜××，男，52 岁，江山新塘边人。2013 年 7 月 26 日初诊。因左腰腹部疼痛半天来诊。半天前突然出现左腰腹部疼痛，伴小便艰涩、窘迫疼痛，尿中带血，舌淡红苔薄白，脉弦。B 超提示，左输尿下段 0.8cm×0.7cm 结石，小便常规隐血试验（＋＋＋）。既往有输尿管结石史，曾用碎石、中药等方法治疗，腰腹部疼痛仍反复发作。此证属石淋范畴。辨证湿热蕴结下焦，日久煎熬尿液结为砂石。治当清热利湿，活血通淋排石。

**处方：**三棱 20g、莪术 20g、地榆 30g、大枣 7 枚、当归 10g、川芎 5g、王不留行子 12g、石见穿 10g、生鸡内金 10g、生甘草 5g、金钱草 30g、茯苓 15g、琥珀 3g（研吞）。7 剂。

药后病人腰腹部疼痛逐渐缓解，继服上述中药20天。B超复查，病人左输尿管下段结石消失。

**按**：石淋病人多为湿热下注，尿液煎熬成石，不能随尿排出，阻塞尿路，而致腰腹部疼痛，小便艰涩，窘迫疼痛；结石损伤脉络则尿血；脉弦主痛。值得注意的是：石淋病人虽然病程不长（因发则疼痛难忍，故病人往往一有症状就到医院就诊），然病史实已很长，因为湿热煎熬尿液成石，非一时之功。中医认为久病入络，血络瘀滞。临床上常有局部疼痛，病处固定，反复发作，多为刀割样绞痛等特点，符合中医瘀血证的特点。治疗石淋，本人一般在清热化湿排石的基础上，加用活血化瘀的药物，而且剂量也比较大。本人10多年的临床经验表明，此法疗效确实比较好。

## 医案6

### 腰　痛

祝××，女，67岁，江山市区人。2013年4月1日初诊。因腰部疼痛反复发作4年来诊。患者腰痛以酸痛为主，腰膝无力，下半夜明显，晨起活动后症状可减轻，舌淡红苔薄白，脉细。进一步询问病人一直睡"席梦思"床，该床使用已久，弹性较差，人睡上去后呈现深凹状，不能使脊柱保持生理曲度。曾在外院多次就诊，反复口服中药、针灸、推拿等治疗，效果一直不明显。观药方，大多医生认为该腰痛为实证，以活血理气药为主。经辨证，本案例实为肾虚腰痛，治拟补肾壮腰。

**处方**：生熟地各20g、萸肉20g、鸡血藤30g、徐长卿15g、当归10g、川芎5g、制狗脊12g、炒川断12g、桑寄生10g、小茴香5g、仙茅15g、桑寄生12g。7剂，同时嘱病人改睡硬板床。

7剂后病人复诊，诉腰痛症状明显缓解。复诊2次，随诊病人腰部疼痛症状基本消失。

**按**：该病例腰痛，久卧则重，活动后则轻，故许多医师误诊为实证。仔细询问，该病人因床垫弹性差，不能使脊柱很好保持生理曲度，腰部肌肉长期处于紧张状态，故腰部酸痛；起床活动后，腰肌紧张得到缓解，则疼痛减轻。其辨证要点是腰痛以酸痛为主，或有不可名状的不舒服感，久卧久坐更加明显，活动后减轻。以肾虚腰痛为治，辨证准确，故有效。

## 医案7

### 消　渴

陈××，女，62岁，江山市区人。2012年8月30日初诊。因口渴、多饮、多尿10余年，腹泻3年来诊。患者10余年前诊断为糖尿病，近5年来用胰岛素控制血糖。曾在多家医院就诊，用西药消炎，用中药清化湿热等方法治疗，泄泻仍然。就诊时大便日行3～4次，时溏时泻，水谷不化，尤以五更时分为甚，伴纳呆食少，面色萎黄，肢倦乏力，时有汗出恶风，舌淡胖苔薄黄，脉细弱。中医诊断泄泻，属脾肾亏虚夹有湿热，治以健脾温肾化湿。

**处方**：黄连6g、山茱萸2g、茯苓15g、炒白术12g、炒苍术12g、五味子5g、防风10g、生黄芪30g、浮小麦30g、厚朴花10g、干姜5g、附片10g、六神曲15g、煅龙骨30g。7剂。

7日后复诊，药后大便次数减少，质逐渐转实，胃纳增加，自汗减少。上方去炒苍术加煅龙骨30g，再进7剂，腹泻逐渐停止，胃纳增，精神振。上方加减再进14剂后停药，随访2月，诸症基本消失。

**按**：本例患者原有消渴，本是阴虚燥热，日久可以阴损及阳，造成脾肾亏虚，运化无权，水谷不化，清浊不分，故大便溏泄。气虚致自汗恶风，前医误以为消渴与泄泻为热，投以清化湿热之剂，造成脾肾亏虚更甚，故腹泻一直未缓解。根据病人大便时溏时泻，水谷不化，伴纳呆食少，面色萎黄，肢倦乏力等症状，说明病人脾胃亏虚；泄泻每日五更多作，故病人又有肾阳虚衰之象；苔薄黄又兼有湿热，故治疗应健脾温肾化湿并用。后期湿热去，减去清化湿热药，用健脾温肾巩固，取得了较好的疗效。

# 王驰医案二十五则

王驰，男，1964年4月出生，毕业于浙江中医药大学，主任中医师。浙江省中医临床技术骨干，浙江省基层名中医。擅长心内科常见病、多发病的中西医结合治疗，急、重症的诊治，对中医妇科常见病、多发病的治疗有丰富的经验。

## 医案1

### 眩晕 （高脂血症）

马×，男，68岁，干部。1995年10月27日初诊。头晕头胀反复发作3年。症见头晕头胀，口干口苦，四肢麻木，面色潮红，心悸胸闷，心烦易怒，偶有咳嗽痰鸣，痰白黏稠，舌质紫暗、有瘀点，苔黄腻，脉弦滑。查体：血压165/105mmHg，全身皮肤紫红色，四肢末梢及面部为重，桶状胸，双肺底可闻少量湿性罗音。既往有肺原发性真性红细胞增多症病史。血脂检查结果：总胆固醇6.8mmol/L，甘油三酯2.75mmol/L，高密度脂蛋白－胆固醇0.6g/L，载脂蛋白A－Ⅰ1.88g/L，载脂蛋白B 0.85g/L。血常规检查：血红蛋白193g/L，红细胞$4.58 \times 10^{12}$/L，红细胞压积0.57。血液流变学检查：指标异常增高，示高黏滞血症。X线胸片示：慢性支气管炎、肺气肿。中医诊断：眩晕。西医诊断：高脂血症、高黏滞血症、高血压病、原发性真性红细胞增多症、肺气肿。证属肝阳上亢，痰瘀阻络。治宜平肝潜阳，逐痰化瘀，搜风通络。大黄䗪虫丸合天麻钩藤汤化裁。

**处方**：代赭石（先煎）、生地黄、钩藤（后下）各30g，大黄（后下）、杏仁、桃仁、黄芩、天麻、胆南星、赤芍、地龙各10g，丹参、山楂各20g，土鳖虫、水蛭粉（冲服）、䗪虫、炙甘草各6g。每日1剂，水煎服。

连服20剂后，症状明显减轻，血压150/90mmHg，各项检查指标明显好转。原方去大黄，加决明子、桑寄生各20g。再进20剂后，临床症状、体征消失，于12月7日复查血脂、血常规、载脂蛋白属正常范围。

## 医案2

### 眩晕 （高脂血症）

廖×，男，69岁，干部。2005年6月26日初诊。头晕眼花、视物旋转5天。症见头晕眼花，视物旋转，心悸胸闷，恶心呕吐，形体肥胖，肢体沉重，舌质淡紫、苔白腻，脉弦滑。血脂检查结果：总胆固醇8.8mmol/L，甘油三酯2.86mmol/L，高密度脂蛋白－胆固醇0.4g/L。血液流变学检查结果：各项指标均增高，示高黏滞血症。中医诊断：眩晕。西医诊断：高脂血症、高黏血症。证属痰湿内阻型。治宜芳香化湿，健脾燥湿，化瘀降浊。拟平胃散合温胆汤化裁。

**处方**：陈皮、法半夏、枳实、竹茹、苍术、厚朴、藿香、白术各10g，葛根、山楂、茵陈、僵蚕各15g，丹参、泽泻、土茯苓各20g，水蛭粉（冲服）3g。每日1剂，水煎服。

连服18剂后，症状消失，自觉精神爽快，手足灵活轻便，舌淡红、苔薄白，脉细。复查血脂、血液流变学，均属正常范围。

## 医案3

### 眩晕（高脂血症）

丘×，男，62岁，教师。2005年3月9日初诊。自诉胸闷胸痛、头晕肢麻反复发作2年。症见头晕眼花，心悸胸闷，肢体麻木，口咽干燥，记忆力减退，腰酸耳鸣，舌质暗红，舌底脉络迂曲，苔薄黄，脉弦细涩。血脂检查：总胆固醇8.2mmol/L，甘油三酯3.21mmol/L，高密度脂蛋白－胆固醇0.5g/L。心电图、动态心电图监测均正常。血液流变学检查：全血高低切黏度、血浆黏度均异常增高，示高黏滞血症。中医诊断：胸痹。西医诊断：高脂血症、高黏滞血症。证属肝肾不足，痰瘀阻络。治宜滋补肝肾，益阴填精，涤痰化瘀。拟左归饮加减。

**处方：** 生地黄、熟地黄、山楂、黄精、山茱萸、枸杞子、杜仲、土茯苓、何首乌、鳖甲各15g，山药、泽泻、丹参、桑寄生各20g，川芎、僵蚕各10g，水蛭粉（冲服）6g。每日1剂，水煎服。

连服25剂后，症状消失，精力充沛，纳寐佳，舌淡红、苔薄白，脉弦细。复查血脂、血液流变学均属正常范围。

## 医案4

### 胸痹（冠心病）

姚××，女，47岁，已婚。1996年3月初诊。诉胸前区闷痛，感冷，伴见头晕，偶有四肢震颤。曾查心电图：窦性心律，心肌损害。询问病史，该患者为工人，每天晨起需露天作业，常淋雨露，感寒仍继续工作。查舌淡脉细弱，舌无瘀点瘀斑。之前经医诊治，用温里散寒的仲景方附子苡米散加味，症状反复，久而未愈。余考虚寒凝心络，在附子苡米散方基础上加入人参等药。

**处方：** 附子5g、薏苡仁15g、人参12g、桂枝8g、白芍12g、肉桂4g、麦冬10g、全瓜蒌12g、地龙10g、鹿茸12g、龟板24g、川连2g。

**按：** 处方虽违前贤"诸痛不可补气""痛甚者脉必伏、用温药附子之类，不可用参术"之训，但用药后症状好转。经服二十余剂，症状明显好转，发作次数显著减少，这可能是寒凝心络，气机阻滞，温里后寒虽散，但气滞未通，需用人参补气，推动血液运行，即痛不可补但心痛亦可，这是补气法在心绞痛治疗中起作用的一个例子。

## 医案 5

### 胸痹（冠心病）

吴××，男，72 岁。2002 年 12 月 3 日初诊。自诉反复胸痛，劳力性气急 5 年，再发并加重 2 天。患者既往有 5 年冠心病史，此次发病是因与家人外出旅游不慎受凉所致。自行在家中服用"速效救心丸""地奥心血康"（剂量不详）等药。刻诊见胸痛，上气喘急，心慌，呼吸困难，大便不利，脉沉滑，舌淡苔白腻。诊断为胸痹，证属痰涎壅塞，胸阳不振。治以通阳泄浊。用瓜蒌薤白半夏汤加减。

**处方**：瓜蒌 15g、薤白 12g、法半夏 15g、桂枝 9g、陈皮 10g、枳实 10g、白术 12g。

服 3 剂后上症大减，再服 2 剂而愈。

## 医案 6

### 真心痛 （心肌梗死）

陈××，男，47 岁，住院号 2387。因胸部疼痛，放射至右上臂 6 天，伴呕吐胃内容物，量少，约三次，并微汗出，纳差，于 1990 年 3 月 1 日来住院。来后测血压 120/100mmHg，舌质淡，舌边有齿印，苔白中间厚略黄，脉结细弱弦。心率 68 次/分，律不整，心音强弱不一，快慢不一，心率与脉搏不一致。心电图诊断：（1）心房纤颤；（2）急性下壁心肌梗死演变期；（3）左心室肥厚兼劳损。中医诊断：真心痛（心阳虚、痰浊闭阻挟瘀）。治以温阳通痹，理气豁痰兼益气活血。用生脉散加复方丹参、川芎嗪静滴，结合心灵丸含服。经治疗心前区痛消失，汗止，脉转弦细，心电图好转而出院。

## 医案 7

### 便血 （慢性溃疡性结肠炎）

周×，男，51岁。自1998年10月起腹痛，里急后重，下利便血，日三四次，甚则五六次，经某医院诊断为慢性溃疡性结肠炎，屡治不效。2007年5月20日来我院诊治，届时已便血半年有余。患者面黄肢冷，两胁胀痛，脘闷纳呆，心悸时烦，夜寐不宁，舌质淡润，脉象弦细而濡。此乃脾肾虚寒，肝郁气滞，横克脾土，脾不能统，肝不能藏，故便血不止。治以温补脾肾，疏肝理气。

**处方**：藿香10g、紫苏叶10g、苍白术各10g、陈皮10g、白芍10g、香附10g、郁金10g、柴胡6g、干姜6g、补骨脂6g、制附子（先煎）6g、甘草6g。6剂。

5月27日复诊，便血止，下利减轻，日一二行，脘胁胀痛大减，纳食转佳，夜已能寐。原方去紫苏叶、藿香，加佩兰10g、紫苏梗10g、砂仁6g，继服6剂。

6剂服后，三诊时诉诸症皆除，病告痊愈。嘱服香砂六君子丸合附子理中丸，以善其后。随访其病未见复发。

## 医案 8

### 泄泻 （慢性溃疡性结肠炎）

宋×，女，34岁。2005年12月17日初诊。腹痛腹泻、便有脓血、后重下坠已4年余。在当地医院诊断为慢性溃疡性结肠炎，服西药无效，改服人参、西洋参等补益之剂，仍无显效。刻诊：面色萎黄，形体消瘦，四肢乏力，动则气短，心悸，纳少不馨，食后脘闷不舒，夜寐不宁。查前医多用补气升阳、温中健脾之法，投以党参、山药、黄芪、白术等，仍后重下利不减，且增脘腹胀满。舌苔白腻、舌质淡红，脉象沉缓无力。拟温补脾肾、行气燥湿法治之。

**处方**：藿香 10g、紫苏梗 10g、苍术 10g、陈皮 10g、法半夏 10g、干姜 6g、厚朴 10g、砂仁 6g、大腹皮 10g、木香 6g、制附子（先煎）6g、五味子 10g、酸枣仁 10g、甘草 6g。服药 6 剂，食欲转佳，腹胀、脘闷均消，腹泻亦由每日三四次减至每日 2 次。

12 月 23 日二诊：因感冒而停药，待感冒愈后，再拟燥湿化痰、温肾健脾之法。药用：苍术 10g、法半夏 10g、陈皮 10g、藿香 10g、前胡 6g、杏仁 10g、制附子（先煎）6g、干姜 6g、补骨脂 6g、枇杷叶 10g、甘草 6g。6 剂。

12 月 29 日三诊：患者腹痛腹泻已止，胃纳亦佳，体力渐增，愿回原地调理。嘱早晨服附子理中丸 1 丸，中午、晚上服香砂枳术丸、四神丸各 6g。注意劳逸结合，忌生冷、油腻。春节后患者函告，病已痊愈，体重增加 5kg。随访其病未见复发。

## 医案 9

### 便血　（慢性溃疡性结肠炎）

曲×，女，54 岁。2006 年 7 月 29 日初诊。自诉患腹痛腹泻 10 余年，便中时有黏液脓血，且皮肤瘙痒，烦躁不安，头痛失眠，痛苦异常。经某院结肠镜检查，诊为溃疡性结肠炎。刻诊：患者病如上述，而尤以皮肤瘙痒为烦恼，舌质淡红、苔白腻，脉沉细弦。证属脾肾阳虚，肝阳上扰，心神不宁。拟温肾健脾、平肝熄风、镇静安神为法。

**处方**：生龙骨（先煎）15g、生牡蛎（先煎）15g、苍术 10g、酸枣仁 10g、远志 10g、五味子 10g、石菖蒲 10g、天麻 10g、白蒺藜 10g、干姜 6g、制附子（先煎）6g、补骨脂 6g、陈皮 10g、甘草 6g。6 剂。

8 月 12 日二诊：腹痛腹泻减轻，睡眠明显好转，惟周身瘙痒，烦躁不安，痛苦难言。遂合入痛泻要方，以健脾祛风止痒。

**处方**：防风 10g、白术 10g、陈皮 10g、白芍 10g、茯苓 10g、生牡

蛎（先煎）15g、生龙骨（先煎）15g、白蒺藜10g、天麻6g、补骨脂6g、制附子（先煎）6g、干姜6g、炙甘草6g、焦薏苡仁10g。6剂。

9月20日三诊：药后皮肤瘙痒大减，睡眠渐安，仍以温肾健脾、安神宁心为法调理。

处方：藿香10g、紫苏梗10g、炒苍术10g、香附10g、生牡蛎（先煎）15g、生龙骨（先煎）15g、党参10g、干姜6g、制附子（先煎）6g、补骨脂6g、远志6g、石菖蒲10g、五味子10g，甘草6g。

服药后诸症皆除，嘱继服附子理中丸合四神丸，早晚各服1次，以善其后，随访其病未见反复。

# 医案10

## 腹痛 （慢性溃疡性结肠炎）

李××，男，48岁。2007年3月2日初诊。左下腹下坠隐痛7年，痛则欲便，里急后重，排黏液稀便，每日2～7次，饮酒及食生冷后加重。此外还有全身乏力，但小便调，纳眠尚可。自服吡哌酸、黄连素等则病情稍缓。舌质淡、苔薄黄腻，脉沉濡。乙状结肠镜检查见肠壁黏膜有节段性充血水肿。中医诊断：腹痛（湿热蕴结，脾肾亏虚）；西医诊断：慢性结肠炎。方用秦艽苍术汤加蒲黄炭12g、木香10g、乌药10g，败酱草15g。

上方服6剂后，腹痛减轻，大便仍稍稀，每日2～3次，坠胀减轻。因病人久泄耗气伤阴，脾肾亏虚，改方重用健脾益气补肾、兼清湿热法。

**处方**：白术10g、诃子10g、山茱萸15g、干姜6g、半夏10g、木通3g、败酱草15g、蒲黄炭15g、木香10g、乌药10g。

服上方7剂后，食欲增加，面色红润，神疲乏力明显减轻，大便成形，每日1～2次，腹痛及坠胀不适感基本消失，舌质淡红、苔薄白，脉弦。继用健脾益气补肾、疏肝理气法。

**处方**：党参12g、白术12g、诃子12g、山茱萸12g、白芍9g、制首乌 12g、茯苓 12g、香附 9g、砂仁 9g、小茴香 9g、黄连 6g、黄柏 9g、甘草 6g。

服上方 10 剂后，患者腹痛等症状均消失，大便正常。随访半年未复发。

## 医案 11

### 痹证 （慢性肝炎并发动静脉栓塞症）

石××，男，53 岁。因肢体瘫痪 5 个月就诊。病人两年来常感肢体无力，多为阵发性，片刻即去。5 月前突然发现右侧肢体活动障碍，且伴口眼歪斜，经对症治疗后缓解。嗣后症状常有反复，有时伴双下肢软瘫，每次发作时间持续 10～20 分钟。近两个月来发作频繁，每周发病 2～3 次，且持续时间相应延长，再重复应用以往药物治疗，症状仍不能控制，故来我院求治。经内科诊断排除周期性麻痹，诊为脑动脉栓塞。追问病史，病人 1 年来全身乏力，食欲不振，肝区隐痛，烦热，口干，胸闷，气短，大便溏泄。2 年前患急性肝炎，经检查肝功能正常后未再复查。查体：肝肋下 1.5cm 可及，质中，肝掌明显。脉弦细，舌淡苔薄白，舌下静脉瘀血。实验室检查：ALT 正常；血清蛋白电泳：白蛋白 48.2%，γ 球蛋白 30.5%；血液黏稠度及红细胞聚集指数增高。头部 CT 示：脑动脉栓塞。诊断：慢性肝炎并发脑动脉栓塞。辨证为气虚血瘀，治以益气活血。拟补中益气汤加味。

**处方**：黄芪 30g、白术 10g、当归 15g、党参 10g、陈皮 6g、川芎 6g、升麻 4g、柴胡 10g、鸡血藤、丹参各 30g，王不留行 15g、赤、白芍各 15g，炙甘草 10g。

上方服 15 剂后，双下肢软瘫发作次数明显减少，余症亦明显好转。继续服药 1 个月，症状完全消失而停药。5 个月后症状再发，自服原方 30 剂，症状消失。随诊年余，病情稳定，查肝功、血液黏稠度、红细胞聚集指数均正常。

## 医案 12

### 腿肿胀 （慢性肝炎并发动静脉栓塞症）

张××，男，32 岁，教师。因大腿中段肿胀 1 月余就诊。病人于 1 月前发现双侧大腿中段有长度 18cm 的肿胀区，局部肤色正常无压痛。多方求医，曾用利湿消肿、活血化瘀中药及维生素等药不效。追问病史，患者 4 年来常感乏力，肝区不舒，食欲差，饭后腹满，易感冒，自汗，畏寒喜暖，气短懒言，活动后心悸，有时咳嗽，吐少量清痰，大便溏泄。5 年前患过肝炎，肝功正常后未再复查。查体：肝肋下 1.5cm，质中，脾肋下可及。脉细弱，舌淡暗、苔薄白。实验室检查：ALT 正常，TTT12 单位，TFT （＋）。白细胞 $3.2 \times 10^9$/L，红细胞 $4.0 \times 10^{12}$/L。诊断：慢性肝炎并发下肢深部静脉血栓形成。辨证为气虚血瘀，治以益气活血。拟补中益气汤加味。

**处方**：黄芪 15g、丹参 15g、党参 10g、白术 10g、柴胡 10g、升麻 4g、鸡血藤 30g、桃仁 10g、红花 10g、当归 10g、王不留行 10g、川芎 6g。

上方服用 15 剂，大腿中段肿胀明显减轻，肝区不舒症状消失，余症亦见好转。嘱其效不更方，继服半月，腿肿消失。仍遵原方服药 1 个月后复查，ALT、TTT、TFT 均正常，白细胞 $4.8 \times 10^9$/L，红细胞 $4.5 \times 10^{12}$/L。随诊半年未见复发，肝脾已不大。

## 医案 13

### 胸痹 （慢性充血性心力衰竭）

黄×，男，73 岁。病历号：16012。因胸闷痛反复发作 30 年，双下肢浮肿且逐渐加重 1 年，于 1996 年 6 月 3 日以"冠心病心衰"收住院。患者近 3 个月来，曾在某医院住院治疗，心衰有所缓解，但双下肢及眼睑水肿不消，一直服用地高辛、长效心痛治、双氢克尿塞、氨苯喋啶，停药后水肿又起，体重达 72kg。初入院时症见乏力，夜间有呼吸困难，双下肢水肿，按之没指，尿少约 500ml/日左右，大便干结，3～4 天一次。查：心界向两侧明显扩大，心率平均 76 次/分，24 小时动态心电图监测示：心房颤动、室性早搏 759 次/24h，R-R 间隔最长达 3.2 秒，肝及肋缘，双下肢、眼睑均浮肿，脉结代沉细，舌质淡红、苔黄腻。入院中医诊断：水肿（正水）；胸痹（心阳不振、水饮停滞）。西医诊断：冠状动脉硬化性心脏病、稳定性心绞痛、心脏扩大、心律失常、心功能不全Ⅲ级。入院后仍给予地高辛每次 0.125mg，日 1 次；长效心痛治每次 20mg，日 2 次；双氢克尿塞每次 50mg，周 2 次；氨苯喋啶每次 100mg，周 2 次。并予防己茯苓汤、防己黄芪汤、葶苈大枣泻肺汤合方化裁。

**处方**：生黄芪 30g、汉防己 20g、桂枝 10g、茯苓 30g、炒白术 15g、葶苈子 15g、泽泻 30g、泽兰 15g、冬瓜皮 30g、大腹皮 12g、川怀牛膝各 12g、王不留行 20g、当归 12g、肉苁蓉 30g。

服上方 8 剂后，尿量每日由 500ml 逐渐增加至 1500～2000ml，浮肿明显消退，大便转润，每日 1 次，下肢及眼睑浮肿全消。一个月后，嘱患者自停双氢克尿塞、氨苯喋啶，观察水肿未再起。24 小时动态心电监测示：心房颤动、室性早搏 2 次/24h，R-R 间隔最长 2.2 秒。后又调理数日，精神状态转佳，夜间呼吸困难消失，心律失常好转，病情缓解出院。

# 医案 14

## 脾虚肝郁 （慢性丙肝）

庞××，男，32 岁。以乏力、纳差 3 月，于 2007 年 11 月 10 日初诊。患者 3 年前因"胆石症"手术而输血 300ml。查皮肤、巩膜无黄染，未见肝掌及蜘蛛痣，肝肋下未及，肝剑突下 2cm，无压痛，脾未及，舌淡红、胖嫩有齿印、苔薄白，脉弦细。化验：ALT102U，

AST86U，抗 HCV （＋），HCV－RNA （＋），A/G 比值 1.02：1。诊断为慢性丙肝。中医证属脾虚肝郁。治以健脾疏肝，佐以活血解毒。

**处方**：太子参 20g、茯苓 15g、白术 15g、甘草 5g、萆薢 12g、楮实子 15g、黄芪 20g、丹参 30g、珍珠草 25g、白芍 20g。每日 1 剂，水煎服。

坚持服上方 4 个月后复查：ALT26U，AST18U，抗 HCV （＋），HCV－RNA （＋），自诉纳食增加，精神好转，无明显不适。

# 医案 15

## 癃闭 （慢性肾功能衰竭）

陈×，男，52 岁。2008 年 2 月 2 日初诊。浮肿、少尿反复发作 1 年，曾在本院内科确诊为："慢性肾炎，慢性肾功能不全"，经利尿、对症治疗后症状稍有缓解。此后，每因劳累、受凉而作。此次发作 3 日，且较前加重，小便点滴而出 （200ml/24h），颜面双下肢浮肿，少气懒言，腹胀纳呆，恶心呕吐，大便溏。舌红苔白中厚，脉沉细。尿常规：尿蛋白（＋＋），红细胞 0～2 个/HP，白细胞 2～4 个/HP。血红蛋白 7.5g/L。肾功能：尿素氮 22.5mmol/L，肌酐 525μmol/L。肝功能：总蛋白 52g/L，白蛋白 30g/L，球蛋白 27g/L。西医诊断：慢性肾炎、慢性肾功能衰竭（氮质血症期）。建议住院透析，但患者不愿接受，前来就诊。中医辨证：癃闭 （脾胃虚弱夹湿）。治以健脾益气，升清降浊。

**处方**：党参 15g、黄芪 15g、白术 12g、茯苓 20g、当归 9g、陈皮 9g、砂仁 9g、升麻 6g、柴胡 9g、石韦 30g、车前子 12g、生薏苡仁 30g、炙甘草 6g。

7 剂后尿量增至 500ml/24h，继服 15 剂后增至 800ml/24h，浮肿减轻，恶心除。继予上方出入月余，余症皆除，尿蛋白 （＋），血红蛋白 9.5g/L。肾功能：尿素氮 16mmol/L，肌酐 387μmol/L，白蛋白 36g/L。随访半年，病情稳定。

## 医案 16

### 湿浊内停　（慢性肾炎）

欧×，女，68 岁。2008 年 3 月 3 日初诊。患慢性肾炎 10 年，延及慢性肾衰。此次发作已 2 月。面色萎黄，头晕目眩，口苦咽干，不欲饮食，腹胀尿少（500ml/24h），舌红苔黄厚，脉弦。血红蛋白 6g/L，尿蛋白（＋＋），尿素氮 25.5mmol/L，肌酐 623μmol/L。中医辨证：邪客少阳，脾失健运，湿浊停滞。治以疏利少阳，斡旋中运，通调经腑。拟方小柴胡汤加味。

**处方**：柴胡 9g、黄芩 10g、半夏 3g、党参 15g、砂仁 9g、陈皮 9g、茯苓 12g、大黄 3g、生姜 3 片、大枣 5 枚，炙甘草 3g。

服药 10 剂后精神稍好，恶心不显。又按上方调理 3 月余，病情逐渐好转，呕恶消失，纳谷渐增，小便恢复正常，口苦除。血红蛋白上升为 9g/L，尿素氮 17mmol/L，肌酐 460μmol/L。随访 1 年，病情稳定。

## 医案 17

### 浮肿　（乙性肝炎、肾炎）

徐×，女，48 岁。1993 年 8 月 23 日初诊。患者半年前感冒，经半月后愈，但出现眼睑及面部浮肿。在当地医院就诊，查尿蛋白（＋＋），服用强的松 40mg/日，半月后复查，尿蛋白仍为（＋＋），停药。半月后再查尿蛋白（＋＋＋＋），下肢出现浮肿，压之凹陷，重服强的松 35mg/日，及雷公藤等药。1 个月后，尿蛋白降为（＋＋），以后继续服上药，经 4 个月，尿蛋白持续在（＋～＋＋），并发现 HBsAg 阳性。诊断为慢性肾小球肾炎、乙型肝炎。体检：血压 160/100mmHg，眼睑皮肤轻度浮肿，下肢轻度浮肿。尿常规：蛋白（＋＋＋＋），红细胞 2～3/HP，颗粒管型偶见。血检：尿素氮 3.71mmol/L，肌酐 76μmol/L，HBsAg1：＞512，HBeAg 阳性，ALT27μ/L，AST40μ/L，尿 β2－MG＜

0.05g/L，尿 IgG66.4mg/L，尿 Alb126.7mg/L。主诉：乏力，神疲，腰酸，上腹部不适，嗳气，睡眠差，苔薄白微腻舌淡，脉细数。辨证脾肾气虚，湿浊内留。治以健脾益肾，固精利水。

**处方**：蝉蜕10g、益母草30g、制何首乌15g、杜仲、补骨脂、覆盆子各20g、玉米须30g、生黄芪30g、苍白术各10g、防风10g、沉香5g（后入）、茯苓15g。配合百令胶囊5片，日3次。

服药30剂后，尿蛋白转阴，浮肿消失，以后在原方基础上，加减变化，加入贯众、赤芍、紫草及金钱草，煎汤代茶口服。调治3个月，e抗原转阴。随访半年，未见复发。

# 医案 18

## 真心痛 （急性下壁、右室心肌梗死）

罗×，男，73岁。2004年9月8日收入住院，病案号0104146。反复胸闷痛2年，加重3天，持续闷痛3小时。患者既往有反复胸闷痛病史2年，高血压病史2月，吸烟史50年，每天吸烟约20支。3天前其妻因病猝死而悲痛欲绝，自觉胸闷痛症状加重，每天发作2~3次，每次持续5~10分钟。今晨6时许，患者起床后出现心前区持续性、压榨样疼痛，伴心慌、头晕、眼黑蒙、气促、出冷汗，晕倒在地，无四肢抽搐、口吐白沫，30秒后自行苏醒，由家属急呼救护车送入急诊科。心率40次/分，血压82.5/52.5mmHg，即给予静推阿托品、多巴胺强心升压。检查心电图示：Ⅱ、Ⅲ、aVF、VR、VR导联sT段弓背向上抬高0.2~4mV。诊为急性心肌梗死，即转入ICU。诊见：神清，精神萎靡，四肢逆冷，乏力，心前区持续闷痛，伴心悸、出冷汗、口唇发绀，舌淡暗、苔白腻，脉微欲绝。颈静脉充盈，双肺呼吸音粗，未闻及干湿啰音，心率59次/分，律齐，各瓣膜听诊区未闻及病理性杂音。西医诊断：冠心病，急性下壁、右室心肌梗死；心源性休克。中医诊断：真心痛（气虚痰瘀）。给予肠溶阿斯匹林、氯吡格雷、低分子肝素抗栓治疗。患者仍自觉胸痛隐隐，血压偏低，不能停用多巴胺和临时起搏器。诊见：患者精神萎靡，乏力懒言，嗜睡，胸痛隐隐，纳呆，食则呕逆，四肢厥冷，不能平卧，动则气促，舌淡暗、苔薄白见裂纹、舌底脉络迂曲，关脉滑、尺脉沉。四诊合参，当属心肾阳虚，痰瘀内阻证。病机属本虚标实，以心肾阳虚为主。治宜温阳益气，健脾化痰通络。

**处方**：吉林参（另炖，兑服）、当归、白术、茯苓各 15g，党参 30g、熟附子、法半夏、竹茹各 10g，枳壳、橘红、炙甘草各 6g。每天 1 剂，加水 400ml，煎取 200ml，温服。

服 2 剂后，患者精神明显好转，无胸闷痛发作，四肢转温，血压、心电图稳定，并撤除多巴胺、临时起搏器。守方再服 3 剂后，患者精神佳，言语、纳食如常，可下床轻度活动，舌质由淡暗转为淡红，舌底络脉迂曲减轻，复查心电图 Ⅱ、ⅲ、aVF、ⅤR、ⅤR 导联 sT 段回落至基线，并有 Q 波形成。复查肌钙蛋白 I 由 122ng/ml 恢复正常，于 9 月 15 日病愈出院。

## 医案 19

### 胃脘不适 （胆汁反流性胃炎）

徐×，男，39 岁。2007 年 6 月 6 日初诊。患者有慢性胆囊炎病史 3 年余，常感胃脘部嘈杂，胀痛不适，口黏口苦，嗳气，呕吐酸苦水，食少纳呆，大便不爽。查胃镜示：胃窦区黏膜充血水肿，幽门口周围有大量黄色泡沫。诊断：慢性重度浅表性胃炎伴胆汁反流。服消炎利胆片、快胃片、雷尼替丁胶囊等药未见明显疗效。刻诊：胃脘胀闷疼痛，阵发性嘈杂烧灼，泛吐黄酸苦水，嗳气频频，小便略黄，大便黏滞不爽。舌苔黄腻，脉弦滑。证属肝胆郁热，痰浊内扰，胃失和降。治以清热化痰，和胃利胆。

**处方**：浙贝母 15g、连翘 10g、蒲公英 15g、郁金 20g、半夏 10g、

炒枳实 10g、炒白术 10g、砂仁 10g（后下）、茯苓 20g、甘草 3g。

4 剂后胃脘胀闷疼痛明显减轻，嗳气、口黏口苦好转，大便畅，苔薄腻，脉弦。仍仿前法加减共服 30 剂，诸症消失而进食增加，胃镜复查示：轻度浅表性胃炎，未见胆汁反流入胃现象。随访 1 年未见复发。

## 医案 20

### 心悸 （病毒性心肌炎）

刘×，女，38 岁。患病毒性心肌炎 3 月余。患者于 2008 年 2 月 23 日因突发晕厥住院治疗 20 天，诊断为病毒性心肌炎。经用利多卡因、支持疗法、阿托品、强的松等药物治疗，收效甚微。心率 42 次/分，患者拒绝安置心脏起搏器，故于 9 月 14 日来我院诊治。诊见患者心悸，头晕，胸闷气短，动则加剧，胃脘痞闷，便软，舌胖、苔薄白，脉结迟（48 次/分）。心电图示：窦性心动过缓，心律不齐，频发室性早搏（8 次/分）。证属心脾阳虚，治拟健脾益气温阳之法。

**处方**：党参 20g、白术 15g、黄芪 30g、附子 8g、干姜 15g、茯苓 20g、丹参 25g、川芎 15g、炙甘草 15g、陈皮 10g、枳壳 10g。

3 剂后疗效不佳，去燥热之姜、附，加用葛根 40g、淫羊藿 15g、菟丝子 10g。5 剂后心悸、头晕、胸闷气短、胃脘痞闷均明显减轻。再服 6 剂，心电图示窦性心律，早搏亦无，心率 64～68 次/分。用药 4 周痊愈，随访半年未见复发。

## 医案 21

### 心悸 （病毒性心肌炎）

李×，男，12 岁。患者 1 月前因外感发热后，偶尔自感胸闷，未予诊治。于 2007 年 8 月 15 日外出游玩，突然出现心慌、心悸，气短发憋，急送我院诊治。诊断为病毒性心肌炎。住院治疗 15 天，症状好转，但查心电图仍有频发早搏，心率 42 次/分，故要求中医会诊。诊见面色㿠白，倦怠，畏寒，心悸，气短，舌淡、苔薄白，脉结迟。证属心气虚，心阳不足。

**处方：**炙麻黄 6g、附子 3g、细辛 1.5g、炙甘草 8g、桂枝 3g、淫羊藿 8g，炒白术 10g。

3 剂后，畏寒消失，但心电图示心率仍 52 次/分，频发早搏。前方去附子、细辛，加葛根 30g、阿胶 6g（烊）。服 3 周基本痊愈，心率 68 次/分，心电图示窦性心律。

## 医案 22

### 胸痹（冠心病）

侯×，男，65 岁，病案号 0065917。患者因大便时突发压榨性胸闷痛，持续不缓解于 2001 年 2 月 1 日入院。诊见：神疲，气短，面色苍白，胸闷痛，纳差，睡眠差。检查心肌酶谱及动态心电图提示急性广泛前壁心肌梗死。中医诊断：胸痹，真心痛（心阳不振）；西医诊断：冠心病，急性心肌梗死。中医治以益气温阳。西医以抗凝、扩冠、利尿等抗心衰处理。患者间有神志异常，躁动，应答不切题。镇静剂及对症处理疗效不明显。22 日会诊：间发胸闷痛，狂躁，发作后不知所言，气促，舌暗红、苔黄浊，脉细略数。证属痰火上扰。急则治标，以礞石滚痰丸清泻痰火，开窍醒神。

**处方：**礞石 20g、沉香 12g、大黄（后下）6g、黄芩 15g、芒硝（冲）10g。2 剂，每天 1 剂，水煎服。

二诊：胸闷减，大便溏，每天 1 次。神志异常缓解，咳嗽，面色淡白无华、晦滞，鼻准头无光泽，舌嫩、苔薄，脉左细右弦。证属气阴两虚，治以益气养阴，活血除痰。

处方：党参 24g、茯苓、白术各 15g，橘红、枳壳各 6g，黄芪、五爪龙各 30g，竹茹、胆南星、红枣、紫菀、百部各 10g，石斛 20g，三七粉（冲）1.5g。2剂。

药后患者神志正常，胸闷痛除，精神稳定，以原方调理1周后出院。门诊仍原方加减，随访10月，一般情况良好。

## 医案 23

### 胸痹 （冠心病）

罗×，男，74岁。2000年12月4日入院，病案号0064302。患者反复胸闷痛4年。诊见：神疲，胸闷，头晕，恶心，呕吐胃内容物1次，纳差，睡眠差，皮肤湿冷，小便少，双下肢浮肿，唇发绀，舌暗，苔薄白，脉结。BP 70/50mmHg，双肺可闻及湿口罗音，心界不大，心率45次/分，早搏8次/分，未闻及杂音。心肌酶、肌红蛋白、肌钙蛋白示急性心梗改变。中医诊断：胸痹（气虚血瘀）；西医诊断：①冠心病，急性心肌梗死，心源性休克；②高血压病3级，极高危组。入院即以多巴胺、多巴酚丁胺静滴强心，参麦注射液益气，葛根素注射液活血。中医会诊：治以益气活血法。

**处方**：党参、麦冬各18g，五味子、陈皮各9g，桃仁、红花、川芎、赤芍、生地黄、当归各12g，丹参、五爪龙各30g。

经治疗，生命体征略稳定。原方调理3周后出院。随访10月，一般情况尚可。

## 医案 24

### 胸痹 （冠心病）

陈×，男，63岁。2000年10月4日入院，病案号0062788。患者反复胸闷痛2月，加重1天。诊见：胸闷，乏力，纳差，便秘，舌淡暗，苔白，脉细。心电图：完全性右束支传导阻滞，心肌劳损。中医诊断：胸痹（气虚痰瘀）；西医诊断：冠心病，不稳定心绞痛。入院后予以中药益气活血化瘀，西药扩冠抗凝。会诊：胸闷痛时作，纳欠佳，舌淡暗、苔微浊。证属脾虚痰浊内阻，治以益气健脾，化浊理气。

**处方**：党参、白术、茯苓、枳实各 15g，炙甘草、陈皮各 6g，薏苡仁 20g、香附 10g、谷芽、麦芽各 30g。3 剂。

二诊：胸闷间作，纳差，舌暗红、苔白，脉细。证属气阴不足，治以调理脾胃。

**处方**：太子参、茯苓、木香、藿香、延胡索、海螵蛸、法半夏各 15g，山药、丹参、秦皮各 18g，石斛 20g，谷芽、麦芽各 30g，炙甘草 8g。3 剂。诸症消失，出院后以冠心病方调理。随访 11 月心绞痛未发。

## 医案 25

### 胸痹 （冠心病）

陈×，男，43 岁。2000 年 12 月 5 日入院，病案号 0063696。自诉反复胸闷痛 3 月，再发 1 天。患者于 3 月前出现胸闷痛，经我院确诊为冠心病。诊见：神疲气短，心前区闷痛，多梦易醒，舌淡红少津、苔薄白，脉细。中医诊断：胸痹（气阴两虚）；西医诊断：①冠心病心绞痛；②2 型糖尿病；③高脂血症。中药以益气养阴，西药扩冠、抗凝、对症治疗。经 10 余天中西医调理，症状未明显缓解。建议冠脉造影检查，患者拒绝。会诊：胸闷痛，上楼梯气促、气短，纳差，睡眠差，舌淡、苔薄白，脉虚、关脉浮。证属气阴两虚，痰瘀阻络。治以益气养阴，活血化瘀。

**处方**：党参 24g、黄芪、玉米须、桑寄生、山药各 30g，茯苓、白术各 15g，三七粉（冲）、炙甘草各 3g，枳壳、橘红各 6g。7 剂。

12 月 30 日二诊：胸闷痛发作略减，精神改善，舌嫩淡红、苔薄稍黄，脉虚。证属心脾气虚，兼有痰浊，治以健脾调心，化痰通滞。守方加五爪龙 50g，竹茹 10g，调理 1 周，症状缓解出院。门诊以冠心方加减，随访 10 月，一般情况良好，胸闷痛未发。

# 姜子成医案一则

姜子成，男，1964年6月出生。毕业于浙江台州卫生学校中医专业，温州医科大学函授本科，副主任中医师。长期在基层医疗单位从事中医临床工作，江山市第二届名中医。擅长对慢性胃病、心脑血管疾病、中风康复、风湿、类风湿疼痛、高血压、糖尿病、脂肪肝、高血脂等进行中医中药治疗。

## 痞满 （脂肪肝）

毛×，女，43岁，江山大桥镇人。2013年2月28日初诊。主诉：胸腹痞满不舒半年，加剧一周。患者半年来，胸腹痞满不舒，动则乏力，近一周加剧。时伴有眩晕，身重肢倦，口淡不渴，舌胖大，苔白腻，脉沉滑。血压：110/80mmHg。化验：甘油三酯4.6mmol/L，胆固醇正常。B超检查：中度脂肪肝。西医诊断：高脂血症、脂肪肝。中医诊断：痞满（痰湿内阻）。治宜除湿、理气、宽中，拟消脂汤加减。

**处方**：莪术10g、郁金10g、法半夏10g、生山楂30g、莱菔子15g、枳壳15g、丹参12g、虎杖10g、木香12g、槟榔12g、制胆星6g、炒白术12g。15剂。

3月16日二诊：诸症减轻，脉小弦滑。前方加佛手10g、制香附6g疏肝理气。15剂。

4月2日三诊：诸症明显好转，眩晕、肢倦已减轻，嘱加强体育锻炼，适量控制饮食。原方再服3个月以善后。

**按**：脂肪肝是一种发病机理尚未完全明确的脂肪代谢障碍疾病，以肝组织大量脂肪沉积、肝组织发生显著脂肪变性为特点，属中医"积聚""痞满"范畴。本人根据中医整体理论，采用祛瘀化浊、消导行滞、疏理解郁加上合理的生活方式引导，取效满意。具体治疗方法如下：

1. 以祛实为先：脂肪肝病理实质可概括为"瘀、痰、脂、食、气"

五种特点，根据气顺则痰清，治血先治气的原则，采用祛瘀化浊、消导行滞、疏理解郁之法，选用莪术、郁金、法半夏、生山楂、莱菔子、枳壳、泽泻、丹参、虎杖等药物组成基本方，其中莪术、郁金为君，意在破瘀消浊、行滞解郁；莱菔子、山楂、半夏、泽泻以祛痰、导积、消脂为臣，方君臣合意增加化浊、消防、导积之功，更佐以理气之枳壳以疏肝祛滞；丹参、虎杖、泽泻活血开郁、通利小便以疏通瘀滞。

2. 随症加减：气积者又兼见易怒、口苦脉弦等症状，当佐以疏肝理气之品，可选柴胡、陈皮、佛手、香附等；食积者可兼口臭、嗳气、脘腹胀满不舒、脉弦滑等，可佐以神曲、茯苓、大黄；舌体肥胖者佐以木香、槟榔、茵陈等；痰积者佐以制胆星、陈皮、生姜、茯苓；舌下瘀斑瘀点佐以桃仁、粉丹皮、赤芍、红花。

3. 合理的生活方式引导：脂肪肝至今发病机理尚不完全清楚，但可以确定与生活方式密切相关，引导患者合理的生活方式将起到事半功倍的疗效。

# 徐有水医案二则

徐有水，男，1965年3月出生。毕业于浙江中医药大学，主任中医师，江山市人民医院工作。系浙江省中医药学会老年病专业委员会委员。从事中医临床工作28年，对儿科呼吸病、内科脾胃病、妇科月经病等的中医治疗具有丰富临床经验，擅长对儿科发热、顽固性咳嗽、哮喘、反复呼吸道感染、多发性抽搐症等疑难复杂性病症的诊治。

## 医案1

### 气虚不固 （反复呼吸道感染）

周×，男，2岁，碗窑源口人。2010年1月18日初诊。门诊病历号：00725458。患儿出生 3 天即患新生儿肺炎，6 月后经常发热、流涕、咳嗽，每月发病 2 次，冬春季节尤甚，平素易腹泻，多汗，厌食。今来我科希望中药调理。诊见：形体消瘦，面色少华，额露青筋，纳呆，便溏，常自汗出，汗后皮肤湿冷，舌淡红、苔白厚，指纹淡。患儿体秉不足，营虚卫弱，失于固密。证属肺脾气虚，卫外不固。治宜培土生金，益气固表。

**处方**：生黄芪 10g、桂枝 5g、生白芍 6g、生白术 5g、太子参 10g、防风 5g、煅龙牡各 15g（先煎）、三叶青 6g、薏苡仁 8g、山楂 6g、六神曲 6g、生甘草 6g。5 剂。每天 1 剂，水煎服。

2010 年 1 月 27 日二诊：患儿服前药后胃纳增加，大便正常，出汗减少，精神较前振作，舌苔薄净。原法已效。上方加减再进。处方：生黄芪 10g、桂枝 5g、生白芍 6g、生白术 5g、太子参 10g、防风 5g、煅龙牡各 15g（先煎）、三叶青 6g、稽豆衣 10g、山楂 6g、六神曲 6g、生甘草 6g。5 剂。每天 1 剂，水煎服。

以后此方连服调治 1 个月，患儿诸症悉除。2012 年 4 月，患儿因腹泻来就诊，诉前次治疗后，体质渐壮实，胃纳转佳，很少感冒。

**按**：反复呼吸道感染是目前儿科临床的常见病，其发病率呈逐年上升的趋势。本病往往病情反复、迁延难愈，严重影响小儿的身心健康和生长发育。西医多采用免疫增强剂治疗，但疗效不确切。有专家研究用特异性免疫的原理制成减毒疫苗进行预防，虽有一定疗效，但因病毒种类太多且多变异，故临床实用价值受限。根据小儿的生理病理特点，肺脾气虚，正气不足是本病的根本，又以脾虚为主，故调运脾胃、培土生金，为治疗本病根本法则。在本方中，三叶青为我市民间常用药物，俗称金线吊葫芦，民间多用于治疗发热、肿瘤等，是一味很有开发前景的药物。三叶青具有较强抗炎、镇痛及抗高热作用，能增强单核－巨噬细胞吞噬功能，提高细胞免疫功能，已为实验所证实。在临床实践中，采用中药治疗反复呼吸道感染疗效高，作用全面，副作用少，远期疗效稳定，而且医疗费用比较低，具有较大的潜力和优势。

## 医案 2

### 肝风内动 （多发性抽搐症）

周××，男，8岁，凤林枧头人。2010年5月3日初诊。门诊病历号：00763521。患儿不自主地眨眼、咧嘴4年。初起时家长以为小孩顽皮，不在意，后来病情渐渐加重，曾多次到中医院眼科就诊，滴眼药水后无明显改善，遂来本院要求中医治疗。询问病史，患儿平素性格内向，易烦躁，易生气，每于早晨食后即大便。查体：形体较胖，面黄无华，咽红，舌质红，苔薄白腻。诊为多发性抽搐症。辨证为脾虚肝旺。患儿形体较胖，面黄无华，食后即便，脾虚之象；不自主的肌肉抽动，属肝风内动之候；烦躁、舌质红则为肝旺之征。治当扶脾抑木，方用半夏白术天麻汤加减。

**处方**：制半夏6g、白术6g、石决明15g（先煎），钩藤8g（后下）、龙齿15g（先煎）、柴胡5g、生甘草6g、白芍8g、全虫3g、茯神10g、鸡血藤15g、山楂10g、地龙6g。5剂。并嘱少看电视，特别是刺激性的电视节目。

2010年5月8日二诊：患儿服药后症状稍有改善，不再食后即便。效不更方，前方再进7剂。原方加减治疗1个月后患儿眨眼、咧嘴症状逐步消失。嘱续服1个月以巩固症效。随访1年未复发。

**按**：多发性抽搐症，又称抽动秽语综合征，是一种于儿童和青少年时期起病，以多发运动性抽动伴发声性抽动为特征的神经精神疾病。西医治疗该病多用氟哌啶醇等药物，不良反应较大，主要表现为锥体外系症状，且停药后易复发。祖国医学认为，该病的发生与先天禀赋、情志过激、过食肥甘、外感六淫、脏腑功能受损有关。其病机涉及五脏，但本源在肝。在辨治上以肝为核心，从风论治。临床以脾虚肝旺为常见证型。本例患儿病机即为脾虚肝旺。《医学心悟》中记载半夏白术天麻汤具有健脾祛湿、化痰熄风之功。方中二陈汤理气化痰，健脾祛湿；钩藤、全虫、地龙熄风止痉；石决明、龙齿平抑肝阳；白芍、甘草酸甘化阴，柔肝缓急。综观全方，共奏化痰熄风、健脾祛湿、止痉之功。

# 管寿明医案十则

管寿明，男，1966 年 3 月出生。浙江中医药大学在职研究生，主任中医师，浙江省基层名中医，江山市第八届拔尖人才，江山市中医学会常务理事。管寿明擅长对高血压、糖尿病、心脑血管病等慢性病及亚健康人群调理。其对风湿、类风湿、干燥综合征、各种疼痛等疑难杂症有独特的见解和治疗方法。

## 医案 1

### 半身疼痛

徐××，女，59 岁，农民。2006 年 5 月 9 日初诊。患者突然右上肢麻木，3 月后发展到右下肢也麻木不适，右肩及右胸廓痛憋胀，日轻夜重，手指逆冷，右上肢瘫软无力，右胁下有剧烈压痛。血压正常。舌质淡紫苔薄，脉弦细。诊断：半身疼痛。治以疏通血脉，解郁祛瘀。拟小柴胡汤加减。

**处方**：柴胡 15g、黄芩 15g、人参 10g、半夏 10g、炙甘草 10g、生姜（切）10g、大枣 4 枚、当归 15g、川芎 15g、木瓜 10g。服 6 剂而诸证悉除。

**按**：半身疼痛、麻木多由气血虚，经脉失养，或气血凝滞及寒湿痰瘀留于脉络，阻滞经气血脉之运行所致。受邪较轻者仅有麻木；如受邪较重，血脉壅滞较甚，则可见麻木而兼疼痛。治疗原则常为疏通血脉，解郁祛瘀。因邪在浅表血脉，既非在皮表，又未入里，而是属于半表半里之间，故用小柴胡汤加木瓜、当归、川芎以通经络活血脉为主，疗效较为满意。

# 医案 2

## 偏头痛

周××，男，38 岁，农民。2006 年初夏就诊。自诉头两侧痛已半年，加重一周，发作时痛甚，经用西药止痛药当时缓解。脑电图检查未见异常。头痛时微发热，疼痛有时连及耳部，亦有时口苦发干，目胀。舌淡苔薄，脉弦细。患者饮食二便均较正常。诊断：偏头痛（少阳病）。治以和解少阳，拟小柴胡汤加减。

**处方**：柴胡 15g、黄芩 15g、人参 10g、半夏 10g、甘草（炙）10g、生姜（切）10g、大枣 4 枚、川芎 12g。服 5 剂，两侧头痛即消失。

**按**：《伤寒论》云："伤寒中风，有柴胡证、但见一证便是，不必悉具。"注家往往把这个"一证"局限于"往来寒热""胸胁苦满""默默不欲饮食""心烦喜呕"柴胡四大证上。临床除了这四大证以外，一般医家很少想到用小柴胡汤的。其实还有一条很重要却容易被人所忽略的内容："伤寒脉弦细，头痛发热者，属少阳"。故本例投以小柴胡汤加川芎而愈。

# 医案 3

## 胸胁痛

曾××，男，45 岁，干部。2005 年 6 月初诊。胸胁满闷，疼痛半年，经服肝胃气痛片等药，每次当时缓解，过后如旧。表情沉默不愿语言，有时心烦而呕，周身乏力，舌淡苔白，脉弦。二便较正常。肝功及表面抗原、抗体均正常，肝胆、胰、脾 B 超未见异常。诊断：少阳病。治以和解少阳，拟小柴胡汤加减。

**处方**：柴胡 15g、黄芩 15g、人参 10g、半夏 10g、甘草（炙）10g、生姜（切）10g、大枣 4 枚、徐长卿 10g。共服 4 剂病愈。

**按**：少阳经脉从缺盆下腋，循胸过季胁，受邪则经气不利，郁而不舒，故见胸胁满闷；少阳气郁，疏泄失职，则精神沉默抑郁，郁而化火则心烦气急；"邪在胆，逆在胃"，少阳受邪，疏泄不利，甚或胃气上逆则呕。《素问·评热病论篇》曰："邪之所凑，其气必虚。"这一论点在少阳发病中得到很好的体现。《伤寒论》载："血弱气尽，腠理开，邪气因入，与正气相搏，结于胁下。"当人体气血虚弱时腠理不固，正气无力抗邪，邪气侵入，直接结于胁下，发为少阳病。法当和解，投以小柴胡汤得愈。

# 医案 4

## 腹痛 （慢性胰腺炎）

徐××，男，64 岁，双塔街道住。2011 年 5 月 6 日初诊。近一年余来患者因"中上腹疼痛伴呕吐"拟诊"急性胰腺炎"在当地治疗，后出现反复腹胀、纳差、乏力，伴消瘦，无呕吐、黑便，无发热、咳嗽。多次在当地及市人民医院治疗，无好转，今来本院要求中医治疗。检查：中上腹胀，轻压痛，肠鸣音稍低，腹软，大便稀，精神疲，面色灰暗，舌淡胖，苔白，脉细弱。初步诊断：腹痛（慢性胰腺炎）。辨证：脾虚湿阻，气机不畅。治以健脾化湿，调畅气机。

**处方**：焦白术 20g、焦三仙各 15g、茯苓 20g、枳实 10g、金银花 15g、蒲公英 30g、郁金 15g、砂仁 4g、黄芩 15g、柴胡 10g、泽泻 20g、陈皮 10g、薏苡仁 30g、木香 10g。7 剂。

2011 年 5 月 13 日二诊：病史前述，服药一周后，患者诉腹胀、纳差、乏力较前好转，无恶心、呕吐，大便黄、成形，纳可，小便无殊。查体：神清，精神可，面色红，苔稍白，心率 80 次/分，双肺呼吸音粗，腹软，中上腹轻压痛，肠鸣音稍低，双下肢无浮肿，舌淡胖苔白，脉细弱。治以健脾化湿，原方加生黄芪 20g、山药 15g。7 剂。

2011 年 5 月 20 日三诊：经服上方药 7 剂后无腹痛，大便黄软，每日1次，舌脉如前。继服原方7剂，以固疗效。

## 医案5

### 类风湿性关节炎

毛××，女，64岁，江西玉山人。2010年4月10日初诊。患者于3年前出现左膝关节痛，以后缓慢发展至对侧膝关节，双肘关节、肩关节及手指小关节肿痛变形，大腿及臀部肌肉萎缩，自觉腰膝冷痛、怕冷、恶心、四肢发凉。舌质淡胖，脉沉细，血沉60mm/h，风湿因子阳性。辨证：寒湿凝聚，阻塞经脉，留连筋骨。治以温经通塞，搜剔络邪。

**处方**：制附片15g、生麻黄6g、细辛5g、桂枝10g、炒干姜10g、忍冬藤20g、蒲公英20g、雷公藤5g、乌梢蛇10g、全蝎末4g（冲服）、秦艽10g、羌独活各10g、炙甘草6g。

二诊：按上述方剂连服3个月，症状缓解，血沉恢复正常。原方去雷公藤，加钻地风15g、络石藤15g。再服数月，全身关节疼痛基本消除，恢复正常生活。

## 医案6

### 失　眠

翁××，女，73岁，廿八都人。2010年1月8日初诊。患者因心情不畅致失眠2年多。目前每夜仅睡眠2~3小时，且多恶梦，易惊醒，神志不安，头昏胀痛，耳鸣目眩，烦躁易怒，食欲不振，记忆力明显减退，口舌咽干。精神不振，面色萎黄，舌淡红，苔薄黄，脉弦细。诊断：失眠（肝胆不和、虚热内扰）。治以疏肝利胆、镇惊安神。

**处方**：郁金15g、柴胡10g、赤丹参20g、五味子15g、酸枣仁15g、麦冬10g、珍珠母30g、石决明20g、夜冬藤30g、生黄芩15g、炙甘草6g。7剂，水煎服。

2010年1月15日二诊：服药7剂后，疼痛改善，纳食渐觉有味。其余症状无明显改善，苔脉如前。原方加白芍15g、远志10g，7剂。

2010年1月23日三诊：又服7剂后，夜寐明显好转，已能入睡6小时以上，头昏、耳鸣、心悸等症状大为减轻。继续服上方数周，无其他不适。

## 医案7

### 头 痛

胡××，男，61岁，江山峡口人。2011年3月1日初诊。患者于2011年1月在房屋装修时不慎被高处落下砖块砸伤头顶右侧，当时不省人事数分钟。送入市人民医院住院治疗，诊断"外伤性颅内出血"。住院一个多月，出院时仍感头晕、头痛，故前来我处治疗。来诊时，自述头痛如刺，尤以右侧头顶部为明显，每天发作4～5次，每次剧痛15～30分钟不等，无呕吐，口干口苦，大便秘结，小便黄。检查：舌暗红，苔黄腻，脉弦稍数。辨证：头痛（瘀血阻络，大肠实热）。治以活血祛瘀，佐以泄热通便。

**处方：**红花15g、桃仁12g、赤丹参20g、赤芍15g、蜈蚣2条（研末冲服）、全蝎末4g（冲服）、田七末4g（冲服）、钩藤20g、生黄芩15g、制大黄10g、炙甘草6g。5剂，水煎服。

2011年3月6日二诊：服药5剂后，大便通利，头痛略有减轻，舌脉如前。原方去大黄，加白僵蚕10g，7剂。

2011年3月13日三诊：服药7剂后，头痛发作次数减少，疼痛缓解，发作亦能忍受，睡眠胃纳渐佳，大小便正常，舌暗红，脉弦。原方加川菖蒲10g，7剂。

2011年3月20日四诊：头已不痛，2～3天来无发作，病人自觉轻度头晕，神倦懒动，口干，脉弦。治以益气养阴，活血调理。

**处方：**太子参15g、生黄芪20g、麦冬10g、五味子10g、当归12g、川芎 10g、赤丹参 20g、炒白芍 15g、枸杞子 10g、炙甘草 6g。

2011 年 3 月 27 日五诊：病态体质，精神已恢复正常。嘱服黄芪参脉饮、六味地黄丸。

## 医案 8

### 胸　痹

姜××，女，76 岁，虎山街道住。2010 年 4 月 15 日初诊。患者头晕、目眩、心悸、神疲气短两年余，经市人民医院确诊"冠心病"，西药治疗收效甚微，故来诊治。除上述症状外，时感心前区间歇性针刺样疼痛，伴有手足麻痹，面赤口干，失眠多梦，大便干燥，小便黄浊。形体肥胖，面色红赤，舌暗红，舌苔干燥，脉弦缓。诊断：胸痹（心阴虚损、气滞血瘀）。治以滋阴降火，疏肝解郁，行气活血。

**处方**：五味子 10g、太子参 15g、石斛 10g、麦冬 10g、赤丹参 20g、佛手 10g、川菖蒲 15g、珍珠母 20g、郁金 15g、薤白 15g、炙甘草 6g。7 剂，水煎服。

2010 年 4 月 22 日二诊：服药 7 剂，心悸、气促、胸闷减轻，仍有头晕头痛，间有胸痛。原方加天麻 10g 以平肝滋阴，加延胡索 10g 以行气活血，7 剂。

2010 年 4 月 29 日三诊：再服药 7 剂。自觉一切病症良好，无不适感，饮食、睡眠正常。原方去延胡索，加苦参，连服 3 周，以巩固疗效。并要求患者适量运动，注意清淡饮食，多吃水果。追踪数月无胸痛发作。

## 医案 9

### 瘿肿 （急性甲状腺炎）

胡××，女，50 岁，福建浦田人。2010 年 4 月 16 日初诊。患者 3 天前颈前漫肿，肤色红灼热，疼痛牵引耳后枕部，活动及吞咽加重。

今晨发热，寒战，声嘶，咽干，吞咽时喉痛，经市人民医院诊断为"急性甲状腺炎"，欲收入住院治疗。由于患者不愿住院，遂来我处中医治疗。刻诊：体温38℃，双侧甲状腺肿大，局部灼热，压痛，舌苔黄，脉沉数。诊断：瘿肿（急性甲状腺炎）。辨证：肝郁胃热，热毒炽盛。治以舒肝清热，解毒消肿。

**处方**：夏枯草20g、柴胡10g、蒲公英30g、昆布10g、板蓝根15g、郁金15g、花粉15g、皂角骨刺10g、红花10g、连翘10g、生黄芩15g、猫爪草15g。5剂，水煎服。

2010年4月21日二诊：服药5剂后，热退寒解，颈前肿痛减轻，仍声嘶、咽干，舌红苔黄、脉数。加重清咽利膈之力，原方加青果15g、桔梗15g。

2010年4月26日三诊：服药5剂后，诸症减轻，虽肿未平，但按之已不甚痛，舌质红，苔薄黄，脉弦。用软坚散结法。

**处方**：牡蛎30g、夏枯草15g、浙贝15g、紫贝天葵15g、皂角骨刺10g、金银花15g、三叶青10g、连翘10g、蒲公英30g、生黄芩15g、法山甲末5g（冲服）、炙甘草6g。

2012年5月3日四诊：服药7剂后，诸症悉除，基本治愈。

## 医案 10

### 咳嗽 （支气管扩张）

祝××，女，45岁，江山卅二都人。2011年5月5日初诊。患者反复咳嗽，痰多，咯血2年。近半月骤然剧咳，咯血，少则痰中带血，多则咯血100～200ml。经胸片提示："左下肺有环形透亮阴影"，支气管造影提示："左下肺支气管柱状扩张。诊断为"支气管扩张"。每次服西药症状缓解，但常复发，故来我处治疗。症见：咳嗽，痰黄稠，痰中带血丝、色绛红，胸胁隐痛，口干，咽燥，大便秘结。诊断：咳嗽（支气管扩张）。辨证：肝火犯肺，热灼伤肺络。治法：清肝泻肺，和络止血。

处方：大青叶 15g、仙鹤草 15g、炒山栀 10g、浙贝 15g、藕节 15g、枇杷叶 10g、瓜蒌皮 12g、白茅根 20g、桑白皮 15g、制大黄 10g、田七末 4g（冲服）。5 剂，水煎服。

2011 年 5 月 10 日二诊：服药 5 剂后，咳嗽、咯血较前明显减少，黄痰较清稀，仍感口干咽燥，胸胁隐痛，舌红苔黄，脉微数。此乃肺阴不足，肺失清肃。

处方：桑白皮 15g、白茅根 20g、杏仁 12g、麦冬 12g、元参 15g、天花粉 15g、浙贝 15g、瓜蒌仁 12g、鱼腥草 20g、生黄芩 15g、田七末 4g（冲服）。5 剂。

2011 年 5 月 15 日三诊：服药 5 剂后，咯血已止，胸部隐痛基本消除，晨起仍咳嗽有痰。拟补益脾肺，化痰止咳。

处方：沙参 15g、麦冬 10g、五味子 10g、炒山药 10g、炒白术 15g、白茯苓 15g、浙贝 15g、杏仁 10g、瓜蒌子 10g、炒橘壳 10g、炙甘草 6g。7 剂。

2011 年 5 月 20 日四诊：服药 7 剂后，诸症悉除，胃纳好。继续用上方 7 剂，以固疗效。

# 姜海华医案二十七则

姜海华，男，1966 年 6 月出生，毕业于浙江中医药大学中医学专业，主任中医师。衢州市名中医、第九届江山市政协委员。擅长中风、眩晕、肝病、痹证、汗证、癌症等常见病的诊治。

## 医案 1

### 缺血中风中经络

毛××，女，59 岁，江山江滨路 20 号住。住院号 00273800。2014

年 6 月 13 日初诊。主诉：头面、手足麻木 7 天。患者于 2011 年 2 月因"脑梗死"在本院治疗后好转出院，病情一直稳定。2014 年 6 月 6 日上午始觉头面及手足麻木，左侧鼻唇沟稍浅，查血压为 160/90mmHg，头颅 CT 检查示：脑内多发腔隙性脑梗死（未见新病灶）。现诉面部麻木，手足少许麻木，自觉头胀痛，无头晕，乏力，胸闷痛，心悸，下肢浮肿，口干，纳眠欠佳，大便结，舌质淡红，少苔，脉浮弦。诊断：缺血中风中经络。证属气阴虚兼血瘀型。治以补气祛瘀，佐以滋养肝肾为法。

**处方：**黄芪 45g、桑寄生 15g、川芎 10g、地龙 15g、当归 15g、地鳖虫 15g、桃仁 10g、红花 5g、川牛膝 15g、桑枝 15g、鸡血藤 30g、制首乌 30g、生地 10g、石斛 10g、麦冬 10g。7 剂，每日 1 剂，温服。随证加减，三诊后告愈。

**按：**本病的病因以内因为主，内虚为本，加上七情、饮食、劳倦等因素，以致肝风、肝火内动，或湿痰、瘀血内阻，或虚阳浮越而发病，但外风、外寒也往往为本病之诱发原因。本方守"补阳还五汤"法，伴有阴虚表现故加用养阴药。重用黄芪补气，先用 45g，逐渐用到 120g，配当归、制首乌、鸡血藤养血，合赤芍、川芎、地龙、地鳖虫、桃仁、红花以活血通络，川牛膝引药下行、桑枝引药上行，二药合用引药通达四末。本病后期除中药治疗外，康复训练也很有必要。

# 医案 2

## 缺血中风伴失语

毛××，男，60 岁，江山市峡口镇大峦口人。2015 年月 28 日初诊。患者因"右侧肢体无力 1 天，神志不清 3 小时"于 2015 年 3 月 7 日入院（住院号 00352210）。既往有"房颤"病史多年。经 ICU 抢救病情稳定后转神经内科治疗，给予血塞通活血、改善血液循环，胞磷胆碱保护神经，阿司匹林抗血小板聚集等药物治疗，1 个月后病情好转转康复科。西医诊断：脑梗死，心房颤动；中医诊断：缺血中风中经络（风痰瘀血，痹阻经络）。刻诊：右侧半身不遂，言语不能，舌质暗红，苔薄白，脉弦细。证属痰瘀阻络，治宜化痰利窍，活血通络。

**处方**：黄芪45g、赤芍15g、川芎10g、地龙15g、当归15g、僵蚕10g、桃仁10g、红花5g、川牛膝15g、桑枝15g、鸡血藤15g、石菖蒲15g、远志15g、胆南星10g、甘草10g。5剂，每日1剂，水煎服。

随证加减，黄芪先用30g，可逐渐用到120g。经96天治疗，各种功能障碍明显改善，口齿较前明显清楚，交流无障碍，右上肢肌力2级，肌张力增高，右下肢肌力3+级，肌张力正常，能独立行走20~30米，呈偏瘫步态。

**按**：患者入院时病情凶险，稳定转康复科后，及早介入康复及中医治疗。本方以补阳还五汤结合解语丹为基础，重用黄芪补气，先用30g，可逐渐加到120g；配当归、制首乌、鸡血藤养血，合赤芍、川芎、地龙、桃仁、红花以活血通络；川牛膝引药下行，桑枝引药上行，二药合用引药通达四末；石菖蒲、远志、胆南星取解语丹意，涤痰开窍。补阳还五汤多用于中风后遗症的气虚血瘀证，本人经适当配伍用于缺血中风急性期，同样能取得良好疗效，并未发现有何不良反应。患者入院治疗及时，康复及中医中药介入早，疗效佳。家属对治疗效果极为满意，赠送锦旗一面表示感谢。

## 医案3

### 汗　证

巫××，男，48岁，江山张村乡小梅村人。住院号00366439。2016年1月31日初诊。患者因被发现意识不清4小时于2016年1月17日入院，诊断：急性一氧化碳中毒。经治病情好转，1月31日诉盗汗明显，晨起内衣潮湿，不能安睡，醒来疲倦、头晕，舌质淡红、苔白腻，脉沉细。证属心血不足，心脾两虚，阴津外泄。治宜健脾益气，补血养心敛汗。

**处方**：黄芪 30g、煅牡蛎 30g（先煎）、浮小麦 30g、桃干 30g、佩兰 15g、当归 10g、山茱萸 10g、炒白术 15g、茯苓 15g、甘草 10g。5 剂，每日 1 剂，水煎口服。

2 月 5 日二诊：盗汗明显减少，守原方继服 5 剂告瘥。

## 医案 4

### 缺血中风伴尿失禁

姜××，女，72 岁，江山市人。2015 年 8 月 2 日初诊。患者因"右下肢体无力 28 天"于 2015 年 7 月 31 日入院（住院号 00357721）。西医诊断：脑梗塞伴尿失禁；中医诊断：缺血中风中经络（气虚血瘀）。入院后给予改善血液循环，保护神经，阿司匹林抗血小板聚集等药物治疗，病情好转于 2015 年 8 月 27 日转康复科。刻诊：右侧肢体偏瘫，伴尿失禁（尿失禁病史已多年，小便时有自行流出，本次发病后尿失禁加重，小便不能控制，常常自行流出），舌暗红、苔白、脉细沉。证属脾肾亏虚，气虚不摄。治宜健脾补肾，固摄缩泉。

**处方**：黄芪 45g、川芎 10g、蜈蚣 2 条、当归 10g、益智仁 10g、乌药 15g、红花 5g、川牛膝 15g、桑寄生 15g、鸡血藤 15g、太子参 15g、芡实 5g、白术 10g、柴胡 10g、陈皮 6g、甘草 10g。每日 1 剂，口服。

随证加减，5 天一诊，前三诊疗效不显，四诊后自觉解尿时稍能控制，坚持十诊。经 57 天治疗各种功能障碍明显改善，右上肢肌力 5 - 级、肌张力（＋＋），右下肢肌力 3 - 级，肌张力（＋＋），能独立行走数米，呈偏瘫步态。小便基本能控制，极少自行流出。

**按**：患者有尿失禁多年，自感生活不便，外出时需用"尿不湿"，非常痛苦，本次发病后尿失禁情况加重。拟方以补阳还五汤为基础，加用缩泉丸及小柴胡汤，在活血通络的同时加强益气升阳、缩泉控尿。经治疗，患者缺血中风症状明显改善的同时又使其宿疾尿失禁得以好转，患者甚感满意。

# 医案 5

## 出血中风中脏腑

祝××，男，51 岁，江山碗窑乡和源村人。2015 年 5 月 29 日初诊。患者因"突发意识不清伴左侧肢体无力 2 小时"于 2015 年 5 月 9 日入院（住院号 00341428）。西医诊断：脑出血，高血压病（3 级，极高危组）；中医诊断：出血中风（中脏腑）。入院后脑外科给予脱水降颅压、止血、营养脑细胞等对症治疗，2015 年 5 月 29 日介入中医治疗。刻诊：患者神志昏愦，言语不能，半身不遂，舌质红绛，苔黄薄，脉滑数。证属痰热内闭清窍。治宜清热涤痰，通腑醒神。

**处方：**水牛角 30g（先煎）、龙胆草 15g、胆南星 15g、钩藤 15g、竹茹 10g、地龙 15g、枳实 15g、大黄 10g、郁金 15g、菖蒲 15g、远志 15g。5 剂，另外鼻饲安宫牛黄丸，每次 1 丸、每日 2 次。

5 天后神志转清但言语含糊，守方继服 10 剂，并于 2015 年 6 月 14 日转入康复科治疗。给予康复训练的同时继续中药治疗，拟方化痰开窍，活血通络。

**处方：**黄芪 45g、川芎 10g、当归 10g、蜈蚣 2 条、桃仁 10g、红花 5g、川牛膝 15g、桑枝 15g、鸡血藤 5g、桑寄生 15g、白术 10g、伸筋草 15g、豨莶草 15g。每日 1 剂 2 煎口服。

5 天一更方，随证加减。经治疗 2 月出院，言语正常，左上肢肌力 4 级，肌张力偏高，左下肢肌力 4 级，肌张力正常，坐、站平衡 3 级，能独立行走，呈轻度偏瘫步态。

**按：**脑出血属中医"中风"范畴，多由心、肝、肾三脏阴阳平衡失调，气血突然上厥头部，致突然昏倒、不省人事、半身不遂等，多留后遗症。本例属"出血中风（中脏腑）"。患者经西医抢救病情稳定后及早介入康复治疗及中医中药，急性期给予清热涤痰，通腑醒神；

恢复期治以益气活血通络，给予自拟方"活血通脉汤"，以补阳还五汤化裁。经治2月余，病情明显好转出院。出院后仍继续服中药3月，病情进一步得以改善，行走几如常人。

## 医案6

### 乳腺癌

郑××、女，45岁，江山人民医院员工。门诊卡号384。2011年8月8日初诊。主诉：乳腺癌术后化疗后半年。患者于2010年10月因确诊"右乳腺癌"在江山市人民医院行手术治疗，术后诉右侧胸痛，乏力，烦躁易怒，多汗，闭经，睡眠欠安，纳差，要求服中药治疗。刻诊：舌暗红苔薄白，脉沉细。辨证属右乳腺癌，心脾两虚、肝郁化火证。治宜健脾养血，疏肝降火。

**处方**：生黄芪30g、炒白芍15g、茯苓15g、生炒薏苡仁各15g、太子参10g、柴胡10g、猫人参15g、猫爪草15g、三棱10g、莪术10g、郁金15g、山药15g、甘草10g、石斛12g、佩兰15g、葛根15g。7剂，日1剂，温服。

每周一诊，期间随证加减：纳差加炒谷麦芽各15g；盗汗加浮小麦30g、瘪桃干15g等。经治2月后胸痛明显好转，月经来潮，去三棱、莪术，加藤梨根10g、白英30g。守方坚持服药至2015年4月2日停药观察，自诉一般情况良好，复查肿瘤指标正常。

## 医案7

### 脑外伤后综合征

周××，男，52岁，江山贺村镇八里坂村人。住院号365229。因"颅脑外伤术后神志不清39天"于2015年12月31日入院，西医诊断：脑外伤后综合征。诉头晕目眩，肢体屈伸不利，步态不稳，舌暗红苔白脉细涩。证属脑损伤，痰瘀阻滞型。治宜活血化瘀，涤痰定眩。

**处方**：胆南星 10g、全蝎 3g、桑寄生 15g、僵蚕 10g、天麻 10g、菖蒲 15g、半夏 10g、川芎 15g、当归 10g、桃仁 10g、红花 5g、川牛膝 15g、桑枝 15g、鸡血藤 15g、炒白术 10g、甘草 10g。5 剂，每日 1 剂，水煎温服。

3 月 6 日二诊：仍诉头晕，右上肢出汗，舌暗红苔白，脉细涩。原方加浮小麦、瘪桃干各 30g，继服 5 剂，服法如前。

3 月 11 日三诊：仍诉头晕，右上肢出汗好转，舌暗红苔白，脉细涩。拟原方出入：川芎 15g、当归 10g、桃仁 10g、红花 5g、胆南星 10g、全蝎 3g、桑寄生 15g、僵蚕 10g、天麻 10g、菖蒲 15g、半夏 10g、川牛膝 15g、桑枝 15g、鸡血藤 15g、炒白术 10g、甘草 10g。10 剂，带药出院。

# 医案 8

## 特重特急型颅脑损伤术后

杨××，女，32 岁，江山市南三街住。住院号 00258906。2010 年 4 月 6 日初诊。主诉：车祸伤后颅内出血行开颅术后 3 个月。患者因"车祸伤后颅内出血行开颅术后 3 个月"于 2010 年 4 月 6 日再次入院。患者术后经积极脱水降颅内压、预防感染、健脑及支持治疗等，期间出现肺部感染，予以气管切开，病情好转后转往浙大附属二院及浙江省武警医院进一步治疗，气管切管封口后转回我院治疗。当时查体：神志矇眬，能发音，口齿不清，左颞顶枕部颅骨缺损，两肺呼吸音粗，肌力：双上肢 2 级，左下肢 1 级，右下肢 3 - 级，肌张力（＋＋），右巴氏征（＋）。中医刻诊：头昏，言语不利，纳差，睡眠欠安，双侧肢体无力，舌黯淡苔白脉细涩。西医诊断：特重特急型颅脑损伤术后；中医诊断：头风（脉络瘀阻，脾肾亏损）。入院后给予健脑、改善微循环、高压氧等治疗，并于次日即介入康复治疗，采用运动疗法、电疗、吞咽功能训练等，并结合中医中药。

**处方：**当归 10g、川芎 10g、水蛭 10g、桃仁 10g、红花 10g、菖蒲 15g、天麻 10g、全蝎 5g、枸杞 30g、首乌 30g、熟地 30g、潼蒺藜 10g、肉苁蓉 30g、黄芪 45g。

以上为主方，随证加减。经治 1 月，病情明显好转，肌力：右上肢 3 级，左上肢 2 + 级，右下肢 3 + 级，左下肢 3 级，能独立坐，扶助卧－坐－站转移。能简单交流，吞咽轻度障碍。治疗 3 个月后，以康复训练、高压氧结合中医中药治疗为主。住院 6 月余，于 2010 年 10 月 29 日出院。出院时患者已能独立行走，慢跑。肌力：左上肢肌力 3 + 级，右上肢 5 - 级，左下肢 4 + 级，右下肢 5 - 级，肌张力（＋＋）。语言交流已无困难，仅语速稍慢，反应稍迟钝，无吞咽障碍。患者家属对疗效满意。

**按：**患者病情特重特急，经多方抢救，病情逐渐稳定后，及早康复、高压氧、针灸、中医中药介入，运动、语言、吞咽功能均有明显改善。疗效满意，一方面由于患者年轻，抢救及时有效，另一方面家属不言放弃，能够使病情得到较长期治疗，更重要的一方面是中西医综合疗法及早介入。

脑外伤后综合征属中医"头风"范畴，因脑窍脉络瘀阻，不通则痛；病程延长，损伤气血，气血亏损，不养心脾，水谷不运，肾精不得后天充养，出现肾精亏损。治拟活血化瘀，健脾益肾。当归、川芎、水蛭、桃仁、红花活血破瘀、疏通经络；菖蒲开窍；天麻、全蝎、潼蒺藜平肝熄风；黄芪健脾益气，枸杞、首乌、熟地滋补肝肾；肉苁蓉温肾；全方以扶正为主，随证加减，起到对头风的辅助治疗作用。

# 医案9

## 胃癌术后

徐××，男，58 岁，江山人民医院职工。门诊号 250。2009 年 3 月 29 日初诊。主诉：胃癌术后化疗后 1 月余。患者因"黑便半月余"

于 2009 年 2 月 5 日入住本院外科，胃镜提示胃癌。病理：胃体小弯局限溃疡低分化腺癌（印戒细胞癌），浸润至浆膜层。于 2009 年 2 月 28 日行胃癌根治术，术后化疗 6 次。刻诊：乏力，纳差，面色少华，舌暗红苔薄白，中有裂纹，脉沉细。诊断：胃癌，证属脾胃气阴两虚挟瘀。治宜扶正祛邪，健脾和胃。

**处方：**黄芪 15g、太子参 15g、木瓜 10g、莪术 10g、北沙参 15g、藤梨根 15g、川麦冬 10g、香茶菜 15g、淮山药 15g、猫人参 15g、猫爪草 15g、石斛 15g、蚤休 15g。7 剂，日 1 剂，温服。

4 月 5 日二诊：伴有盗汗、纳差，加浮小麦 30g、瘪桃干 30g、神曲 10g、谷麦芽各 15g。

4 月 12 日三诊：诉伴失眠，加夜交藤、茯神各 15g。化疗结束后除服中药外未服用其他任何药物，经治疗 1 年，胃镜复查：胃大部切除术后：吻合口炎；病理报告：（吻合口）黏膜慢性浅表性胃炎；（浙江肿瘤医院）复查肿瘤指标（AFP、CEA、CA72－4）均正常。继续守原法，处方略有增减，每周复诊 1 次，坚持服药 3 年半，患者未诉有何不适感。西医复查胃镜、B 超、肿瘤指标、血常规等均在正常范围，对疗效非常满意。

**按：**胃癌类似于中医"胃反""胃脘痛""膈气"。《金匮要略》载："朝食暮吐，暮食朝吐，宿谷不化，名曰胃反"，多因忧思郁怒，寒凝气滞血瘀而成。胃癌早期症状不明显，不易被发现，被发现者多为中晚期。本例患者胃癌术后并化疗，疗程结束即开始服用中药调理，经过调理 1 年复查胃镜、病理及肿瘤指标均无明显异常。患者信心大增，态度乐观，并坚持中药治疗 3 年半有余。胃癌目前并无特别有效治疗方法，早期发现手术治疗后，中药调理、调整心态、注意饮食起居，往往可以获取较好疗效。

## 医案 10

### 右肺癌

姜××，男，70岁，江山新塘边镇勤俭村人。门诊号01095253。2015年7月20日初诊。主诉：胸痛咳嗽咯痰1月余。患者于2015年6月10日确诊"右肺癌"，拟保守治疗，故要求服中药。刻诊：胸痛，右侧明显，咳嗽、咯痰色黄浓稠腥臭，时伴血丝，乏力，纳差，面色少华，精神萎靡，舌暗红瘀斑，苔薄白腻，脉弦细。诊断：肺癌。证属痰湿蕴肺挟瘀。治宜扶正祛邪，健脾燥湿，活血化瘀。

**处方**：苍术15g、佩兰15g、白花蛇舌草15g、炒白术10g、藿香10g、穿山龙15g、茯苓15g、生炒薏苡仁各15g、白英15g、金荞麦15g、藤梨根15g、猫人参15g、肺形草15g、甘草10g、炒谷麦芽各15g。7剂，日1剂，温服。

每周一诊，期间随证加减：胸痛甚加木香10g，痰多加胆南星15g，咳血明显加仙鹤草15g等。经治半年后病情明显好转，一般情况良好，无胸痛，咳嗽明显减少，仅晨起少许咳嗽，偶见痰色黄，无腥臭、血丝，胃纳正常，心情明显改善，并能外出旅游，对疾病的恢复信心倍增。

## 医案 11

### 壶腹部腺癌术后

王××，女，59岁，石门镇新群村村民。门诊号01249200。2014年5月1日初诊。主诉：壶腹部腺癌术后半年。患者于2013年10月28日因确诊"壶腹部腺癌"在浙江大学附属二院行手术治疗，术后化疗2个疗程，因患者感觉不适，故出院到我科门诊就诊。刻诊：乏力，纳差，面色少华，腹部微胀不舒，伴糊状大便，但无黏液脓血便，舌红本干苔略黄腻，脉沉细。诊断：壶腹部腺癌。证属气阴两虚，治宜扶正祛邪，益气养阴。

**处方**：黄芪15g、茯苓15g、炒白术10g、生炒薏苡仁各15g、黄连3g、藤梨根15g、佩兰15g、炒麦芽10g、炒谷芽10g、陈皮6g、厚朴10g、蛇莓15g、甘草10g。7剂，日1剂，温服。

5月8日二诊：乏力纳差稍改善，但仍腹部胀闷，原方加佛手15g，继服14剂。以后每2周1次复诊，随证加减。近2年来患者一直坚持中药治疗，复查各项肿瘤指标均正常范围，目前仍在门诊服用中药治疗。

**按**："壶腹部腺癌"是消化系常见的恶性肿瘤，恶性程度高，死亡率高，类似于中医"黄疸""癥积"，手术、化疗后无其他特殊治疗方法。中医虽无特效治疗方法，但根据辨证可以分型施治。本例患者证属气阴两虚，治宜扶正祛邪，益气养阴。黄芪、炒白术、茯苓、佩兰、薏苡仁健脾益气滋阴以扶正；黄连、蛇莓、藤梨根清热解毒，祛邪抗肿瘤；陈皮、厚朴理气，炒麦芽、炒谷芽、甘草和胃。嘱患者坚持中药调理，端正心态，注意饮食起居。

## 医案12

### 胰腺癌术后

姜××，女，48岁，江山市解放路95号住。门诊号00826631。2008年10月29日初诊。主诉：胰腺癌术后7年余。患者于2008年7月15日因确诊"胰腺癌"在浙江大学附属第二医院行手术治疗，当时病情危重，住院2月余曾经3次手术，经抢救好转出院，抱着试试看的态度来我科门诊就诊（后来患者告知有专家说过其生存期不过半年）。刻诊：乏力，纳差，面色少华，精神萎靡不振，腹部微胀痛不舒，舌暗红苔花剥有裂纹，脉沉细。诊断：胰腺癌。证属气阴两虚，治宜扶正祛邪，益气养阴。

**处方**：黄芪15g、北沙参15g、枸杞30g、炒白术10g、炒白芍15g、川麦冬 10g、石斛（一等）6g、茯苓 15g、炒薏苡仁 15g、天花粉 10g、炒麦芽10g、炒谷芽 10g、藤梨根 15g、白花蛇舌草 15g、菝葜 30g、猫人参 15g、猫爪草 15g、甘草 10g。7 剂，日 1 剂，温服。连续四诊后诸症改善。

11 月 5 日二诊：诉有时失眠，原方加夜交藤 15g、茯神 15g、酸枣仁 10g。继服 7 剂。

11 月 13 日三诊：诉伴盗汗，加用浮小麦、瘪桃干各 15g。

7 年多来，患者除服用西药"胰酶片"外，一直坚持中药治疗，仅去杭州复查或外出旅游时停药，期间处方随证稍有更改。目前患者病情稳定，一般情况良好，复查肿瘤指标正常，仅腹部 CT 提示腹膜后淋巴结转移。2015 年 12 月 24 日改为膏方服用。

**按：** "胰腺癌"是消化系统常见的恶性肿瘤，恶性程度高，死亡率高，类似于中医"黄疸""癥积"，中医虽无特效治疗方法，但根据辨证可以分型施治。本例患者证属气阴两虚，治宜扶正祛邪，益气养阴。黄芪、北沙参、枸杞、炒白术、炒白芍、川麦冬、石斛、茯苓、炒薏苡仁健脾益气滋阴以扶正；天花粉、藤梨根、白花蛇舌草、菝葜、猫人参、猫爪草清热解毒、祛邪抗肿瘤；炒麦芽、炒谷芽、甘草和胃。采用中药调理，端正心态，注意饮食起居，是恶性肿瘤晚期患者比较可取的正确态度。本例患者能有比较良好的疗效，与患者的良好心态是分不开的。

## 医案 13

### 汗　证

戴××，女，69 岁，江山新塘边镇新塘边村人。门诊号 00023201。2015 年 5 月 13 日初诊。患者近半年来盗汗，连绵不断，甚时内衣潮湿，不能安睡，醒来疲倦、头晕，前来中医治疗。舌质红、苔薄黄，脉沉细。证属卫外失固，阴津外泄，阴液亏耗，心肾不交所致。治宜滋阴固表，止汗安神。

**处方：** 黄芪 30g、龙骨 30g（先煎）、牡蛎 30g（先煎）、五味子

15g、浮小麦 30g、瘪桃干 15g、珍珠母 30g（先煎）、夜交藤 30g、酸枣仁 10g、天麻 10g、钩藤 15g、炒白芍 15g、黄芩 10g、甘草 10g。7 剂，每日 1 剂 2 煎口服。

5 月 20 日二诊：病人自述服上方 7 剂后，盗汗明显减少，头晕减轻。嘱其继服原方 7 剂。

三诊时诉偶有少量盗汗，睡眠时间增多，头晕不明显。守原方继服 7 剂告瘥。

## 医案 14

### 肺　癌

王××，女，72 岁，江山双塔社区菜农村人。门诊卡号 00529372。2012 年 9 月 7 日初诊。主诉：胸痛咳嗽咳痰 2 月余。患者于 2012 年 7 月因确诊"右肺癌"在浙江医院行手术治疗。出院后诉右侧胸痛，咳嗽咯痰，盗汗，于 2012 年 9 月 7 日到我院要求服中药治疗。刻诊：胸痛，右侧明显，咳嗽、咯痰色黄，不伴血丝，盗汗明显，乏力，面色少华，精神可，舌淡红苔薄黄，脉沉细。诊断：肺癌。证属痰湿蕴肺。治宜扶正祛邪，健脾燥湿。

**处方**：生黄芪 15g、炒白术 10g、茯苓 15g、生炒薏苡仁各 15g、杏仁 10g、金荞麦 15g、猫人参 15g、佩兰 15g、猫爪草 15g、三叶青 15g、鱼腥草 15g、桔梗 10g、蛇舌草 15g、甘草 10g、半枝莲 15g、制半夏 10g、橘络 10g、地骨皮 15g、浙贝 10g、紫菀 10g、天花粉 10g。7 剂，日 1 剂，温服。

每周一诊，期间随证加减：纳差加炒谷麦芽各 15g；胸痛甚加木香 10g；痰多加胆南星 15g；盗汗加浮小麦 30g、麻黄根 15g 等。经治半年后，胸痛、咳嗽明显好转，守方坚持服药 3 年余，2015 年 10 月 6 日停药观察，同时去浙江医院复查，病灶稳定，除肿瘤指标 CEA 偏高外，其余项目正常，自觉一般情况良好。

## 医案 15

### 水 肿

顾××，男，75 岁，江山塘源口乡百石村人。住院号 00368704。2016 年 3 月 7 日初诊。患者因"反复胸闷气浅心悸 1 月"入院，诊断"冠心病、房颤、心功能 3 级"，因诉双下肢浮肿明显，要求中医会诊。证见双下肢浮肿，身体困重，胸闷，气浅，心悸，纳差，舌淡苔白，脉弦细。证属阳水，水湿浸渍。治宜健脾化湿，通阳利水。

**处方：**茯苓皮 15g、大腹皮 15g、泽泻 15g、生白术 10g、车前草 15g、防己 15g、黄芪 15g、淮牛膝 15g、丹参 15g、生甘草 10g。服 5 剂，每日 1 剂 2 煎温服。

3 月 11 日复诊：浮肿全消，小便增多，守原方 14 剂带药出院。

## 医案 16

### 腰 痛

周××，女，74 岁，江山虎山街道江山底村人。门诊号 00677633。2010 年 12 月 23 日初诊。主诉：腰痛 2～3 年，加重 1 周。患者腰痛绵绵已 2～3 年，近 1 周来加重，尤其久坐而起立之时，腰似木僵，痛楚难当。近又出现晨起时腰部酸硬而痛，活动一阵后则无碍。询其最初痛因，病人二三年前有腰部撞伤史，观前医方药曾用祛风湿、补肾、补气血，然皆罔效。刻诊：腰痛，观其面容稍黑瘦，大便秘结，有时三五天一行，小便正常，胃纳可，舌质较暗红舌苔白，脉细涩。诊断：腰痛。证属气滞血瘀。治宜活血祛瘀，疏肝通络。拟复元活血汤加减。

**处方：**柴胡 10g、当归 15g、花粉 15g、穿山甲 5g、酒大黄 10g、红花 6g、桃红 10g、杜仲 10g、川断 10g、香附 10g、酒元胡 10g、甘草 10g。水煎服，7 剂。

二诊以上方出入，加肉苁蓉 15g、狗脊 10g、黄芪 15g。温肾益气，服药 28 剂，腰痛明显好转，虽久坐亦无妨。

**按**：此证为瘀血腰痛，脉细而涩，前医多从补益而效不佳。复元活血汤活血祛瘀，贵在疏肝通络。肝主藏血，又主疏泄，主筋，肝血得疏，瘀血自去，瘀血去则新血能生，故病人腰痛愈。虽腰为肾府，然肝肾同源，肝肾同治，故多可收效。

## 医案 17

### 脏 躁

何××，女，49 岁，江山市工商银行员工。门诊号 01393645。2015 年 5 月 7 日初诊。主诉：心悸、烘热、闭经半年余。患者近半年来，心悸、面色潮红、烘热、闭经、睡眠欠佳、易激动、偶有心烦、情绪欠佳。刻诊：心悸、面色潮红、烘热、夜寐欠安，月经已半年未来潮，舌质淡红苔薄白，脉沉细。辨证属脏躁，肝肾亏虚，阴阳失调。治宜平衡阴阳，养血调经。拟桃红四物汤合甘麦大枣汤加减。

**处方**：当归 10g、芍药 15g、川芎 10g、鸡血藤 15g、赤芍 15g、地骨皮 15g、三棱 10g、莪术 10g、玫瑰花 10g、知母 10g、黄柏 10g、夜交藤 15g、熟地 15g、大枣 10g（自加）。7 剂，每日 1 剂 2 煎口服。

服 7 剂后心悸、面色潮红、烘热好转。继进 14 剂，月经来潮，量少色暗。经净 1 周后继续原方加减至月经来潮，诸症明显改善而告愈。

**按**：脏躁相当于现代医学之女性更年期综合症，系雌性激素水平下降引起的一系列症状。卵巢功能减退，垂体功能亢进，植物神经功能紊乱，出现月经紊乱、心悸、面色潮红、烘热、失眠、乏力、抑郁多虑、情绪不稳定、注意力不集中等。中医属绝经前后诸症，肾气渐衰，阴阳失调，肝肾功能紊乱，或肝肾阴虚，或脾肾阳虚，涉及五脏病变，故应五脏并治，平衡阴阳。本例患者年届七七，天癸自然将竭，闭经日久，症状典型，在平衡阴阳的同时加用活血化瘀以调经，地道通畅，诸症可缓解。

## 医案 18

### 眩晕

王××，男，81岁，江山清湖镇毛塘村村民。门诊号00047750。2015年3月12日初诊。主诉：眩晕1月余。患者近1月余来，晨起即觉天旋地转如乘舟车，心烦，静卧不欲睁目。平素时觉胸闷气短，嗳气时作，情绪欠佳。刻诊：头晕目眩，双手扶头，不愿言语，舌质红，苔黄而厚腻，脉弦微滑。诊断：眩晕。证属肝脾失和，痰湿中阻，郁久化热，逆而上冲。治宜调理肝脾，降逆止呕。拟当归芍药散合小半夏汤加减。

**处方：**当归10g、芍药15g、川芎10g、茯苓15g、泽泻15g、白术15g、姜半夏10g、黄芩10g、天麻10g、钩藤15g。7剂，水煎服，每日1剂2煎服。

3月19日二诊：药后呕吐止，眩晕减，效不更方，继进7剂。

4月16日三诊：诉纳差，原方加神曲10g、炒谷麦芽各15g。守方继服21剂后告愈。

**按：**眩晕一证，其病机多责之于风、火、痰、虚，临证宜随证施治。该患者乃肝气久郁，横克脾土，气机失畅，聚湿成痰，郁久化热，痰气上冲，而发生眩晕、嗳气诸证。经方当归芍药散出自《金匮要略》，由当归、芍药、川芎、茯苓、泽泻、白术组成，功能养血疏肝，健脾利湿，用治妊娠肝脾不和腹痛证，改散为汤，随证加天麻、钩藤应用于眩晕证获良效。当归芍药散调肝理脾以治本，合小半夏汤降逆和胃以治标，本正源清，故而获效。

## 医案 19

### 眩晕

姜××，男，89岁，江山市南三街离休干部。门诊号01222342。2015年12月3日初诊。主诉：反复头晕3月，加重1周。患者素有"高血压病"史多年，最高达 180/100mmHg，平素间断服用药物治疗，血压控制一般。刻诊：头晕，性情烦躁，口干口苦，纳食尚可，夜眠尚佳，大小便正常，血压：160/100mmHg，舌红，苔薄黄腻干，脉弦细。证属眩晕，阴虚阳亢。治宜以滋阴潜阳，平肝熄风。拟天麻钩藤饮加减。

**处方：** 天麻 10g、钩藤 15g、牛膝 15g、白芍 15g、菊花 10g、丹参 15g、当归 10g、川芎 15g、白芷 15g、泽泻 15g、葛根 15g、山茱萸 10g、黄芩 10g、旱莲草 15g、女贞子 15g、甘草 10g。7 剂，日 1 剂，温服。

12 月 10 日二诊：诸症平平，舌脉如前，拟原方继服 7 剂。

12 月 17 日三诊：诉头晕减轻，守原方 7 剂继服。

12 月 24 日四诊：头晕明显减轻但纳差，舌红，苔白腻，脉弦细。拟原方加炒三仙各 15g，继服 7 剂。

12 月 31 日五诊：诉诸症好转，纳增，血压 140/85mmHg，继服原方 7 剂告愈。

**按：** 肝阳之气，全赖阴血涵养。如阴血虚少，不能涵养肝中阳气，肝阳因而亢盛，不断上逆，上干清阳，则为头晕，甚则头痛。阴虚不足以济阳，则舌红苔干，阳亢反以劫阴，则大便干结，阴虚阳亢，神不能安，则烦躁而失眠。凡此诸症，统由血不养肝而来。故治以滋阴潜阳，平肝熄风，以天麻钩藤饮加减。

## 医案 20

### 耳聋耳鸣

朱××，男，72 岁，江山环城西路 41 号住。门诊号 00229448。2014 年 11 月 27 日初诊。主诉：耳鸣耳聋二三月。患者近二三月来无明显诱因出现耳鸣重听，听力下降，头胀头晕，腰酸，舌红苔黄白腻，脉沉细。诊断：耳聋耳鸣。证属肝肾亏虚。治宜补肾纳气开窍。

**处方：** 萸肉 10g、制首乌 15g、制黄精 15g、桑寄生 15g、女贞子 15g、旱莲草 15g、川芎 15g、白芷 15g、泽泻 15g、石菖蒲 15g、黄芩

10g、佩兰15、甘草10g。7剂，日1剂，温服。

2014年12月5日二诊：症状无明显减轻，舌红苔黄白腻，脉沉细。守原方加枸杞子15g、补骨脂15g，继服14剂。

2014年12月30日三诊：耳鸣、头晕减轻，但诉腰酸明显，舌红，苔白腻，脉沉细。拟原方加杜仲10g，继服14剂。

2015年2月5日四诊：无头晕头胀，耳鸣明显减轻，听力增加，舌红，苔白，脉沉细。拟原方继服7剂告愈。

## 医案 21

### 阳明腑实证

徐××，女，43岁，江山清湖镇清湖三村人。门诊号01540784，住院号00368599。2016年3月2日初诊。因"腹部胀痛一天"于2016年3月1日入院。诊断：急性胰腺炎。B超示：急性胰腺炎伴周围渗出性改变，脂肪肝，盆腔少量积液。西医给予抗感染、禁食、护胃、灌肠、抑制胰酶分泌等治疗。次日仍诉中上腹部胀痛不适，呈持续性，伴恶心呕吐、大便不通、肛门不排气，故延中医会诊。刻诊：舌淡红苔白，脉沉弦。证属阳明腑实。治宜清热通腑导滞，拟大承气汤加味。

**处方**：生大黄30g、枳实30g、厚朴30g、桃仁10g、蒲公英30g、玄明粉10g、生地30g。水煎200ml灌肠，每日2次，连续3天。

3月4日二诊：腹痛明显减轻，无呕吐，肛门排气、排便，继用原方3剂，并嘱取50ml口服，余液灌肠，每日2次，连续3天。

3月9日三诊：自诉无明显不适，大便通畅，已进食，但纳呆，舌淡红苔白腻，脉弦细。处方：生大黄10g、枳实10g、厚朴10g、蒲公英15g、红藤15g、虎杖15g、炒谷麦芽各15g、生地15g、甘草10g。水煎200ml口服，每日2次，7剂，带药出院。

3月14日四诊：患者诉出院后无明显不适，胃纳可，二便调，睡眠安，但乏力明显，舌暗红，苔黄，脉弦细。拟原方出入：制大黄

10g、枳实10g、厚朴10g、蒲公英15g、黄芩10g、茯苓15g、炒白术15g、炒薏苡仁15g、泽泻15g、生地15g、玄参15g、炒白芍15g。水煎200ml口服，每日2次，10剂。10日后回访诉好转而告愈。

**按**：患者表现为痛、胀、呕、秘，阳明腑实证显然，大承气汤，"自可除下之"，辅以活血之桃仁，清热之蒲公英、红藤、败酱草、虎杖增强疗效，生地增液通便、防急下伤阴，故而积滞得以荡涤，痛胀呕秘立消。

## 医案22

### 不 寐

吴××，男，50岁，江山市公安局干警。门诊号00759491。2015年12月23日初诊。主诉：头晕失眠半月。患者自2010年4月起频发头晕、失眠，曾在本院中医科服中药多次。近半月又发头晕、失眠，多梦易醒，醒后难以入睡，伴心烦口苦，舌淡红苔白，脉沉细。诊断：不寐。证属痰热内扰型。治宜清热化痰，重镇安神。

**处方**：半夏10g、天麻10g、炒白术10g、远志15g、夜交藤30g、女贞子15g、川芎15g、佩兰15g、炒白芍15g、珍珠母30g（先煎）、磁石30g（先煎）、黄连3g、五味子10g、枸杞子10g。10剂，每日1剂，水煎温服，每日2次。

1月18日二诊：头晕心烦口苦好转，睡眠明显改善，守原方10剂继服。

## 医案23

### 咳 嗽

陈×，男，6岁，双塔县前社区住。门诊号1063834。2015年7月22日初诊。主诉：咳嗽咳痰反复发作3月，再发一周。患儿近3月来反复出现咳嗽，曾在儿科使用抗生素等治疗，病情有所好转。然目前仍有咳嗽，咳痰，咽痒不适，喉间痰鸣，夜间咳甚，伴纳差，无发热及鼻塞流涕。舌红，苔薄黄，脉细数。诊断：咳嗽。证属痰湿阻肺。治宜健脾化湿，清肺化痰止咳。

**处方：**桔梗3g、杏仁6g、款冬花6g、法半夏5g、鱼腥草9g、橘红5g、瓜蒌6g、青果6g、芦根9g、浙贝6g、炙百部6g、炙紫菀6g、甘草3g、茯苓9g、白前6g。7剂，日1剂，温服。

7月30日二诊：仍咳嗽，咽部不适，流涕。原方加荆芥6g、辛夷6g、木蝴蝶3g。继服7剂。

8月6日三诊：病情明显好转，但诉稍有咳嗽，咽痒，纳差。拟原方出入：桔梗3g、款冬花6g、法半夏5g、神曲9g、橘红5g、青果6g、麦芽9g、谷芽9g、炙百部6g、炙紫菀6g、甘草3g、茯苓9g、白前6g。继服7剂告愈。

## 医案24

### 头 痛

曹××，男，52岁，江山清湖花园岗村3队住。门诊号00333593。2015年4月16日初诊。患者无明显诱因出现头胀痛已1个月，近1周加重，伴头晕耳鸣，神疲乏力，偶有胸闷，无心悸胸痛，下肢轻度浮肿，无肢体麻木，胃纳欠佳，大便调。舌质淡红稍黯，苔薄白腻，脉沉细。诊断：头痛。证属气血亏虚。治宜益气养血。

**处方：**当归10g、白术15g、川芎30g、苍术10g、佩兰15g、茯苓15g、泽泻15g、细辛3g、全蝎3g、神曲10g、炒谷麦芽各15g、甘草10g。7剂，水煎温服，每日2次。

4月23日二诊：前药服后，诸症平平，舌质淡红稍黯，苔黄腻，脉沉细。拟原方加薏苡仁15g、黄芩10g。继服7剂。

5月14日三诊：诉头痛已明显好转，无头晕耳鸣，胃纳可。守原方继服7剂告愈。

**医案 25**

## 咳 嗽

周××，女，3 岁，江山虎山街道溪东村人。门诊号 01101617。2014 年 1 月 16 日初诊。患儿五六天前因天气变化开始出现咳嗽，曾使用抗生素等西药治疗，刻诊时仍有咳嗽，夜间咳甚，鼻塞流涕，无汗，纳差，无发热。舌淡，苔薄黄，脉浮。诊断：咳嗽。证属风寒犯肺化热。治宜解表清热，宣肺止咳，兼以健脾和胃。

**处方**：桑叶 5g、辛夷 3g、桔梗 3g、荆芥 5g、菊花 3g、连翘 5g、茯苓 20g、炒白术 5g、神曲 5g、炒谷麦芽各 5g、甘草 3g。5 剂，日 1 剂，多次温服。

5 天后复诊，诉上述症状好转。守原方去桑叶、辛夷、桔梗，继服 5 剂告愈。

**按**：幼儿素体脾胃功能本虚，感受风寒易化热，散寒解表时加用清热之剂，同时兼顾脾胃，表里同治，每易获效。

**医案 26**

## 便 秘

张××，男 88 岁，江山市河东路住。门诊号 00015816。2013 年 8 月 22 日初诊。患者原有"糖尿病"史数十余年，近期神疲乏力，少气懒言，大便干结，临厕努责乏力，舌质红苔少，脉细。诊断：便秘。证属气阴亏虚。治宜益气养阴。

**处方**：黄芪 15g、杏仁 10g、桃仁 10g、芍药 15g、槟榔 15g、枳实 10g、生地 15g、麦冬 10g、元参 15g、炒谷麦芽各 15g，甘草 10g。7 剂，水煎温服，每日 2 次。

7 天后复诊，诉伴咳嗽，拟原方加款冬花 15g、法半夏 10g、炙紫菀 10g，继服 7 剂。此后每周复诊，随证加减，连续 5 诊后告愈。

## 医案 27

### 痹 证

周××，女，49 岁，江山江滨路住。门诊号 00214417。2014 年 3 月 6 日初诊。主诉：四肢关节游走性疼痛数年加重 1 个月。患者数年来四肢关节疼痛，呈游走性，腕、肘、膝、踝关节均会疼痛，而以双膝关节明显。曾在西医风湿科就诊，诊断为风湿性关节炎，虽有时缓解但终不得痊愈，已持续数年。近 1 月来症状有所加重，故求治于中医。刻诊舌质淡红，苔白腻，脉细涩。诊断：顽痹。证属风湿兼挟血瘀。治宜祛风除湿，活血祛瘀。

**处方**：当归 10g、川芎 10g、鸡血藤 15g、秦艽 10g、独活 10g、伸筋草 15g、桑枝 15g、木瓜 15g、海风藤 15g、络石藤 15g、赤芍 15g、姜黄 10g、路路通 15g、甘草 10g。7 剂，水煎温服，每日 2 次。

3 月 13 日二诊：诉诸症平平，胃纳欠佳，拟原方去赤芍、姜黄、路路通，加川牛膝 15g、桑寄生 15g、木香 10g、杜仲 10g、炒谷麦芽各 15g。继服 7 剂。

3 月 20 日三诊：胃纳增，疼痛稍减，守原方加蜈蚣 1 条，继服 14 剂。

4 月 3 日四诊：诉关节疼痛已减半，嘱继服原方 14 剂并随诊复查。

**按**：痹证相当于风湿性关节炎，以关节等处疼痛、酸楚、麻木为主，多由风寒（热）湿邪侵袭，流注经络，气血运行不畅所致。风、寒、热、湿诸邪可有侧重，而有风寒湿痹、风湿热痹之分。更有顽痹者，乃痹证日久挟瘀所致。本例患者即属顽痹，故予以祛风除湿、活血祛瘀，虫类药具有搜风功效，诚可提高疗效。

# 毛志远医案十二则

毛志远，男，1967 年 7 月出生，毕业于浙江中医药大学，医学硕士，主任中医师，现在衢州市中医医院工作。师从国家级名中医钟坚教授，系第四批全国老中医药专家学术经验继承人，浙江省中西医结合学会风湿病专业委员会委员。从事中医临床二十余年，擅长急慢性支气管炎、阻塞性肺气肿、冠状动脉硬化性心脏病、急慢性胃炎、肿瘤术后康复等中医辨证治疗。

## 医案 1

### 产后胞衣残留

徐×，女，33 岁，农民。1990 年 9 月 19 日初诊。患者产后 3 周，余血未净，色紫红，有瘀块，量多，面色苍白，唇色淡，腰酸乏力，纳可，二便调，舌质淡，苔薄白，脉弦细。妇产科检查：宫体大，宫缩差，提示有胎盘残留。辨证为产后胞衣残留，乃气虚夹瘀所致。治以益气行瘀以摄血。拟补中益气汤加味。

**处方：** 炙黄芪、潞党参各 30g，当归、白术、淮牛膝各 10g，白茯苓、川续断各 12g，炙甘草、炙升麻、柴胡、陈皮各 6g。3 剂。

第一剂头服药服后约半小时，患者即感下腹部疼痛，旋即自行分娩出一残留胎盘，约 200g 重。当时伴较多量出血，但稍时即渐止。原药续服完，后又予以益气养血之剂，病人渐愈。

**按：** 本例经妇产科体检提示有胎盘残留，但临证以气虚症状为明显，故以补中益气汤加味，益气以行瘀治疗。补中益气汤补中益气，气行则血行。淮牛膝、川续断补肝益肾，兼能通利血脉，故配伍运用。慎审病机，审因论治，故得良效。

## 医案 2

### 产后自汗

周×，女，27 岁。1990 年 10 月 10 日初诊。患者产后二十余天，头晕，自汗絷絷，动则益甚，面色㿠白，少气懒言，纳差，心悸少寐，腰酸乏力。曾患甲型肝炎，现偶有右胁痛。舌质淡，苔薄白，脉弦细。证属产后自汗，为产后气血，卫阳不固所致。治以益气养血补肝。拟补中益气汤加味。

**处方**：生黄芪、潞党参各30g，当归、炒白术、朱茯苓、五味子、合欢皮各10g，柴胡、陈皮、炙升麻、炙甘草各6g。3剂。

10月12日二诊：药后精神明显好转，汗出已止，胃纳及睡眠转佳，右胁痛亦解，但尚觉乏力、头晕，偶有心悸。原方续进5剂，诸症得解。

**按**：产后病以多虚多瘀为特点，本例病患为气血俱虚所致。补中益气汤补气生血，兼能补肝，使气血调和则汗自止。加五味子收敛固摄柔肝，合欢皮、朱茯苓安神解郁。诸药合用，标本兼治，故收效明显。

# 医案3

## 斑疹 （过敏性紫癜）

汪×，男，5岁。2008年12月21日初诊。患儿无明显诱因，也无外伤，突然出现双下肢青紫瘀斑多处，呈斑块状，不痒不痛，当地医院确诊为过敏性紫癜，经激素等治疗好转，不久复发，反复3次未愈。诊见双下肢遍发青紫瘀斑，呈斑块状，最大约5cm×4cm。舌淡红，苔薄黄腻，脉浮细。尿检蛋白＋－，潜血＋，血常规及出凝血时间正常，大便隐血阴性。诊为风热瘾疹。治以疏风清热，凉血化瘀。

**处方**：丹参10g、炒黄芩、防风、荆芥、苍术、连翘、焦山栀、金银花、地龙、蝉衣各6g，赤芍8g，车前子、薏苡仁各15g，红花、麻黄各4g，三七粉3g。5剂。

二诊：药后青紫瘀斑消退，无明显不适，血、尿常规正常。原方去薏苡仁，加白茅根20g。5剂。后以祛风、化湿、活血、健脾等中药巩固治疗 3 个月，未见复发。

## 医案 4

### 咳　嗽

×××，男，5 岁。1994 年 8 月 9 日初诊。证见咳嗽，昼轻夜重，咳痰不爽，痰少质稠，胃纳欠佳，二便尚可，舌质淡红，苔薄白，脉浮细。诊前曾用普鲁卡因青霉素针剂 80 万 IU 肌注 5 天，并口服止咳糖浆，咳嗽、咳痰未见明显好转。辨证属外感风热，肺失清肃，气道不宣所致。治宜宣肺化痰，兼清肺热。

**处方：**前胡、浙贝母、百部、紫菀、桑白皮、全瓜蒌、玄参、知母、炒白术、白茯苓各 8g，荆芥、杏仁、橘红、橘络、桔梗、冬桑叶各 6g。服药 3 剂后，咳嗽基本控制，胃纳也较前好转。原方续服 3 剂，咳嗽及临床体征消失。

## 医案 5

### 咳　嗽

×××，女，51 岁。2002 年 7 月 3 日初诊。该患者因腰椎结核伴寒性脓肿住院手术，术前即有咳嗽症状，不剧，术后每日静脉滴注抗菌、抗结核药物，仍时有咳嗽，并逐日加重。增加止咳化痰药物静脉滴注及口服后，症状无明显改善。患者咳时手术切口疼痛加剧，尤在夜间，往往彻夜难眠，异常痛苦。术后 10 天，中医会诊，证见患者精神疲软，面容憔悴，咳嗽，咳声重浊，喉间痰鸣，痰多，不易咳出，痰色白而黏腻，全身汗出粘衣，舌质淡红，边有齿痕，苔白腻，脉细数。辨证属内伤咳嗽，脾失健运，痰浊内生，肺脏虚弱，阴伤气耗，肺的主气功能失常，肃降无权，而致气逆咳。治宜宣肺化痰，益气健脾。

**处方：**百部、紫菀、全瓜蒌各 15g，浙贝母、前胡、桑白皮、白术、茯苓各12g，杏仁、橘红、橘络、桔梗各6g，地骨皮20g。

服药1剂后，咳嗽即明显减轻，次数减少，痰液也较易咳出。3剂后咳嗽基本消失，偶有几声咳嗽。考虑患者病程较长且体质虚弱，原方减杏仁、桔梗，浙贝母改川贝母，并加炙黄芪、太子参各15g。续服7剂，患者咳嗽未发，而且身体状况明显好转。

## 医案6

### 咳　嗽

许×，女3岁。2008年9月17日初诊。发热39.5℃（肛温），面赤，咽红，不咳，胃纳尚可，小便不多，大便稍干。舌红，苔薄，脉浮细数。原有发热惊厥病史。辨证为风热感冒，拟清热解表。

**处方**：柴胡、黄芪各5g，甘草、三叶青各4g，薄荷3g、板蓝根、蚤休、桔梗、连翘、银花、地龙、蝉衣各6g，生石膏20g。3剂。药后热即退，未出现高热惊厥等严重病症。

## 医案7

### 紫　斑

王××，男，10岁，江山城区人。其家长述：2015年11月2日，因双小腿不明原因遍发紫斑、关节疼痛而就诊。西医诊断为过敏性紫癜，住院治疗10天，症状消失。半个月后，患感冒，服用头孢类药物，症状复发，双小腿紫斑遍发，便血。诊断为腹型紫癜，住院治疗1周后，症状基本消失，唯双小腿有少数几个疹点，即出院，停用西药，于2015年12月7日前来中医诊治。证见双小腿有少数几个红色疹点，不痒，也无其他明显不适，胃纳佳，大便稍干，舌淡白，苔稍厚，脉细。诊断为紫斑。辨证属湿热之邪壅滞经络，血行不畅，溢于脉外，渗于肌肤所致。治拟祛风清热化湿，活血散瘀。

**处方**：蝉蜕6g、地龙8g、丹参8g、红花5g、赤芍8g、薏苡仁15g、苍术 6g、连翘 8g、荆芥 6g、防风 6g、麻黄 3g、车前子 10g（包煎）、桔梗 4g、生甘草 3g、川牛膝 8g、茜根炭 6g、陈皮 5g、白芷 6g。5 剂。

2015 年 12 月 13 二诊：药后，疹点完全消失，偶有腹胀，大便干燥，余无明显不适。原方去茜根炭，加冬瓜子 15g、仙鹤草 15g。7 剂。

2015 年 12 月 20 三诊：仍偶有腹胀、便结。上方去陈皮，加厚朴 9g、牛蒡子 6g。7 剂。

经祛风清热化湿，活血散瘀治疗，至今已三月余，逐渐增加运动及饮食，紫斑未见复发。

## 医案 8

### 痹　证

严××，男，53 岁，江山某事业单位职工。2016 年 2 月 24 日初诊。因出门淋雨后即入空调车中，逐渐出现背部重胀不适。证见面色较苍白，两颧及额部有较多黑色素沉着，精神较疲软，胃纳及二便正常，舌淡苔薄白，脉细缓。诊断为痹证。辨证属感受外邪，痹阻经络，气血运行不畅所致。治宜祛风散寒，化湿通络。

**处方：**当归 10g、黄芪 15g、桂枝 9g、炒白芍 15g、生甘草 6g、炒白术 10g、茯苓 30g、防风 10g、独活 10g、桑寄生 15g、桃仁 10g、红花 9g、忍冬藤 30g、厚朴 9g。7 剂。

2016 年 3 月 3 日二诊：药后无明显不适，精神转佳，背部重胀感减轻。原方加葛根 15g，伸筋草 15g。7 剂。

加减治疗 5 周，精神转佳，面色较前红润，黑色素也较前明显减褪，背部重胀感基本消失。

## 医案 9

### 眩　晕

王××，女，44 岁，江山某单位工人。2014 年 4 月 6 日初诊。证见头晕，腰酸身痛，平时血压偏高，有时心悸，脾气稍急躁，胃纳欠佳，大便稍干，舌淡苔薄白，脉弦细。诊断为眩晕。辨证属素体阳盛，肝肾阴虚，肝阳化风，风阳升动，上扰清空，发为眩晕。治以平肝潜阳，滋养肝肾。

**处方：** 天麻9g、焦山栀7g、茯苓20g、炒黄芩6g、川牛膝12g、杜仲12g、丹参12g、桑寄生12g、菟丝子12g、枸杞子12g、木香6g、炒麦芽15g、生白术12g、鸡内金6g。5剂。

2014年4月11日二诊：药后眩晕好转，精神欠佳，仍有身痛，偶有心悸，原方去焦山栀，加党参12g、络石藤15g、忍冬藤30。10剂。

2014年4月27日三诊：头晕、心悸消失，仍有腰部酸痛，上方去党参、络石藤，加黄芪15g、全蝎3g。10剂。

经随访，头晕至今未发，腰部酸痛基本好转。

## 医案 10

### 咳　嗽

徐××，男，5岁，江山城区人。2014年3月21日初诊。证见咳嗽，气喘，喉中痰鸣，未见明显鼻塞流涕，胃纳欠佳，二便正常，舌淡，苔白稍厚，脉数。诊断为咳嗽。辨证属痰湿蕴肺，肺失宣降。治以化痰祛湿，理气宣肺。

**处方：** 化橘红5g、蜜炙麻黄3g、生甘草3g、前胡8g、杏仁5g、浙贝6g、瓜蒌皮8g、白前5g、款冬花5g、蜜炙百部5g、忍冬藤12g、炒麦芽12g、姜半夏5g、茯苓10g、胆南星3g、葶苈子5g。服7剂。

药后，咳嗽、气喘消失，胃纳转佳。

## 医案 11

### 眩　晕

何××，女，51岁，江山横渡人。2014年3月12日初诊。自述经常头晕，20 来岁时即有发生，发时呕吐，天旋地转，不能起床，大约 2 小时后缓解。平时脾气急躁，血压不高。近来头晕发作时间延长，大约要卧床 5 小时左右才能缓解，缓解后全身难受，故来就诊。证见：精神疲软，烦躁，头晕口干，纳可，二便正常，舌淡，苔厚腻，脉弦滑。诊断为眩晕。证属痰浊中阻，则清阳不升，浊阴不降，引起眩晕。治以化痰祛湿，健脾和胃。

**处方：**木香 6g、枳壳 12g、姜半夏 9g、炒白芍 12g、党参 10g、炒白术 10g、川芎 9g、当归 10g、柴胡 6g、生甘草 6g、茯苓 20g、绞股蓝 15g、天麻 9g、桑叶 10g、菊花 6g、芦根 15g。7 剂。

2014 年 3 月 19 日二诊：眩晕及缓解后全身难受减轻，仍有身痛，原方加忍冬藤 20g。7 剂。

2014 年 3 月 26 日三诊：眩晕未发作，加强调理气血，上方加葛根 15g，鸡血藤 20g。7 剂。

药后眩晕消失，诸证好转。同年 6 月，眩晕又发，服药 3 次。

2015 年 3 月服药一次。日前随访，眩晕未复发。

## 医案 12

### 胃　痛

毛××，女，51 岁，江山城区人。2015 年 2 月 1 日初诊。自述因严重十二指肠溃疡行胃切除术，切除四分之三。5 年后出现腹胀，腹痛，体质变差，饮食生冷后即泻，泻后即舒，严重时，食少量蔬菜，立即泄泻，故来门诊。证见：体瘦，精神软，胃脘部胀痛，嗳气，纳呆，便溏，舌质淡胖，苔薄白，脉细缓。诊断为胃痛。证属脾虚气滞。治拟理气健脾止痛。

**处方：**木香 6g、枳壳 10g、姜半夏 9g、炒白芍 12g、党参 15g、炒白术 10g、川芎 10g、当归 10g、柴胡 6g、生甘草 6g、茯苓 15g、忍冬藤 30g、炒黄芩 6g、鸡内金 6g、香附 10g、延胡索 10g、川楝子 10g。7 剂。

2015年2月8日二诊，胃脘部胀痛好转，仍有嗳气，腰酸。原方加桑寄生15g、金沸草10g。7剂。

药后诸证明显好转，自行停药。同年4~6月又服药3次，后半年未发作。目前病情稳定。

# 周晓慧医案一则

周晓慧，男，1969年1月出生，毕业于浙江中医药大学，现任职于江山市中医院，副主任中医师，擅长中西医结合诊治呼吸内科疾病。

## 肺痨

林××，男，80岁，江山市石门镇人。1993年4月15日初诊。由其两儿子躺椅抬入，因咳嗽两月在某医院进行诊断性抗结核治疗，后出现持续性近40℃高热不退，家属以高龄难治自动出院。2日后热不退求诊中医。家属代诉发热，咽干，纳差，稍咳嗽，无痰。吾观其年老，精神萎靡，少寐，前额烫手，呼其微睁眼，口干咽燥，舌体干红，苔少而糙，脉细数。证属阴虚发热，阴虚火旺证。治宜滋阴降火，退热除蒸。拟大补阴丸加减治之。

**处方**：龟板12g、（先煎）、熟地黄20g、知母9g、黄柏9g、当归9g、地骨皮12g、青蒿9g、鳖甲12g（先煎）、生甘草6g。首服1剂，嘱再诊。

二诊：次日，两儿代诉热稍退，至38.5℃，胃纳转复，已进稀粥，故又至索药，守方再投1剂。

三诊：诉热已退，诸症进一步恢复中，因病患未至，适当加减再投3剂。经年后路遇其儿，诉当年有好转。

# 姜水玉医案二则

姜水玉，女，1969 年 2 月出生，毕业于浙江中医药大学，主任中医师，大学本科学历，衢州市第二届名中医，浙江省针灸学会临床专业委员会委员。从事针灸理疗工作 20 余年，擅长治疗面瘫、腰腿痛、颈椎病、膝关节痛、习惯性便秘等病症，在冬病夏治专科治疗哮喘、慢性支气管炎等方面颇有丰富经验。

## 医案 1

### 哮　喘

徐××，男，15 岁，家住虎山街道何家山村。2010 年 7 月 19 日初诊。因冬季易发咳嗽、哮喘 13 年来就诊。自幼每年冬天时常咳嗽，继而出现哮喘，经常无法上学。就是上了中学，家长甚至不敢让其住校。十几年来到处求医，只是缓解当时的症状，均不见治愈。听说冬病夏治可能对他有用，便于初伏日前来我处就诊。查体：形体消瘦，舌淡苔白滑，脉浮。诊断：哮喘（寒饮伏肺型）。因处于缓解期，宜用三伏贴治疗。治以温肺化饮，补肾固肺。

**处方**：取大椎、定喘、百劳、肺俞、膏肓俞、脾俞、肾俞、膈俞，将已制好的药饼，贴在所取穴位上，6 小时后自行揭去，初伏、中伏、末伏各贴一次。治疗期间禁食辛辣、鱼腥、发之物，贴药期间不得待在空调房。嘱至少坚持治疗 2 年，才能治愈。

2011 年 7 月 13 日二诊：第二年三伏天初伏日，再次就诊，患者诉去年冬天未发生咳嗽哮喘。

2012 年 7 月 18 日三诊：第三年三伏天初伏日，第三次就诊，诉自 2010 年夏天冬病夏治之后，冬天均未发过咳嗽哮喘。

**按**：祖国医学认为哮喘发病与肺、脾、肾三脏有关，多因痰饮内伏、风寒袭肺、痰湿壅阻、肺失宣降所致。根据《素问》"圣人春夏养阳，秋冬养阴，以从其根"以及"不治已病治未病"的防重于治的思想，采用穴位贴敷疗法，通过药物对穴位的刺激引起局部皮肤发泡，达到刺激经穴产生防病治病的效果。贴敷的药物一般选取中药辛温之品：细辛最能入阴经，温肺化饮；白芥子善化胸膈寒痰，且生白芥子能增强发泡效果；白芷、麝香芳香走窜，散寒通络；生姜能散风寒，化痰饮。三伏天阳气正旺，腠理开泄，用上述药物敷贴体表相应穴位，可通过经络传导使药力长驱直入，深入病所。加之所取穴位以善治哮喘的定喘穴和肺脾肾之背俞穴为主，通过中药和穴位的作用，可以祛除体内停痰伏饮，使肺气受益，脾气健运，肾气得充，从而得到预防发作和减轻发作的近、远期效果。本案患者每遇冬季发病，是因冬天寒冷诱发其肺中伏饮所致，最适宜冬病夏治（三伏贴）。

## 医案2

### 喎僻 （顽固性面瘫）

夏××，男，58岁。2012年2月6日初诊。因左侧口眼歪斜2月余就诊。2月余前无明显诱因出现左耳内、耳后疼痛，第二天外耳道出现疱疹，继而出现左眼闭合困难，口角歪向右侧，左侧额纹消失，鼻唇沟变浅等症状。于当地中心卫生院就诊，诊断为"带状疱疹"，给予中西药治疗。20天后，疱疹、局部疼痛基本消失，但面瘫症状没有改善。继续服用中药35剂，收效甚微，遂来我处就诊。

**查体：**左侧额纹消失，左眼睑闭合困难（闭合间距3mm左右），口角歪向右侧，鼻唇沟变浅，不能鼓腮，不能皱眉，舌淡脉细。诊断：周围性面瘫（后遗症期）。治则：活血通络，补益气血，濡养经筋，行平补平泻法。

**处方：**以面颊局部和足阳明经穴为主，取阳白、四白、颧髎、地仓、颊车、下关、合谷、足三里。得气后，阳白、四白、颧髎、地仓、

颊车、下关等六穴行平补平泻法，合谷、足三里二穴行补法，下关和
颧髎两穴施以电针，疏密波，强度以病人能耐受为度。留针半小时，
隔日 1 针，每周针 3 次。5 次治疗后左额纹部分显现，左眼闭合较前轻
松，口角歪斜明显减少。经 2 个月治疗面瘫诸症消失。

**按：** 周围性面瘫多因机体正气不足，脉络空虚，卫外不固，风寒
或风热之邪乘虚入中面部经络，致气血痹阻，经筋功能失调，筋肉失
于约束，出现㖞僻。本案初期病机是风热之邪侵入面部经络，后期病
机是气血不足，病位在面部。阳白、四白、颧髎、地仓、颊车、下关
等面部腧穴可疏通面部经筋气血，活血通络；合谷、足三里分别为手
阳明经原穴、足阳明胃经经穴，"面口合谷收"，阳明经脉多气多血，
两穴相配能补益气血，加强濡养经筋之功力；疏密波是疏波与密波自
动交替出现的一种波形，它不易产生耐受性，治疗时兴奋效应占优势，
能促进代谢，有益于气血运行，改善组织营养，加速面神经功能的恢
复。治疗此病时必须有耐心，不能急于求成，更不必天天针灸，否则
可能会适得其反。面瘫后遗症期，针刺时一定不能让面部穴位产生疲
劳，因此隔天一次足也。

# 徐首航医案二十则

徐首航，男，1971 年 5 月出生，毕业于浙江中医药大学，中西医
结合主任医师，浙江省基层名中医培养对象。师从于国家级名中医陆
拯。擅长中西医结合治疗肾病、糖尿病、肿瘤、结节病、脾胃病、亚
健康、更年期综合征、顽固性皮肤病、口腔溃疡，善于量身定制个体
化冬令膏方。

## 医案 1

### 不　寐

徐××，女，54 岁，江山市区人。2015 年 10 月 16 日初诊。焦虑，

长期夜寐不佳，心神不安，畏寒怯冷，大便溏薄，舌苔薄白腻，口内糜烂，脉细滑带弦，沉取无力。此为天癸至神失调，致肝脾失和，心肝失宁，气血不足。治宜兼顾气血。

**处方**：炙桂枝 6g、炒白芍 15g、炒柴胡 8g、煅龙骨（先煎）30g、煅牡蛎（先煎）30g、合欢皮 20g、灵芝 20g、白茯苓 15g、淮小麦 30g、炙甘草 6g、大枣 20g、炒黄连 6g、制附子 8g、炒白术 20g、防风炭 5g、石榴皮 15g、琥珀 5g、徐长卿 15g、炒鸡内金 20g。7 剂。

2015 年 10 月 23 日二诊：服药后，焦虑不安、夜寐不佳有所好转，但舌尖见糜烂，畏寒恶风，健忘。守方，去徐长卿、石榴皮，加炒丹参 15g，7 剂。

2015 年 10 月 30 日三诊：服药 7 剂，睡眠、心神不宁、畏寒怯冷明显好转。患者十分满意。

# 医案 2

## 阴疮 （宫颈癌）

王××，女，61 岁，江山市清湖镇人。2015 年 10 月 9 日初诊。睡眠障碍 20 余年，宫颈上皮内瘤变 III 级。长期失眠，两眶乌黑，食欲尚可，苔黄腻，脉沉细，时常有大便不实，心烦不安。治当调气血，解毒化湿。

**处方**：仙灵脾 20g、炒黄柏 10g、莪术 15g、石见穿 20g、白英 20g、炒当归 12g、琥珀 5g、灵芝 20g、土茯苓 20g、炒黄连 6g、龙胆 5g、炒柴胡 8g、广藿香 10g、生薏苡仁 20g、全蝎 2g、皂角刺 8g、白茯苓 15g、炒鸡内金 20g、炒麦芽 20g、生甘草 5g。7 剂。

2015 年 10 月 16 日二诊：服药后，食欲尚可，大便二日一次或一日二次，口苦，脉细滑，苔薄黄腻，边有齿痕。治当原方加减，土茯苓加至 30g，生薏苡仁加至 30g。7 剂。

2015 年 10 月 23 日三诊：苔薄黄腻，舌下络脉紫黯，神疲乏力，面色少华，口内常有糜烂。治宜原方加减，去薏苡仁、炒柴胡、炒当归，加重楼5g、生谷芽20g。7剂。

2015年11月06日四诊：苔黄燥腻，大便溏薄，面色黄滞，夜寐不佳，余症见前。治当原方加减，去土茯苓、重楼、白英，加枸橘15g、神曲20g、炒白术20g、炒枳壳12g。7剂。

2015年11月20日五诊：病理（2015-09-10省人民）：宫颈管黏液样物破碎，黏液样化上皮。口内糜烂，夜寐不佳，苔白腻，治当原方加减，去生谷芽，加炒柴胡6g、降香8g，7剂。

2015年12月4日六诊：不寐心烦，口内糜烂，腰部酸楚，苔薄白腻，微糙，脉滑带弦，余症见前。治当原方加减，去石见穿、炒柴胡、降香，加煅人中白6g、制附子8g、土龙骨30g，皂角刺减至6g。7剂。

2015年12月18日七诊：近日来，舌体右边发麻，口内糜烂点，夜寐欠佳，时有心悸心慌，咽喉发痒，苔黄腻，脉沉弦细滑。治当原方加减，去土龙骨，附子减至6g，加炒党参15g，去皂角刺，加降香8g，去仙灵脾、炒黄柏，加徐长卿12g，7剂。

## 医案3

### 乳癖 （乳腺纤维囊肿）

张××，女，33岁，江山市市区金椅山庄住。2015年10月16日初诊。月经将要来潮，乳房胀痛，偶有汗出，午后手足心热，苔薄净，尖边红。

**处方：**酒当归12g、炒白芍15g、合欢皮20g、炒白术20g、太子参15g、炒枳壳10g、茯苓15g、炒黄连6g、橘叶15g、全蝎2g、炒麦芽20g、炙甘草5g、醋延胡12g、青皮10g、续断炭15g。7剂。

2015年11月6日二诊：乳房盖有胀痛，胸闷，苔薄黄质红，脉细滑。守方，橘核减至10g，加延胡索15g，7剂。

2015 年 11 月 27 日三诊：腹痛缓解，乳房胀痛好转，苔薄净，脉缓滑。治当原方加减，去王不留行、漏芦，皂角刺减至 5g，7 剂。

## 医案 4

### 胃胀 （慢性萎缩性胃炎）

鲍××，女，52 岁，江山市凤林镇人。2015 年 10 月 23 日初诊。2015 年 9 月 18 日病理示：（胃窦）黏膜慢性萎缩性胃炎（活动性）伴轻度肠化。目前脘腹常有作胀，嗳气吞酸，夜间乱梦，舌苔薄腻，质胖大，脉沉滑。此为痰湿内阻，运化不全，天癸至神失调。

**处方：** 炒白术 20g、炒枳壳 12g、葫芦壳 20g、炒党参 15g、广藿香 10g、高良姜 5g、合欢皮 20g、琥珀 5g、灵芝 20g、化橘红 10g、胆南星 10g、煅瓦楞子 30g、姜半夏 10g、仙灵脾 20g、炒黄柏 10g、龙胆草 5g、炒鸡内金 20g、炒麦芽 20g、炙甘草 5g、炒柴胡 8g。7 剂。

2015 年 11 月 6 日二诊：服药后，脘腹胀满未解，颈项不适，且有头晕恶心，苔白腻而干，脉缓滑。守方，去高良姜、党参、胆南星，加天麻 5g、片姜黄 15g、炒麦芽 25g、石决明 15g，7 剂。

2015 年 12 月 4 日三诊：平时常有夜寐欠佳，不易入睡，心烦不安，焦虑不宁，烘热汗出，手指清凉，且绝经多年，苔薄黄，脉细滑。守方，去石决明、广藿香、天麻，加炙紫菀 10g、羊乳 20g，7 剂。

2015 年 12 月 18 日四诊：近日来，咳嗽减轻，偶有嗳气，或腹中有气上冲，心悸心慌，苔薄黄，脉沉滑带弦。守方，去紫菀、羊乳、炒柴胡、龙胆草，加煅代赭石 15g、旋覆花 10g、炒党参 15g，7 剂。

2016 年 1 月 1 日五诊：脘腹常有隐痛，嗳气频作，心悸心慌，夜寐不佳，梦醒，苔薄白，质微紫红，脉沉细弦滑，余症详前。守方，去旋覆花，加沉香片 3g、白花蛇舌草 20g，7 剂。

## 医案 5

### 咳嗽 （肺炎）

俞××，女，45 岁，江山市四都镇人。2015 年 10 月 23 日初诊。咳嗽，咽喉微红，吞咽时有梗塞感，动则汗出，皮肤清凉，大便较结，脉沉细而滑。此为痰阻于肺，肺气失于通畅，营卫不和，腠理不密。

**处方**：炒麦冬 15g、青黛 3g、胖大海 3g、西青果 10g、炒枳壳 12g、瓜蒌皮 15g、煅代赭石 15g、姜半夏 10g、蜜紫菀 10g、蜜款冬花 10g、煅瓦楞子 30g、姜竹茹 10g、鱼腥草 20g、浮小麦 30g、糯稻根 20g、生白术 20g、炒枳实 12g、生甘草 5g。7 剂。

2015 年 11 月 6 日二诊：咳嗽反复不已，且有乳腺增生，经前或偶有乳房胀痛。守方，去鱼腥草、青黛、瓜蒌皮、胖大海、竹茹，加南沙参 15g、金荞麦 20g、皂角刺 8g、炒麦芽 25g、橘叶 15g、橘核 15g、甘草加至 6g，7 剂。

2015 年 12 月 4 日三诊：服药后，咳嗽较前好转，喉头梗塞减轻，每次经前乳房胀痛，有乳腺增生，苔净脉缓。守方，去煅瓦楞子、南沙参，皂角刺减至 6g，炒麦芽减至 12g，加路路通 10g，7 剂。

2015 年 12 月 18 日四诊：咳嗽气喘，有痰不畅，腰部觉冷，大便秘结，左侧乳房时有作痛，月经将要来潮，苔薄白，脉沉滑。治以原方加减，去路路通、浮小麦、糯稻根，蜜紫菀加至 12g，制款冬花加至 12g，姜半夏加至 12g，鱼腥草加至 30g，煅代赭石加至 20g，加旋覆花 10g、炒续断 12g，7 剂。

2016 年 1 月 1 日五诊：干咳反复不已，夜间尤甚，末次月经 12 月 25 日，经前乳房胀痛，治当肃肺化痰。守方，去炒续断、皂角刺、旋覆花、全蝎、橘核、生白术，加木蝴蝶 5g、炙百部 12g、北沙参 12g、白茯苓 15g、羊乳 20g，7 剂。

## 医案 6

### 蛇串疮 （带状疱疹）

邱××，女，66 岁，江山市区人。2015 年 10 月 23 日初诊。腰背部带状疱疹月余，皮肤灼痛发麻，夜寐不安，苔薄黄，脉弦滑。此为风毒内阻，气血不畅。治宜祛风解毒，清火祛瘀。

**处方**：龙齿 15g、石决明 20g、合欢皮 20g、琥珀 5g、灵芝 20g、炒丹参 15g、炒麦冬 15g、炒麦芽 20g、炒鸡内金 15g、甘草 6g、六神曲 20g、龙胆草 5g、荆芥 8g、薄荷 5g、炒柴胡 8g、地肤子 20g、炒黄连 8g。7 剂。

2015 年 10 月 30 日二诊：皮肤灼痛减轻，但皮肤有麻木感，咽喉微红，苔黄腻，脉浮滑而滞。守方，去薄荷、荆芥、石决明，炒麦冬减至 10g，炒黄连减至 6g，加炒当归 10g。7 剂。

2015 年 11 月 6 日三诊：腰部仍有麻木，平素尿频尿急，夜间尤甚，苔薄黄，咽微红，苔腻，脉濡滑而滞。守方，去地肤子，加木瓜 8g、炒白芍 15g、益智仁 10g、乌药 10g、萹蓄 20g、瞿麦 15g。14 剂。

2015 年 11 月 20 日三诊：服药后，腰背麻木、小便频数减轻，但夜寐欠佳，甚至通宵不能入睡，治当兼顾。守方，去炒丹参、炒麦冬，加徐长卿 12g、酸枣仁 10g，炒柴胡加至 10g，7 剂。

2015 年 11 月 27 日四诊：服药 5 剂后，临床症状基本消失。

## 医案 7

### 中风 （脑梗死）

冯××，女，71 岁，江山市大陈乡人。2015 年 10 月 23 日初诊。2015 - 10 - 20CT 示：两侧侧脑室旁少量缺血或梗死，一度 AVB。证见神疲乏力，畏寒怯冷，口内麻木，清晨起口干，唇燥，脉弦滑。此为气阴不足，肝阳偏旺，络脉失畅。治宜平肝潜阳，活血通络，兼以宁心安神。

**处方**：炒丹参 15g、炒党参 20g、火麻仁 20g、炒鸡内金 15g、炒麦芽 20g、生白术 25g、炒枳实 15g、甘草 5g、香茶菜 30g、茯苓 15g、灵芝 20g、白花蛇舌草 20g、合欢皮 20g、煅牡蛎 30g、炒川芎 10g、红景天 20g、藤梨根 20g、片姜黄 12g。

2015 年 11 月 13 日二诊：口内麻木、口干明显减轻，精神好转。夜寐尚可，苔薄净，脉细弱，畏寒怯冷。守方，去灵芝、红景天，加炒熟地 15g、天麻 8g、全蝎 3g，7 剂。

2015 年 11 月 20 日三诊：服药 14 剂，口内麻木、畏寒怯冷减轻，临床基本治愈。

# 医案 8

## 口糜病（难治性口腔溃疡）

刘××，男，45 岁，江山市江滨四区住。2015 年 11 月 6 日初诊。多年来，舌体黏膜糜烂灼痛，苔薄黄，质红，脉沉滑，形神不足。此为天癸至液亏损，阴火有余。

**处方**：炒熟地 15g、阳春砂 3g、附子（先煎）10g、干姜 5g、炙甘草 8g、炒黄连 6g、煅人中白 6g、茯苓 15g、灵芝 20g、鹿角霜 10g、炒杜仲 12g、煅牡蛎 20g、炒麦冬 15g、蜜升麻 8g、生麦芽 20g、合欢皮 20g。7 剂。

2015 年 11 月 13 日二诊：服药后，舌尖牙龈糜烂有所好转，腰部有所不适，苔薄黄，脉细弱。守方，去鹿角霜、熟地、阳春砂、杜仲，蜜升麻改升麻 10g，加桑寄生 20g、柴胡 8g、太子参 15g、制玉竹 10g。7 剂。

2015 年 11 月 20 日三诊：口内糜烂较前好转，腰部酸楚，大便如软。守方，去制玉竹，炒柴胡减至 5g，炒杜仲加至 15g，加续断炭 15g。7 剂。

2015年11月27日四诊：口内及舌尖反复糜烂，畏寒怯冷，大便如常，舌尖上有刺痛感。此为脾肾两虚，阴火有余，阳火不灭。守方，去炒杜仲、炒柴胡，加炒生地12g、生石膏15g、生甘草6g，炙甘草减至6g，干姜改炮姜炭8g。7剂。

2015年12月4日五诊：口内糜烂反复，苔剥，质红，脉细滑，左沉缓。守方，去桑寄生、续断炭、合欢皮，石膏改寒水石15g，加天冬15g，太子参加至20g，加绞股蓝20g、石斛8g。7剂。

2015年12月11日六诊：口内糜烂反复发作，时有畏寒怯冷，下肢尤甚，苔薄净，脉沉细。治法同前。

2015年12月25日七诊：近日来劳累过度，舌底又有糜烂，微疼，脉沉细。上方加车前子15g，7剂。

2016年1月1日八诊：近日来，口唇不和，大便溏薄，脉沉细，苔薄净，中微光。此为中气不足，寒邪偏盛，脾肾两亏。守方，去枸杞子、车前子、熟地黄、天冬，加炒党参15g、绞股蓝20g、7剂。

继续服药14剂后，口内糜烂消失，畏寒怯冷减轻。叮嘱其避免油炸食品，按时休息，防止复发。

# 医案9

## 吐酸 （反流性食管炎）

周××，男，35岁，江山市贺村镇人。2015年10月30日初诊。2015年8月26日江山市人民医院胃镜示：（反流性）食管炎（轻度）；慢性非萎缩性胃炎伴糜烂。刻诊：神疲乏力，时有嗳气，脘腹作胀，苔黄腻，脉弦滑。半月来体重减轻数十斤，面色少华，大便日行一次，便质或稀或成条。此为脾肾虚弱，胃气失降，脾运不健，湿毒内阻。治当温脾化湿，和胃调气解毒。

**处方**：干姜5g、益智仁12g、炒党参20g、炒白术20g、丁香3g、炒枳壳10g、炒陈皮10g、炒鸡内金20g、煅代赭石15g、炒黄连6g、葫芦壳 20g、苏罗子 12g、六神曲 20g、柿蒂 5g、香茶菜 30g、炙甘草 6g、煅瓦楞子 20g。7 剂。

2015 年 11 月 6 日二诊：苔薄白脉缓滑，服药后，胃脘不适有所好转，午夜后有饥饿感。守方，去葫芦壳、柿蒂，加白螺蛳壳 20g。7 剂。

2015 年 11 月 20 日三诊：服药后，胃脘不适好转，但午饭后或有泛酸，或饥饿感，嗳气阵作，苔薄白腻，大便如常，小便色黄。守方，去苏罗子，白螺蛳壳加至 30g，煅代赭石加至 20g，干姜加至 6g，加藤梨根 20g、广藿香 10g、葫芦壳 20g，7 剂。

2015 年 12 月 4 日四诊：胃脘常有不适，时有泛酸，夜间尤甚，治以原方加减。上方去丁香、柿蒂、益智仁，煅代赭石减至 15g，白螺蛳壳减至 20g，煅瓦楞子加至 30g，加浙贝母 10g、海螵蛸 20g、枸橘 15g，7 剂。

2015 年 12 月 11 日五诊：质紫红，苔薄腻，胃脘常有痞满，嗳气，食欲不佳，畏寒怯冷，神疲乏力，脉沉滑。此为脾胃两伤，湿毒互作，胃气失降，气血乏源，治当原方加减。上方去代赭石、干姜，加益智仁 12g、醋延胡 10g，7 剂。

2012 年 12 月 18 日六诊：胃脘不适，嗳气时作，或有泛酸水，神疲乏力，苔薄白，脉缓滑。此为脾胃失健，胃气失降，脾气失升，湿热毒内蕴，治以原方加减。上方去海螵蛸、醋延胡、浙贝母、藤梨根、广藿香，加煅代赭石 15g，薜荔果 15g，干姜 5g，柿蒂 5g，沉香片 3g，7 剂。

服药 2 周后，腹胀、嗳气、吐酸水消失，精神好转。

# 医案 10

## 肥胖　（三高症）

刘×，男，35 岁，江山市市区乌木山小区住。2015 年 10 月 30 日初诊。原有脂肪肝，三高病史，形体偏胖，大便泻下，苔薄净微腻，舌底脉络紫红。此为痰湿内阻，脾气不健，肝气郁滞。

**处方**：麸白术20g、炒黄连6g、焦山楂20g、炒陈皮10g、姜半夏10g、炒党参15g、茯苓15g、六月雪30g、六神曲20g、炒鸡内金20g、炒麦芽20g、五倍子8g、合欢皮20g、防风炭5g、车前子15g、炒柴胡8g、炙甘草5g。7剂。

2015年11月6日二诊：服药后精神好转，大便二日一行，苔薄白，脉缓滑。此为肝脾失和，天癸至神失调，湿邪内阻，治当兼顾。守方，去六神曲、焦山楂、五倍子、车前子，加龙胆草5g、广藿香10g、防风炭改炒防风5g，7剂。

2015年11月13日三诊：服药后，大便溏薄，鼻尖热疮，舌下络脉紫黯。此为脾失健运，肝气失畅，毒邪内蕴。治当疏肝健脾，化湿解毒，兼以活血祛瘀。守方，去广藿香、炒防风，加焦山楂20g、红曲2g、六神曲20g、蒲公英20g、连翘15g。7剂。

2015年11月20日四诊：面部齐鼻旁常有红色丘疹如小疖，形体偏胖，大便溏薄。治当化湿祛痰，健脾调气，清热解毒。守方，去龙胆草，炒柴胡减至5g，加乳香5g、没药5g、葫芦壳30g，7剂。

2015年11月27日五诊：服药后，面部及鼻尖偏红，苔根黄，质紫红，脉沉细。守方，去焦山楂，炒党参改太子参15g，葫芦壳减至20g，7剂。

2015年12月4日六诊：服药后，头皮屑减少，鼻尖发红好转，精神较前好转。苔薄净，脉濡滑，此为湿热毒未净，原方加减。守方，去六月雪、合欢皮、葫芦壳，炙甘草改生甘草6g，7剂。

2015年12月11日七诊：数日前，感冒，咽喉嫩红，或作痛，大便日行一次，质不干。守方，加木蝴蝶5g、西青果10g，7剂。

2015年12月18日八诊：苔薄白，质微红，脉沉滑，大便或结或溏。此为肝脾失疏，湿热内蕴，痰瘀互结。治以原方加减，守方，去连翘、枇杷叶，加炒黄柏10g、炒知母10g，红曲加至3g，7剂。

2015 年 12 月 25 日九诊：近日来胃脘不适，时有嗳气，咽喉焮红，神疲乏力。守方加减，去乳香、没药、炒黄柏、炒知母、西青果，加桑寄生 15g、伸筋草 15g，14 剂。

患者服中药 3 月后，胃脘部不适减轻，头皮屑减少，余无明显不适。

## 医案 11

### 瘾痒 （荨麻疹）

徐××，女，33 岁，江山市石门镇人。2015 年 11 月 13 日初诊。近日来常有头晕，神疲乏力，面色少华，隐疹成片瘙痒，咽喉焮红，苔黄腻，脉细弦。此为肝肾阴虚，气火有余，而又湿邪中阻。

**处方**：女贞子 10g、枸杞子 12g、墨旱莲 20g、冬桑叶 10g、炒生地 12g、太子参 20g、西青果 10g、木蝴蝶 5g、灵芝 5g、茯苓 15g、炒枳壳 10g、炒白术 15g、炒鸡内金 20g、炒麦芽 20g、炒柴胡 6g、郁金 10g、阿胶珠 5g、生甘草 5g。7 剂。

2015 年 11 月 20 日二诊：服药后，精神振作，但咽喉干燥，余症见前。守方，去桑叶、炒生地、炒柴胡、墨旱莲、枸杞子，加龙胆草 5g、土茯苓 15g、南沙参 10g、葫芦壳 20g，7 剂。

2015 年 12 月 4 日三诊：月经将要来潮，乳房胀痛，小腹不适，有乳腺增生及结节史，偶有心烦，苔黄腻，脉细弦。守方，去葫芦壳、南沙参、西青果、阿胶珠、龙胆草、女贞子，加炒柴胡 6g、皂角刺 6g、全蝎 2g、白蒺藜 15g，炒麦芽加至 25g，加 7 剂。

2015 年 12 月 11 日四诊：月经来潮 5 日，经量不多，乳房胀痛趋于好转，大便溏薄，苔薄净，脉缓滑。守方，去太子参、白蒺藜，炒柴胡减至 5g，炒白术加至 20g，加六神曲 20g、炒僵蚕 10g、苦丁茶 10g、蔓荆子 10g，7 剂。

患者服用 5 剂，皮肤瘙痒消失。叮嘱其避免接触和食用过敏性物品。

## 医案 12

### 脏躁 （围绝经期综合征）

沈××，女，51岁，江山市大桥镇人。2015年12月25日初诊。多年不寐，或焦虑不安，记忆尚佳，形体偏瘦，后脑常有不适，颈项不利，大便如常，苔薄净，脉寸关弦滑。此为天癸至神失调，气火有余，阴液不足。治当调至神，清气火，养阴液。

**处方：**生白芍15g、灵芝20g、琥珀5g、茯苓15g、合欢皮20g、炒川连5g、生麦冬12g、玄参15g、西青果10g、木蝴蝶5g、淮小麦30g、炙甘草6g、大枣20g、紫石英15g、徐长卿12g、炒柴胡6g、枸杞子15g、炙鸡内金15g、炒知母10g、炙龟甲12g。7剂。

2016年1月1日二诊：头部时有昏胀，不寐，心烦，面色少华，苔薄净，时有烘热汗出，夜间口干。守方，去徐长卿、玄参、枸杞子、炒知母、炙鸡内金、炙龟甲，加仙灵脾20g、炒黄柏10g、煅龙骨、煅牡蛎各20g、加白蒺藜15g，炒僵蚕10g，7剂。

三诊后患者焦虑不安消失，寐安，烦躁汗出等诸症缓解。

## 医案 13

### 泄泻 （肠炎）

汪××，女，28岁，江山市坛石镇人。2015年11月13日初诊。脘腹作胀，大便日行两次，矢气较多，夜间遍体肌肉酸楚，平日下肢凉，两颊潮红，苔中黄腻，舌下络脉微紫红。此为肝脾失调，气血不和，湿邪内阻。

**处方：**炒柴胡6g、姜半夏10g、甘草5g、炒枳壳10g、炒鸡内金15g、炒麦芽20g、茯苓15g、六神曲20g、炒黄连6g、炒党参15g、炒白术15g、龙胆草5g、地骷髅20g、木蝴蝶5g。7剂。

2015 年 11 月 20 日二诊：月经来潮，腹痛未作，小腹疼痛未作，腰部酸楚，苔薄净，脉缓滑。守方，去木蝴蝶，加续断炭 12g，14 剂。

2015 年 12 月 25 日三诊：月经来潮 5 日，小腹有坠胀感，胃脘不适，神疲乏力，大便解而不畅，口内糜烂。守方，去龙胆草、琥珀，加生黄芪 15g、炒党参 15g，炙升麻 6g，炙鸡内金加至 20g，7 剂。

患者连服 2 月后，腹胀消失，大便日行一次，色黄成形。

## 医案 14

### 淋证 （顽固性尿路感染）

李××，女，35 岁，江山市民。2015 年 8 月 26 日初诊。自诉尿路感染，小腹常作胀，有时心胸亦胀痛，夜寐欠佳，苔薄白，质紫，脉细滑。此为肾气不足，肝气失调，累及肝胃不和，肾神不宁。

**处方**：胡黄连 5g、凤尾草 15g、土茯苓 30g、桑寄生 20g、车前子 20g、海金砂 20g、白茅根 30g、萹蓄 30g、台乌药 12g、广木香 10g、郁金 10g、炒柴胡 10g、玫瑰花 6g、琥珀 5g、生甘草 5g、大枣 20g。

2015 年 9 月 5 日二诊：服药后大便溏薄，但尿频尿急尿痛尿道灼热感未见，苔根黄，脉细滑，小腹作胀。

**处方**：白茅根 30g、大蓟 20g、小蓟 20g、车前子 20g、瞿麦 30g、萹蓄 30g、海金砂 20g、焦山栀 10g、炒枳壳 10g、瓜蒌皮 15g、炒川连 5g、琥珀 5g、乌药 12g、紫丹参 15g、杜红花 8g、降香 10g、生甘草 5g、淮小麦 30g。7 剂。

2015 年 9 月 16 日三诊：时有尿频尿急，尿道不适，或胸胁不适，心烦不安，时有思睡，神疲乏力，或有腹中气瘕。

**处方**：炒柴胡 10g、生白芍 20g、淮小麦 30g、炙甘草 6g、红枣 20g、紫石英 15g、甘松 8g、车前子 20g、八月札 15g、炒枳壳 10g、瓜蒌皮 15g、薄荷 5g、杜红花 10g、紫丹参 15g、合欢皮 20g。7 剂。

2015 年 10 月 9 日四诊：时小便失常，或急或痛，苔薄黄，边有齿痕，脉细滑数，兼有夜间多梦，神疲乏力，或心烦，月经量减少。此为肝肾阴虚，湿热火内阻。

**处方：** 胡黄连 5g、瞿麦 30g、海金砂 15g、桑寄生 15g、白茅根 30g、小蓟 20g、炒生地黄 12g、炒白芍 15g、生甘草 5g、凤尾草 15g、车前子 20g、炒黄柏 10g、续断炭 15g、大蓟 20g、琥珀 5g、酒当归 12g、炒柴胡 8g、合欢皮 20g。7 剂。

2015 年 11 月 20 日五诊：尿频尿急减轻仍有心烦不安，或面色烘热。苔薄净，质薇紫红，脉细弱带弦，治当兼顾。守方，去胡黄连、凤尾草、炒白芍、炒黄柏，瞿麦减至 20g，加生牡蛎 20g、炒川连 6g、生薏苡仁 20g、郁金 10g、淮小麦 30g、椿根皮 15g，生甘草加至 6g。7 剂。

患者由于反复尿路感染，十分痛苦，经服用上述中药 4 月后，诸证减轻，患者心情明显好转。

# 医案 15

## 痤 疮

陈×，女，26 岁，江山市解放路住。2015 年 11 月 20 日初诊。月经前面部常有丘疹，夜寐不安，面色少华，四肢清凉，大便不实，苔薄净，脉沉细。此为禀赋不足，天癸至，神失调，冲任失养。

**处方：** 炒当归 15g、炒赤芍 15g、炒白芍 15g、炒柴胡 8g、制香附 10g、茯苓 15g、乳香 5g、炒丹皮 10g、覆盆子 12g、炒枳壳 10g、六神曲 20g、琥珀 5g、蒲公英 30g、炒麦芽 20g、炙甘草 5g、龙胆草 5g、炒白术 20g、大枣 20g。7 剂。

2015 年 11 月 27 日二诊：面部丘疹逐渐减少，但近日来咽喉觉干，痰滞，余症详前。守方，去大枣、琥珀，加木蝴蝶 5g、西青果 10g、桑叶 10g，7 剂。

2015 年 12 月 4 日三诊：服药后精神较前好转，但额部时有丘疹，两目黑眼圈，食欲如常。此为禀赋不足，肝肾两亏，天癸至精失调。守方，去桑叶、西青果，加炒黄芩10g、地肤子15g，桑寄生减至15g，炒柴胡加至10g，7剂。

2015年12月11日四诊：月经将要来潮，心烦不安，面部稍有丘疹，苔薄净，脉细弦。守方，去地肤子、炒黄芩、覆盆子，加炒川芎10g、益母草15g、合欢皮20g、琥珀5g、金银花10g，7剂。

2015年12月18日五诊：月经来潮3日，量甚少，色黑，面额部丘疹较多，大便较结，苔微黄，脉细滑。守方，去金银花、益母草、龙胆草，炒柴胡减至8g，加没药5g、连翘15g，7剂。

痤疮是青春期的常见病，予中药调理后，面部丘疹明显减轻，并叮嘱患者少吃狗肉、羊肉、牛肉、海鲜以及油炸食品。

## 医案 16

### 燥症　（干燥综合征）

刘××，女，35岁，江山市民声路住。2015年11月27日初诊。2015年11月12日CT示：双肺下多发结节。既往干燥综合征史。刻诊：口干，咽干，唇干，眼干，偶有咳嗽，有痰较少，苔薄净，舌下络脉偏紫黯。此为气阴不足，毒邪内蕴，痰瘀互阻。

**处方**：羊乳30g、猫爪草15g、南沙参10g、北沙参10g、生代赭石15g、白英15g、石见穿15g、生黄芪20g、枸杞子12g、女贞子25g、天冬12g、阿胶珠5g、姜半夏8g、生麦芽20g、炒鸡内金15g、炙甘草6g。7剂。

2015年12月11日二诊：用药后，近日又患感冒，咳嗽，咽红，口干，咽燥，苔薄中剥，干燥，脉沉细。此为气阴两虚，阴不生阳，阳不生阴。治当养阴益气，兼益肝肾。

**处方**：太子参20g、绞股蓝20g、黄芪20g、灵芝20g、炒生地15g、天冬12g、玄参20g、炒黄柏10g、炒知母10g、制玉竹10g、肉桂2g、石斛 10g、谷精草 15g、白花蛇舌草 20g、南沙参 15g、鱼腥草 30g、金荞麦 20g、生甘草 6g、生麦芽 20g。7 剂。

2015 年 12 月 25 日三诊：口鼻咽喉干燥有所缓解，但胃脘不适，偶有泛酸，苔薄净微黄，脉细滑。守方，去炒生地、天冬、麦冬、玉竹、鱼腥草、黄芪、炒知母，石斛减至 6g，加煅瓦楞子 30g、炒川连 6g、吴茱萸 2g、白螺蛳壳 20g、姜半夏 10g、香橼皮 12g。7 剂。

连服 2 个月，忌辛辣食品，注意休息，诸症明显缓解。

# 医案 17

## 少精症 （不育症）

王××，男，31 岁，江山市人。2015 年 12 月 11 日初诊。婚后一直未生育，平素汗出较多，有脂肪肝史，形体偏胖，大便溏薄，脉沉细，苔薄净。精液常规化验数量偏少，此为至气至液不足，致脾肾两亏。

**处方**：炒党参 15g、炙升麻 10g、生黄芪 20g、炒柴胡 8g、炒白术 20g、炮姜炭 8g、制附子 8g、炒当归 10g、炙甘草 5g、蜈蚣 1 条、巴戟天 12g、续断炭 15g、白茯苓 15g、灵芝草 20g、炒杜仲 15g、炒鸡内金 20g。7 剂。

2015 年 12 月 18 日二诊：服药后，精神有所好转，小便色转淡，腰部酸楚好转，苔薄净，质胖大，脉细濡。治当原方加减，去炒当归，炒柴胡减至 6g，巴戟天加至 15g，加金樱子 20g，7 剂。

2015 年 12 月 25 日三诊：神疲乏力有所好转，舌体胖大，此为脾气不足，湿邪素盛，治当原方加减。去巴戟天、炒杜仲，生黄芪加至 25g，炒党参加至 20g，加炒苍术 15g，7 剂。

2016 年 1 月 1 日四诊：神疲乏力，面色黄滞，大便较结，小便冲击力不足，余症见前。治当原方加减，去蜈蚣、附子、姜炭，加姜半夏 10g、干姜 6g、葫芦壳 20g，续断炭改为炒续断 15g，7 剂。

连续五诊，后得一女孩，喜出望外。

## 医案 18

### 胸痹　（心绞痛）

吴×，女，37 岁，江山市人。2015 年 12 月 25 日初诊。左胸疼痛掣背，或心悸怔忡，劳倦明显，面色少华，脉细滑带数。此为心气不足，脾气失运，血行不畅。

**处方**：炒党参 20g、炙黄芪 25g、北五味 5g、炒麦冬 15g、炒白术20g、炒丹参 15g、降香 8g、姜半夏 10g、合欢皮 20g、化橘红 10g、薤白 10g、白茯苓 15g、灵芝草 20g、生姜皮 8g、炙甘草 6g、炒川连 5g。7剂。

2016 年 1 月 1 日二诊：服药后，胸痛较前减轻，夜间乱梦有所减少，苔中微黄腻，质胖大，脉沉细带弦，偶有面红。治当原方加减，去生姜皮，炒党参减至 15g，炙黄芪减至 20g，炒麦冬减至 12g，加生龙骨、牡蛎各 20g，7 剂。

患者继服三诊后，无胸痛、胸闷、气浅，面色红润，效果满意。

## 医案 19

### 瘿结　（甲状腺结节）

朱××，女，42 岁，江山市中山路住。2015 年 12 月 25 日初诊。月经常有推迟，颈部有异物感，小叶增生，甲状腺结节，白带稀薄，下肢清凉，苔薄黄，脉沉滑，沉取无力。此为气血不足，冲任失养，又痰湿内阻，络脉失畅。

**处方**：炒柴胡 6g、炒当归 12g、炒白术 20g、仙灵脾 10g、椿根皮 15g、败酱草 20g、浙贝母 12g、皂角刺 8g、全蝎 2g、炒麦芽 20g、夏枯草 15g、合欢皮 20g、胆南星 10g、炙甘草 5g、白茯苓 15g、灵芝草 20g。7 剂。

2016 年 1 月 1 日二诊：症状见前，苔薄净，脉缓滑，大便偏少，治当原方加减。守方，去炒当归，加炙内金 20g、郁金 10g，炒麦芽加至 25g，7 剂。

连服 3 月，颈部异物感消失，经前乳胀减轻，下肢温暖。

## 医案 20

### 耳鸣（神经性耳鸣）

凌×，男，54 岁，江山市人。2016 年 1 月 1 日初诊。苔薄净，中微光，质微红，脉细数，血脂偏高，高血压，二便尚调，时有耳鸣。此为肝肾不足，脾运不健，湿邪内阻。

**处方**：枸杞子 12g、女贞子 20g、炒白术 15g、炒枳壳 12g、生薏苡仁 20g、炒党参 15g、白茯苓 15g、灵芝草 20g、姜半夏 10g、炒陈皮 10g、桑寄生 20g、白蒺藜 15g、天麻 6g、炒丹参 15g、降香 8g、红曲 2g、生山楂 20g、炙鸡内金 20g、生麦芽 20g、炙甘草 5g。7 剂。

2016 年 1 月 8 日二诊：耳鸣好转，仍感乏力，睡眠欠佳，多梦，早醒，二便正常，舌淡苔薄脉细数。原方去炒枳壳、生薏苡仁，加炙黄芪 15g，谷精草 15g，7 剂。

患者连服六诊，耳鸣消失，寐安，临床基本治愈。

# 毛雄伟医案五则

毛雄伟，男，1974 年 2 月出生，副主任中医师，本科，毕业于浙江中医药大学，多次参加国家级或省级整脊推拿培训。从事推拿临床工作 17 年，在推拿科常见病的诊治中积累了丰富的临床经验，尤其在颈椎病、腰腿痛的诊治中有独到见解，擅长整脊推拿。

## 医案 1

### 肘 痛

姜××，男，44 岁，江山某家具厂职工。因抱重物引起双肘痛三月余。后无明显诱因出现疼痛程度加重,范围扩大,向腕关节延伸,旋转时疼痛加重,热敷后减轻,经针灸、小针刀等治疗没有明显好转。查体:(1)双肘前臂伸肌紧张试验和密耳试验阳性,以右肘为甚;(2)双肘前臂抗阻力旋前或抗阻力屈腕时疼痛加重;(3)双肘肱骨内、外上髁压痛阳性。中医诊断为肘痛,现代医学诊断为双肘肱骨内、外上髁炎。治以舒筋活血,通络止痛。

**处方:**取穴小海、少海、青灵、曲池、尺泽、手三里、合谷、阿是穴。用滚、揉、拿、弹、拨、擦等手法,结合胸椎整复治疗,三次后明显好转。嘱一周两次,三周后诸痛尽失,活动如常。

**按:**肱骨内、外上髁炎临床常见,然双肘四髁同时发病极其罕见。

## 医案 2

### 腰 痛

范×,男,59岁,衢州市某单位干部。腰部疼痛并向双臀部外侧放射已20余天。患者不能久坐久站,否则症状加重,痛时剧烈,汗出如珠,活动明显受限,平卧休息可缓解,舌淡苔薄,脉弦。经杭州及衢州多位专家针灸、拔罐、推拿等治疗后未见明显好转。查体:腰椎2~3间、第三腰椎左横突、腰5骶1间压痛阳性,右直腿抬高试验阳性,右"4"字试验阳性。中医属腰痛范畴,现代医学诊断为腰椎小关节、腰骶关节、骶髂关节错位。经推拿整脊治疗后明显好转,治疗三次后活动如常。

**按:**腰骶部小关节错位常见,同时多处错位较难处理。

## 医案 3

### 颤 病

郑×,女,68岁,江山文化局退休干部。站立、行走时全身晃动如舞蹈样两年,伴颈项酸胀不适一周前来就诊。诉两年前无明显诱因出现站立、行走时全身不由自主的无规律的抖动如舞蹈样，平卧或坐着时正常，神智清楚，反应敏捷。诊前一周开始出现颈项酸胀不适，活动明显受限，动则加剧，无头晕、头痛、手麻、发热等症，舌淡苔薄，脉弦。证属病邪入络，气血留滞。治以祛邪通络，活血止痛。

取穴：风池、风府、肩井、大椎、天宗、华佗夹脊、阿是穴，手法采用常规手法加整脊手法。

一诊后颈项痛减，活动范围加大，站立、行走时全身晃动明显好转。二诊后颈项无不适，站立、行走时如常人。

**按：** 此症罕见，查阅国内文献未有同类。

# 医案 4

## 腰腿痛

徐×，女，30岁，加拿大某金融集团公司职员。因腰痛伴双下肢交替麻木疼痛乏力半年，经加拿大著名专家及浙江省三甲医院某专家治疗后无效就诊我科。患者腰板笔直不能向前弯腰，欲弯腰时胸腰处似绳索牵拉并有剧烈疼痛感，坐或站三分钟以上就出现腰骶部酸胀难忍，并有右腿放射痛，左腿发麻，诉如有亿万只蚂蚁在爬，偶有左腿痛右腿麻的现象。查体：胸椎10、11、12，腰椎1、3、4、5双侧有轻重不等的压痛；腰5骶1右侧压痛阳性放射痛阳性；直腿抬高试验阴性，左"4"字试验阳性，MR示腰5骶1椎间盘向右后明显突出。中医诊断为腰腿痛，现代医学诊断为腰椎、骶椎多处关节错位，腰椎间盘突出症。症状繁多，病情复杂，治疗原则为理筋整复、活血止痛。

治疗上采用常规手法作用于腰骶部及双下肢，加上特色整脊，一周为一个疗程，一月治疗两个疗程。经两月的治疗后，患者完全康复，现已在加拿大正常工作。

**按：** 该患者病情复杂，在加拿大治疗无效时已经被告知必须进行手术，回国后在省城医院住院治疗半月余毫无疗效，症状繁多，病情复杂多变，治疗确属不易。后经认真、细致的检查，综合的治疗，患者终于回到了工作岗位。

## 医案5

### 腰腿痛 （腰椎间盘突出症）

林×，男，43岁，厦门某集团公司董事长。因"左侧腰腿痛3月余"前来就诊。3月前因弯腰拾物诱发左侧腰痛，以酸胀为主，向左下肢放射，并有发麻发胀感，左拇趾麻木，行走如跛行，并有间歇性。经厦门某中医院诊治及其他医院治疗均无效。舌红苔薄，脉弦。查体：腰5骶1左侧压痛阳性，放射痛阳性，左直腿抬高阳性，左拇趾掌曲肌力下降，腰椎生理弧度反曲，并有侧弯，MR示腰5骶1椎间盘左后突出。中医诊断为腰腿痛，现代医学诊断为腰椎间盘突出症。治以舒筋活血、理筋整复为主。

取穴：采用常规的穴位和理筋手法作用于腰部和左腿，加上独特的整脊手法，一周后即明显好转。后予中药汤剂补肝益肾，祛风通络，活血止痛，结合滚床法功能锻炼。半月后回访已基本康复。

**按：**此证为典型的腰椎间盘突出症，因兼有腰椎脊柱侧弯和反曲而难治，采用整脊手法、中药、功能锻炼三法并用而取效。

# 姜正元医案十二则

姜正元，男，1974年3月出生，毕业于浙江中医药大学中西医结合临床专业，中医主治医师。现在清湖镇卫生院从事中医临床工作。

## 医案1

### 刚 痉

郑七妹，女，27岁，江山贺村人。2009年5月就诊。2008年11月，不明原因出现反复发热，全身乏力。曾至多家大医院就诊，于省医院诊断为"脑炎可疑"。经各种治疗后症状仍未减轻，且逐渐加剧。遂来我院就诊。发热高达40℃以上不退，人也陷入昏迷，极度消瘦，全身持续颤抖，呼吸急促。舌质干裂瘦紫红，脉数细。诊断为"刚痉"。

取穴：百会、太阳、风池、曲池、外关、合谷、足三里、阴陵泉、三阴交、太冲等。强刺激后留针1小时，同时输液补充营养及水分等。第二天患者全身颤抖即好转，继续上法同时予以中药饮片。

处方：生玉女40g、金银花15g、连翘15g、肥知母10g、黄柏12g、水牛角15g、细生地10g、山栀子10g、神曲15g、枳壳10g、厚朴10g、大青叶15g、麦门冬10g、玄参15g、麻黄10g、粉葛根30g。水煎成200ml后分次予以鼻饲。针刺配合中药10天后体温正常，半月后苏醒。醒后精神状态可，可自理，食欲可。醒后因怕针刺，两天后即自行回家，予以10剂中药调服。

**处方：** 金银花10g、连翘15g、肥知母8g、水牛角15g、细生地10g、山栀子10g、神曲15g、枳壳10g、厚朴10g、大青叶15g、麦门冬12g、玄参15g、粉葛根30g、生黄芪15g、生甘草6g、炒谷麦芽12g。

后外出打工至今未发，且生一儿。

## 医案 2

# 中　风

陈××，男，36岁，江山长台人。2009年1月就诊。因从楼梯摔下致昏迷，急至上级医院，诊断为脑挫裂伤伴颅内出血。行开颅清创术，并药物治疗脱险，意识恢复，但遗有右上、下肢瘫痪。2个月后不见好转，判断可能终生瘫痪而回家。症见意识清楚，胃纳尚可，二便正常，右侧上下肢皆0级肌力，舌淡红，脉弦细。中医诊断为"中风"。

取穴（体针右侧）：头针（双侧运动区），百会、太阳、肩贞、曲池、外关、合谷、足三里、阴陵泉、三阴交、太冲等。针3次后，上、下肢已能微微活动；针 10 次后，上、下肢即可平移；1 个月后，即能下地行走几步；针刺 1 年后，右上下肢肌力基本达到 4 级，后外出经商。

## 医案 3

### 踝　痹

祝××，男，52 岁。江山市区人。2010 年 5 月就诊。左踝部扭伤 3 年。3 年前不慎扭伤，行走不利，无骨折。予以各种治疗，效不佳，症状越来越重，左踝局部出现红肿，时流黄水，行走痛剧。诊断为"踝痹"。

取穴：三阴交、丘墟、太冲、第二趾骨侧（足穴）。针法：直刺足穴，并探寻到最强烈的针感点后留针。针 50 余次而愈。

## 医案 4

### 胸　痹

夏××，女，46 岁，江山清湖人。2009 年 1 月就诊。反复胸闷心悸 4 年，每月发作 3 至 4 次，每次予以参麦针输液 3~5 天后缓解，隔 3~5 天又发。至大医院建议安心脏起搏器，遂来我处就诊。症见胸闷，畏寒，全身乏力，手足时发麻，胃纳呆，舌质胖略红苔略腻，脉结细数。诊断为"胸痹"。

处方：黄芪 30g、炒白术 12g、生薏苡仁 25g、甘草 10g、枣仁 15g、制附片 8g、百合 25g、桂枝 10g、白芍 15g、仙灵牌 25g、菟丝子 20g、神曲 15g、郁金 10g、麦冬 15g、石菖蒲 15g、炒谷麦芽各 10g。5 剂。

二诊：胸闷缓解，全身乏力好转，胃纳好转。处方：黄芪 45g、炒白术 12g、薏苡仁 25g、甘草 10g、枣仁 15g、制附片 8g、百合 25g、桂枝 10g、白芍 15g、仙灵牌 25g、菟丝子 20g、神曲 15g、郁金 10g、麦冬 15g、石菖蒲 15g、炒谷麦芽各 10g、枳壳 12g。10 剂。

三诊：胸闷不明显，精神可，胃纳可。继续予以：黄芪45g、炒白术12g、薏苡仁25g、甘草10g、枣仁15g、制附片10g、百合25g、桂枝10g、白芍15g、仙灵脾25g、菟丝子20g、神曲15g、郁金10g、麦冬15g、石菖蒲15g、炒谷麦芽各10g、枳壳12g。10剂。

后未就诊，4年后遇患者诉未发。

## 医案5

### 面　瘫

郑××，女，48岁，江山峡口人。2009年7月就诊。面神经麻痹6月。经多家医院予以针刺、局部穴位注射、中西药等多种治疗效不佳。就诊时见左侧眼睑不能闭合，白睛外露，迎风流泪，嘴歪，左侧面部麻木略浮肿，说话漏风，饮食则滞。诊断为"左侧面瘫"。

取穴（左侧）：翳风、前翳风（耳垂前0.1至0.3寸敏感点，针法直刺深1寸，手法轻缓）、风池、太阳、下关、迎香等，针30次基本痊愈。

## 医案6

### 腰椎间盘突出症

杨××，男，50岁，江山淤头人。2010年12月就诊。右腰腿麻痛10余年。至上级医院诊断为"腰椎间盘突出症"。因腰痛而弯腰行走，右下肢外侧时刀割样痛。曾服中西药，采用推拿等多种方法效均不佳。诊断为"腰痛"。

取穴：腰1至骶1夹脊、委中、阳陵泉、承山等，针1月好转，1年后基本无症状。

## 医案7

### 三叉神经痛

陈××，女，71岁，清湖镇人。2010年10月就诊。顽固性三叉神经痛发作5年余，反复发作，开始用西药卡马西平片口服有效，后效果不佳。症见左侧面痛呈阵发性，发作时痛如刀割，有烧灼感，痛势以左侧面部三叉神经第一支分布区及第三支分布区为甚，每天发作频繁，十分痛苦。

取穴（左侧）：环太阳穴齐刺，风池、鱼腰、下关、四白、迎香等。针后痛即止（效如浮鼓），针1次后疼痛发作次数即大为减少，针刺10次后痛消失。为巩固疗效，又针刺10次。2年后偶遇，问后得知后来未发作。

## 医案8

### 失　眠

曾××，男，52岁，江山赵家人。2010年11月就诊。失眠2月余，每天只能入睡1至2小时，且极易惊醒。神情倦怠，心烦意乱。服多种安神药，效果均不佳。

取穴：头针（额旁1线）、风池、颈夹脊、太阳等。针1次后当晚即可睡五六小时，针2周后痊愈。嘱停所用药物。

## 医案9

### 失　明

姜××，女，22岁，大学生，江西玉山人。因颅内良性占位病变手术后双目失明6个月，强光下只略见微弱白光。

取穴：睛明穴（针法：令病人闭目，左手将病人眼球轻压固定，右手持针沿目眶鼻边缘缓刺进1寸，达局部酸胀感并可扩散至眼球及周围，不捻转和提插，手法准确不会出血）、枕上正中线、枕上旁线、风池、百会、太阳、印堂等。针20次后可视清五指。

**医案 10**

## 秃　疮

祝××，男，52 岁，江山江郎人。2010 年 12 月就诊。顽固性头皮发痒 10 余年，经某医诊断为"溢脂性头皮炎"。曾用西药、中草药等各种治疗一直未愈，影响工作和睡眠，十分痛苦。后来我处诊断为"秃疮"。

取穴：风池、百会、四神聪、率谷等。强刺激后留针 1 至 2 小时。针刺 3 个月余获愈，2 年后随诊未见复发。

**医案 11**

## 痹　证

曾××，女，54 岁，江山清湖人。2009 年 12 月就诊。全身酸痛麻木 2 月余。至某医院就诊，诊断不明，各种治疗效不佳，病情逐渐加剧。后出现胸闷全身无力，胃纳呆，不能行走，靠输液维持。遂来我处，只见面色少华，苔白腻，脉细弱。诊断为"痹证"。

取穴：颈胸夹脊、风池、天宗、曲池、合谷、足三里、丰隆、三阴交等。针 3 次即全身酸痛麻木减轻，胃纳大为好转，可自行走路来院就诊，针 20 次痊愈。

**医案 12**

## 颈　痹

张××，男，43 岁，江山吴村人。2009 年 11 月就诊。突发头晕伴颈痛 3 天，全身酸麻，尤其双下肢，不能站立，起后即摔倒。服止痛药、活血药等也不能减轻。苔白腻，脉细紧。诊断为"颈痹"。

取穴（双侧）：颈夹脊、风池、大椎旁位（大椎穴旁开 0.5 寸，向上0.5寸部位即是，针尖略向上刺深1寸，针感达向上传导，此手法极为重要）、外关、合谷、委中、承山等。治3次可独自站立行走，头晕、颈痛、双下肢麻木好转。后自行至上级医院，予以推拿及药物治疗一周，病情又加剧。后又继续用上法针刺10次而治愈。

# 周建新医案五则

周建新，男，1976年3月出生，毕业于台州卫校针灸推拿班。副主任中医师。现就职江山市四都镇卫生院。浙江省农村中医骨干、江山市名中医。擅长运用小针刀、针灸、推拿、牵引、理疗、穴位埋线、穴位注射等治疗各种风湿骨病、中风偏瘫、颈肩腰腿痛等。

## 医案1

### 痹证　（痛风）

余××，男，40岁，江山市区山川坛人，个私企业主。2013年3月1日初诊。双侧趾、踝和膝关节红肿热痛，反复发作5年，再发5天。酗酒、劳累后即发，每次发作在当地医院予以关节腔抽液、青霉素和激素类药物静脉输液等治疗。5天前，踝趾关节肿痛又起，曾在当地医院诊治，疗效不显。检查见右踝、趾关节肿胀，压痛明显，其余关节正常。舌质红，苔黄腻，脉细弦。血尿酸804umol/L，血沉32mm/h。诊断：痛风（湿热型）。治以清热利湿，通络止痛。

**处方**：取三阴交、商丘、丘墟、太白、八邪、足三里、阳陵泉、行间、风池、大椎、风门，用捻转泻法，留针半小时，10分钟捻转1次。并取继发病灶部位穴和相应的背俞穴，阳性反应点，针刺加拔罐。

方药以四妙丸、平胃散加减。处方：川黄柏、苍白术、怀牛膝、连翘、泽泻、赤白芍、金银花、粉萆薢、生地、甘草各10g，细桑枝20g、山栀12g。

经治 10 次后，病人活动如常，舌质红，苔白，脉弦。为巩固疗效，治拟益气健脾，利湿通络。处方：前方去金银花、泽泻、连翘，加黄芪 20g，白术 15g，土茯苓、生薏苡仁各 30g，20 剂。随访半年，痛风病不再复发，3 次复查血尿酸均在正常范围内。

**按：**痛风性关节炎是由于嘌呤代谢障碍，导致血尿酸持续升高，尿酸盐微结晶沉积于关节滑膜及邻近组织，引起炎症反应所致。证属祖国医学"痹证"范畴，多由先天禀赋不足，脾胃虚弱，或后天饮食失调，嗜食膏粱厚味，酗酒无度，致脾虚失运，酿湿生痰，久则湿热痰浊阻滞经络，流注关节，发为痹痛。可根据临床病情不同，分期治疗。一般急性期予以清热利湿解毒，通络止痛治疗，方用四妙丸加味。慢性期予以益气健脾，利湿通络治疗，方药可用黄芪桂枝五物汤加减。

本病例患者先天禀赋不足，饮食不节，致脏腑功能失调，升清降浊无权，浊毒随之而生，滞留脉中，郁久化热，湿热乘袭蕴结于经脉、肌肤之间，阻闭不通，发为本病。

本案针药并用治疗痛风，采用了分期治疗法，即早期注重活血清热利湿之法，待有效后，注重祛风通络之法，症状稳定后用和营养筋之法。针刺足三里、三阴交健脾胃，调气血，起到清利湿热，退肿之效，取风池、大椎、风门，逐邪外达，平和阴阳。

《千金要方》云："汤药攻其内，针灸治其外，则病无所逃矣"。知针知药，固是良医。杨继洲等古代医家均认为"针、灸、药皆为医家分内事"。本人在临床实践中，把以针、灸、药为主的治疗方法有机地结合起来，因人、因时、因病而合理运用，凡适宜针灸者，针灸治之；适宜于药物者，方药治之；若适宜针药同用者，就针药兼施。治法多样，相互为用，扬长避短，这也是运用和继承杨氏流派的一大特色。

## 医案 2

### 腰痛 （腰椎间盘突出症）

周××，男，53 岁，江山市峡口镇人，司机。2011 年 3 月 10 日初诊。主诉：腰及左下肢疼痛 3 年余，加重伴行走困难半年。现病史：患者三年前出现腰痛，伴左下肢酸痛，劳累后加重。症状时轻时重，未予重视，仍坚持工作。近半年来，腰及左腿疼痛逐渐加重，并出现左下肢麻木，行走困难。在江山、衢州等医院多方求治，诊断为腰椎间盘突出症，行针灸、理疗、推拿、中药等保守治疗无效，今慕名前来就诊。患者上述症状不缓解，行走需人搀扶。体格检查：表情痛苦，跛行，腰椎向左侧突，生理弧度变直，腰椎活动受限。腰、骶椎及左侧臀部广泛性肌紧张及触压痛，以左侧腰 4、5 棘突旁严重，并有向左下肢放射痛。直腿抬高试验左 20 度，右 70 度。舌红苔薄白，脉弦。CT 检查（江山市人民医院 2011 年 3 月 1 日检查）：腰 4/5 椎间盘向中央偏左突出，椎管狭窄。中医诊断：腰痛（肝肾不足，经脉瘀阻）；西医诊断：腰椎间盘突出症。治宜松解粘连，活血通络。

**处方**：针刀治疗每周 1 次，共治疗 5 次。

治疗效果：腰及左下肢疼痛、麻木缓解，腰椎生理弧度和侧弯明显改善，直腿抬高回复正常。随访两年未反复，并从事工作至今，达到临床治愈目的。

**按**：腰椎间盘突出症（以下简称 LDP），是目前临床上医生和患者使用频率颇高的名词。由于腰腿痛发病率高，治疗效果不理想，加之 CT、MRI 等诊断技术广泛应用于临床，几乎有将腰腿痛症状与影像学报告相加，而不予区别即等同于 LDP 的趋势，以至于 LDP 的患者激增，造成诊断和治疗的误区。所以 LDP 的诊断是有严格标准的，而针刀对于此症的治疗方法也是有别于其他腰腿痛的。

本人认为 LDP 坐骨神经受压的原因主要有三点：一是腰椎软组织损伤，椎间盘随腰椎后凸（侧凸）而突出压迫神经根；二是腰椎后关节损伤椎间孔变窄；三是脊神经所支配的下肢软组织继发损伤。针对以上原因，临床治疗中运用针刀松解腰椎棘突、关节突、椎间孔内外口、臀部、小腿损伤点等部位，设计了"针刀逐层切刺法"，能有效保证上述针刀操作的安全性，并能松解到各个层次的病灶，最低限度的减轻病人痛苦。本疗法获得了 2006 年江山市卫生系统新技术新项目奖和 2008 年江山市青年创业创新项目大赛创新项目类三等奖。

## 医案 3

### 痹证 （手指麻木）

郑××，男，64 岁，江山市上余镇五程村人，农民。2013 年 4 月 28 日初诊。主诉：右侧腕关节疼痛伴手指麻木 3 月余，加重 3 天。现病史：患者 3 个月前无明显诱因下出现右侧腕关节疼痛，伴手指麻木，以食指中指较为明显，劳累后加重。夜间症状加剧，甚至睡中痛醒，休息后症状可减轻。到当地卫生院诊治，诊断为腕关节炎，予消炎镇痛类药物治疗，无效。症状时轻时重，未引起重视。3 天前干活后出现右侧腕关节症状加重，食指、中指和无名指呈烧灼样痛，右手持物无力，今经人引荐，前来求诊。体格检查：表情痛苦，腕关节无红肿，拇指外展肌力差，叩击腕横韧带、屈曲腕关节时疼痛加重，大鱼际肌萎缩。舌红苔薄白，脉弦。辅助检查：血常规、抗 O、类风湿因子、尿酸均正常，腕关节拍片无异常。中医诊断：痹证（气滞血瘀）；西医诊断：腕管综合征。

**处方**：运用针刀松解疗法。方法：手腕平放治疗台上，掌心向上，腕关节下垫一脉枕，在远侧腕横纹处尺侧腕屈肌腱的内侧缘，定一进针刀点，沿尺侧腕屈肌的内侧缘向远端移 2.5cm 左右再定一点；在远侧腕横纹上的桡侧腕屈肌腱的内侧缘定一点，再沿患腕桡侧腕屈肌腱向远端移动 2.5cm，定一点，共四点。每点予 2% 利多卡因 1ml 局麻后分别进针刀，刀口线和肌腱平行，垂直进针，穿透皮肤后缓慢进针刀，深度 0.5cm 左右，遇到韧感即为腕横韧带。沿两侧屈肌腱内侧缘将腕横韧带分别切开 2～3mm。与此同时将针刀沿屈肌腱内侧缘向中间平推数下，以剥离屈肌腱和腕横韧带间的粘连。术毕，针眼覆盖创可贴，被动过伸过屈腕关节 3～5 次。

每隔 5～7 天治疗一次，腕关节疼痛消失，食指、中指和无名指烧灼样痛和麻木缓解，正中神经叩击试验、屈腕试验阴性。随访 5 个月未反复，达到临床治愈目的。

**按：**腕管为一骨性纤维管，其桡侧为舟状骨及大多角骨；尺侧为豌豆骨及钩状骨；背侧为头骨、舟状骨及小多角骨；掌侧为腕横韧带。腕横韧带厚而坚韧，宽约 2.5cm，弹性差，一旦损伤，结疤挛缩，使腕管容积变小，管腔变窄，同时肌腱旁系膜也常结疤挛缩，甚则腕横韧带和肌腱粘连，造成肌腱和神经的挤压牵拉，局部血运障碍，使多块肌肉和正中神经牵拉制动。凡是挤压或缩小腕管容量的任何原因都可压迫正中神经而引起腕管综合征。所以腕管综合征早期减压松解是非常必要的。针刀治疗此病的机理是直接疏通剥离组织间隙，松解减压，刮除瘢痕，恢复肌肉的动态平衡，使其发挥良好的功能状态，从而达到力学平衡作用。针刀疗法还可改善局部组织新陈代谢，促进炎性渗出的吸收，加速消除因缺血产生的有害物质，加快组织粘连和瘢痕的修复。

## 医案 4

### *痹证　（神经根型颈椎病）*

徐××，女，44 岁，江山市四都镇四都村人，个体户。2013 年 10 月 28 日初诊。主诉：颈部酸痛伴右上肢麻木 2 年余，加重 1 周。现病史：患者 2 年前劳累出现颈项部酸痛不适，伴右上肢外侧麻木，低头后症状加剧，休息后症状可减轻。1 周前干活后颈部疼痛和右上肢麻木症状加重，右手持物无力，前来求诊。体格检查：颈部活动功能受限，第 5～7 颈椎棘突，右侧肩胛骨内上角有压痛，摸到条索状硬结，伴右上肢肌力减弱和肌肉萎缩，臂丛神经牵拉试验阳性，压头试验阳性。舌质暗，脉弦。辅助检查：颈椎 X 线张口位齿状突偏歪，侧位摄片显示颈椎曲度变直，C5-7椎间隙变窄，骨质增生或韧带钙化，斜位摄片见 C5-7 椎间孔变小。中医诊断：痹证（气滞血瘀）；西医诊断：颈椎病（神经根型）。

**处方：**松解粘连，舒筋通络。运用整合复曲调衡手法治疗，具体手法为坐位侧旋转提推法、俯卧悬位推按法、点按法、疏理法和上肢顺推法等（常用穴位：风池、风府、耳门、太阳、鱼腰、肩井、肩髃、曲池、风外关、合谷等）。隔日治疗 1 次，6 次为 1 个疗程，共治疗 2 个疗程。

**治疗效果：**颈项部酸痛不适和右上肢麻木等症状消失，臂丛神经牵拉试验阴性，压头试验阴性。随访 6 个月未反复。

**按：**通过对颈曲与颈椎病发病、症状、临床疗效关系的系统研究，我认为颈曲变化是其动力性失衡的 X 线征象，是颈椎病整体失衡的表现，是产生与加重症状的重要因素。整合复曲调衡手法兼重局部和整体，不同颈段采取不同颈椎旋转手法，如上颈段采用旋转复位，中颈段采用角度复位，下颈段采用侧旋提推法。旋转类手法的目的并非在于复位，而是在于调整椎体的旋转位移，纠正小关节紊乱，分解小关节周围软组织粘连、嵌顿，改善颈椎椎体力学单位（局部）病理的应力状态，从而调节椎体间动力性和静力性平衡，整个疗程目的是为了恢复或改善颈椎生理曲度，逆转或终止颈曲病理状态，以保证远期疗效。从中医角度来说，手法治疗是以"通"为手段，"正则通""松则通""顺则通""动则通""调则通""荣则通"，以"通"达到治疗目的。

整合复曲调衡手法治疗神经根型颈椎病技术列入国家"十一五"科技支撑计划"农村中医药适宜技术研究"课题项目，项目编号2009SA015。本人于 2010 年 5 月赴北京参加该项目课题培训后，开展了200 多例临床验证，于 2011 年 12 月完成该课题研究。通过本课题研究，表明整合复曲调衡手法治疗神经根型颈椎病具有疗效好、安全性高和远期疗效稳定等特点，具有相当的应用和推广前景。在本人主持下，该技术已先后在保安乡、张村乡和四都镇卫生院等基层医疗机构得到推广运用，收到较好的效果。

## 医案 5

### 冻结肩　（肩周炎）

祝××，女，52 岁，江山市四都镇田前村人，农民。2013 年 4 月 10 日初诊。主诉：左侧肩关节疼痛半年余，加重伴活动困难 1 月。现病史：患者半年前无明显诱因出现左侧肩关节疼痛，以夜间为甚，常因天气变化及劳累而诱发。近 1 个月来，左肩疼痛逐渐加重，并出现肩关节上举、后伸等活动困难。多方求医，诊断为肩关节周围炎，行针灸、理疗、推拿、中药等保守治疗无效，现来就诊。体格检查：表情痛苦，左侧肩周肌肉萎缩，肩前、肩后、肩外侧均有压痛，肩关节活动功能障碍，外展 25°，屈肘胸前仅可摸到患侧头及耳，后伸内旋摸臀困难，拇指向后叉腰极度困难。中医诊断：冻结肩（肝肾不足，经脉瘀阻）；西医诊断：肩周炎。

**处方**：松解粘连，活血通络。患者取坐位，局部皮肤常规消毒后，用 1% 利多卡因局麻，然后用针刀在喙突处喙肱肌和肱二头肌短头附着点，冈上肌、冈下肌和小圆肌抵止端等部位，沿肌纤维走向分别做切开剥离法或纵行疏通剥离法，在肩峰下滑囊做通透剥离法。针刀术后用推拿手法松解，推拿治疗先用揉、捏、拿、点、按、弹、拔等手法放松患部肌肉，然后采用推臂理筋、拉臂下压、托腕背伸等松解手法，最后用摇法使患肢被动外展、后伸和内旋。

**治疗效果**：左侧肩关节疼痛缓解，活动明显改善，外展、上举、后伸均恢复正常。随访一年未反复。

**按**：肩周炎是一种严重影响中老年人日常生活的常见病和多发病，增加了家庭和社会的负担。目前认为，肩周炎是一组表现为肩痛及运动功能障碍的症候群，广义的概念包括了肩峰下滑囊炎、冈上肌腱炎、肩袖破裂、肱二头肌长头健及其腱鞘炎、喙突炎、冻结肩、肩锁关周围病变等多种疾患；狭义的概念仅指冻结肩，即中年以后突发性的肩关节疼痛及关节挛缩症。祖国医学把肩周炎称为"肩凝症""冻结肩""漏肩风"等。肩周炎病因病理复杂，治疗方法诸多，各项治疗手段各有利弊，目前对于病程长、粘连程度重的顽固性肩周炎的治疗，少见有文献报道。

# 吴慧医案二则

吴慧，女，1982年12月出生，毕业于浙江中医药大学，现任职于江山市人民医院，主治中医师。擅长中医妇科病及肾病的诊治，并对慢性咳嗽、失眠等病种有独特的认识和丰富的临床经验。

## 医案1

### 血尿 （慢性肾炎）

汪×，男，38岁，江山市区中秋桥人。2015年4月3日初诊。反复镜下血尿半年。患者于半年前体检时发现尿检异常，蛋白阴性，红细胞+~+++，红细胞形态为多形性。当时无浮肿，无腰酸乏力等不适，曾到我院诊治，经多种中西药治疗后病情改善不明显，多次尿检红细胞仍在++左右，遂到门诊就诊。患者自诉感口干口苦，烦躁口渴，胃脘灼热不适，尿短赤，舌质红苔黄，脉滑偏数。询问患者平时嗜食辛辣之品。此属火热内蕴，迫血妄行而致血尿。治宜清热泻火解毒，凉血宁络止血。

**处方：**川黄柏9g、川黄连6g、黄芩15g、丹参皮各10g、汉防己12g、地榆15g、太子参30g、赤白芍（各）12g、茜草30g、茯苓10g、佛手10g、大小蓟各15g、广木香12g、冬术12g、旱莲草15g。7剂，日

1剂，水煎服。嘱忌辛辣饮食。

4月11日二诊：服药后胃脘灼热及小便短赤均显著好转，仍有口干口苦，舌红苔黄，脉滑。尿检蛋白阴性，红细胞＋。继予清热解毒、凉血宁络之剂。

**处方**：川黄连6g、黄芩15g、汉防己12g、丹参皮各10g、地榆15g、太子参30g、旱莲草15g、赤白芍（各）12g、茜草30g、茯苓10g、佛手10g、大小蓟各15g、广木香12g。7剂，日1剂，水煎服。医嘱同前。

4月19日三诊：药后诸症均缓解，舌淡红苔少，脉细弦。继予益气养阴宁络之剂。

**处方**：太子参15g、生地15g、女贞子12g、旱莲草30g、赤芍15g、生地榆15g、茜草30g、丹参皮各12g、茯苓10g、佛手10g、广木香12g、大小蓟各15g。14剂，日1剂，水煎服。医嘱同前。

此后患者门诊间歇服用益气养阴宁络中药，病情稳定，2015年6月10日复查尿检示蛋白阴性，红细胞1－2/HP，恢复正常。嘱其仍需慎起居，防感冒，节饮食，忌辛辣肥甘厚味。

**按**：血尿一症，在内科门诊常见，但治疗往往非常棘手，许多病人久治乏效。血尿的病机在临床上也是比较复杂的，需细心辨证。首先，要注意辨别虚实。一般实证多属风热上扰或下焦湿热，虚证以气阴两虚证较多见。另外，临床上可以见到某些病人血尿迁延不愈，需考虑脉络瘀阻。本例患者平时嗜食辛辣，临床症见口干口苦，心烦，胃脘灼热，尿短赤，舌质红苔黄，脉滑偏数等。属火热内蕴，迫血妄行而致血尿。此一证型在临床相对少见。前二诊以三黄泻心汤加凉血宁络之剂取效，之后以益气养阴、凉血宁络之剂巩固。方随证变，层次井然，疗效显著。

## 医案2

子　嗽

毛×，女，28岁，江山新塘边人。2015年6月13日初诊。反复咳嗽 1 月余，怀孕 5 个月。1 月余前无明显原因开始出现阵发性咳嗽，少量白痰，当时无发热恶寒、鼻塞流涕、潮热盗汗等症状。于当地诊所予青霉素治疗 1 周无效。后因咳嗽加重去江山某医院，予头孢曲松钠治疗 1 周未见效。又去某中医诊所求治，予中药桑菊饮加减治疗 1 周，也未见明显效果。后自行停止治疗 1 周。近日咳嗽加重，干咳无痰，口干咽燥，手足心热，遂来本院求治。刻诊：咳嗽阵作，无痰，口干咽燥，五心烦热，无潮热盗汗，舌红，脉细滑数。辅助检查：血常规检查未见明显异常，彩超：中孕，单活胎。既往无肺痨病史。中医诊断：子嗽。辨证属虚火灼肺，肺失宣肃。治以养阴润肺，止嗽安胎。拟百合固金汤加减。

**处方**：百合、玄参、川贝母各 10g，桔梗 3g、麦冬 10g、白芍 12g、桑叶、炙百部、阿胶（烊化）、黑芝麻各 10g、炙甘草 5g。3 剂，忌辛辣伤阴之品。

3 剂药后，症状大为改善，咳嗽明显减少，口干咽燥症状改善，手足心热减轻，舌偏红，苔薄白，脉滑数。嘱继用原方 5 剂，诸症若失。随访 4 月，生一健康女婴，咳嗽未复发。

# 吕品医案十一则

吕品，女，1983 年 3 月生，毕业于温州医科大学中西医结合专业，本科学历，现任职于江山市人民医院中医科，主治中医师。擅长内科、妇产科等疾病的中医诊治，尤其是对女性盆腔炎、月经不调、痛经以及习惯性流产等疾病的中医治疗。

## 医案 1

### 伤 风

姜××，女，56 岁，江山水泥厂退休职工。2016 年 2 月 27 日初诊。症见：咽痒，咳嗽，痰少，鼻塞，口苦，纳欠佳，头晕，二便尚调，舌尖红，苔黄白稍腻，脉弦。诊前曾在当地卫生院输液治疗（具体药物不详）8天，诸症未见明显好转。辨证：初为外感风热，失治，表邪未解，邪入半表半里，致脾胃不和。治以和解之法兼疏风解表。拟小柴胡汤合银翘散加减。

**处方：**柴胡、黄芩、制半夏、党参、木笔花、牛蒡子、荆芥各10g，广藿香、炙甘草各6g，芦根15g、薄荷（后下）5g、淡竹叶3g。服5剂后，诸症明显好转。原方加射干6g，续服5剂，诸症已解。

## 医案2

### 中气下陷 （慢性胃炎）

徐××，男，36岁，保安乡龙溪村农民。2016年1月12日初诊。症见：神疲乏力，夜间多梦，进食后感胃脘部胀满，时有便意，肛门坠胀，纳欠佳，大便每日4~5次，量少质软成形，舌质淡红，边有齿痕，苔薄白，脉细。诊前曾在我院行胃镜、肠镜检查，示：慢性胃炎，十二指肠炎。西医治疗效果欠佳。辨证属脾虚失运，中气下陷。治宜补中益气，健脾养心。拟补中益气汤合归脾汤加减。

**处方：**炙黄芪、党参各15g，生白术、柴胡、升麻、当归、茯苓、炙远志、炒谷麦芽各10g，木香、炙甘草各6g。

服7剂后，再诊，胃纳转佳，大便次数减少到每日2~3次，余症如前。效不更方，原方续服7剂。三诊，诸症均有明显改善。后因患者外出打工，嘱服用成药"补中益气丸"合"归脾丸"3个月，以巩固疗效。

## 医案3

### 带下 （女性慢性盆腔炎）

段××，女，35岁，教师。2016年1月5日初诊。平素脾气急躁，易"上火"。症见：腰酸、白带量多，色黄，偶带血丝，小便无殊，大便干结，舌质红，苔薄黄，脉弦数。曾就诊于西医妇科，诊断为"慢性盆腔炎"，经治疗但症状反复，平日生活为之所苦。辨证属肝火上炎、下焦湿热。治宜清肝健脾祛湿。拟丹栀逍遥散加减。

**处方**：牡丹皮、炒栀子、柴胡、白术、当归、生白芍、茯苓、泽泻、虎杖各 10g，薄荷（后下）、生姜、生甘草各 5g，益母草 15g。7 剂。

二诊：腰酸明显改善，带下量减少，色转清。效不更方，原方去虎杖，加续断、桑寄生各 12g。7 剂。

三诊：诸症基本消失，所苦已解。

## 医案 4

### 口苦 （胆汁反流性胃炎）

徐××，女，69 岁，新塘边农民。2016 年 1 月 8 日初诊。症见：乏力、口苦口涩，膝部酸胀不适，纳欠佳，大便稍干不易解，舌质偏红，苔黑黄厚腻，脉弦滑。辨证属肝胆湿热久蕴。治宜清热化湿。拟龙胆泻肝汤加减。

**处方**：龙胆草、黄芩、炒栀子、柴胡、泽泻、当归、生甘草各 10g，生地、车前子、徐长卿各 12g，藿香、佩兰各 15g，通草 3g。7 剂。

二诊：黑苔转黄，口苦明显改善，纳转佳，时有呃逆。效不更方，原方减藿香、佩兰量至 10g，加代赭石（先煎）30g、旋覆花 12g。7 剂。

三诊：舌苔明显变薄，色白，口苦已解，纳可，偶有呃逆，大便易解，诉咽痒，原方加木蝴蝶 6g。7 剂。

四诊：所苦已除。

## 医案 5

### 术后发热

汪××，女，45 岁。因"多发性子宫肌瘤"于 2011 年 10 月 25 日住院行"子宫次全切除术"。术后连续 3 天发热，体温最高可达 39.5℃，予以消炎降温以及其他对症处理，发热仍反复，遂请中医会诊。详询病情，证见：发热，多为下午起，早上无热，伴畏寒、遍身酸楚，口不渴，动则汗出津津，小便利，大便通，舌红苔薄白，脉细浮。辅助检查血常规白细胞数正常。中医辨证：术后体虚，感染风热。治以疏风解肌，和解荣卫，扶正祛邪。拟小柴胡汤合桂枝汤加减。

**处方：** 桂枝 10g、生白芍 12g、柴胡 10g、黄芩 12g、太子参 15g、大枣 5 枚、生姜 6g、炙甘草 12g、葛根 12g、青蒿 12g、茯苓 12g、防风 10g、枳壳 10g、薄荷 5g（后下）、生地 12g、三叶青 10g。5 剂，水煎，日服 2 次。服药后体温降至正常且未反复，诸症均解。

**按：** 术后发热临床较为常见。该患由于手术正气受损，感染外邪而发热，出现寒热往来之症，邪在表里之间，当以和解之法，又少汗出，身体酸楚，精神欠佳，故合桂枝汤共奏调和营卫、扶正祛邪之功效。笔者临床用之效果颇佳。

## 医案 6

### 脏 躁

胡×，女，45 岁。2013 年 7 月初诊。诉半年前因琐事与丈夫吵架后常失眠，多梦，精神不振，心中烦乱，无故悲伤欲哭，安静时呵欠频作，时有口咽干燥，自觉两侧胁肋部胀满不适，叹气后才觉舒畅，自汗出，胃纳不佳，身形消瘦，大便干结，舌质红，苔薄黄，脉弦细数。中医辨证为热扰心神，心气阴两虚之脏躁。治以和解清热，养阴安神之法。拟小柴胡合龙骨牡蛎汤加减。

**处方：** 柴胡 6g、桂枝 5g、生龙骨 30g（先煎）、生牡蛎 30g（先煎）、黄芩 10g、太子参 15g、生甘草 6g、大枣 6 枚、茯苓 15g、生地 15g、麦冬 12g、浮小麦 30g、酸枣仁 15g、鸡血藤 15g。7 剂，水煎，日服 2 次。

二诊：药后汗出、心中烦乱症状明显改善，大便质变软，能入眠但易醒，原方加百合20g，再服14剂。

三诊：诉心中自觉舒畅，夜眠佳，精神好转，口咽干燥已明显改善，情绪平稳。上方出入巩固7剂，同时嘱以百合、大枣煮粥调养，诸症悉除。

**按：**该案属中医"脏躁"范畴，患者因故素多忧虑，积怨在心，精神抑郁，久之内伤于心、肝两脏。心血不足则虚热内扰，神元无所依，而魂不守舍；肝血不足则疏泄功能受损，气机受阻，气血不调故见上述之症，治以和解清热，养阴安神。方中小柴胡汤疏利气机，和解清热，扶助正气，因患者热象明显，故去半夏、生姜；桂枝调和营卫，龙骨、牡蛎镇静安神，鸡血藤、酸枣仁养肝血宁心安神，茯苓安神除烦利小便，生地、麦冬、浮小麦养阴止汗，诸药合用，气血调畅。

## 医案7

### 痛 经

郑××，女，31岁，医务人员。2015年5月18日初诊。诉平素为痛经所苦，影响工作生活。月经常延后7~10天，经前乳房胀痛，平素喜食冷饮，经期不忌，此次就诊正值行经第一天，症见：腹痛，喜按，腰酸乏力，经血不畅，血色暗红，量少，夹血块，纳一般，大便秘结，舌质暗红，苔白，脉细涩。辨证属冲任虚寒、瘀血阻滞。治宜温经散寒，养血祛瘀。拟温经汤加减。

**处方：**吴茱萸5g、当归15g、赤药12g、川芎9g、党参15g、桂枝6g、阿胶珠（冲入）9g、牡丹皮9g、川麦冬12g、制半夏9g、生姜5g、生甘草6g。5剂。

二诊：于经前5~7日前来就诊，诉服药期间痛经明显改善。服用上方加减直至经净，连续3月，周期渐准，诸症悉除。嘱患者平素服用成药"八珍益母胶囊"调养气血。

## 医案8

### 药流不全

朴××，女，22岁，柬埔寨人，嫁于江山廿八都镇。2013年5月6日初诊。西医诊断"药流不全"，来我科就诊。症见：小腹隐痛，腰酸，精神欠佳，阴道出血量少，色暗红，B超示"宫腔蜕膜残留"，舌质淡红，苔白，脉细滑。辨证属瘀滞胞宫。治宜养血祛瘀生新之法。拟生化汤加减。

**处方**：当归20g、川芎15g、桃仁9g、炮姜5g、益母草20g、炙甘草10g、天花粉15g、皂角刺10g、莪术12g、蒲黄炭（包煎）12g、五灵脂9g、党参10g。

服7剂后再诊，出血基本停止，腹痛已不明显，精神可，复查B超宫腔残留已除。予上方去天花粉、皂角刺、莪术，蒲黄炭量减至9g，五灵脂量减至6g，再服5剂以促进胞宫修复。

## 医案9

### 消化不良

余××，男，55岁，工厂职工。2014年12月15日初诊。症见：饮酒受凉后胃脘部胀满，食欲不佳，自感口中甜腻，大便质黏，舌质暗红，苔黄白厚腻，脉弦滑。辨证属痰食瘀滞。治宜健脾化痰消食之法。拟保和丸加减。

**处方**：制半夏12g、茯苓15g、陈皮9g、炙甘草6g、炒麦芽15g、炒山楂15g、六神曲15g、连翘12g、莱菔子15g。

服5剂后再诊，诸症明显改善，舌苔变薄。效不更方，再服5剂，诸症悉除。

## 医案 10

### 恶性胸水（悬饮）

吴××，女，88 岁，家住水泥厂路口。住我院呼吸内科，西医诊断"癌性胸水"，请中医会诊。2016 年 2 月 22 日会诊，症见：形体肥胖，胸闷气浅，腹胀口苦，纳欠佳，大便秘结，舌紫红，苔黄白厚腻，脉弦滑。辨证属少阳阳明合病。治宜和解少阳、内泻热结之法。拟大柴胡汤合小承气汤加减。

**处方**：柴胡 12g、制半夏 12g、生大黄（后下）9g、黄芩 10g、枳壳 12g、厚朴 12g、炒葶苈子 10g、佩兰、莱菔子各 15g。服 3 剂，胸闷气浅改善，腹胀口苦明显减轻，舌苔变薄，效不更方，续服 3 剂，后继续西医治疗。

2016 年 3 月 14 日二诊：患者呼吸平稳，精神尚可，口苦不明显，胃纳一般，大便通畅，偶有咳嗽，舌质红，苔黄。辨证属痰热阻肺。治宜清热泻肺化痰之法。拟葶苈大枣泻肺汤合清金化痰汤加减。

**处方**：炒葶苈子 12g、大枣 5 枚、桑白皮 15g、茯苓 15g、浙贝 10g、桔梗 10g、全瓜蒌 15g、山栀子 10g、黄芩 10g、陈皮 10g、知母 10g、川麦冬 10g、生甘草 6g。

予 5 剂水煎，饭后温服，后好转出院。

## 医案 11

### 小腿丹毒

徐××，男，48 岁，工厂职工。住我院外二科，西医诊断"右小腿丹毒"，请中医会诊。2016 年 3 月 6 日会诊，症见：右小腿皮疹，伴水疱，破溃，疼痛，纳一般，大便通畅，舌红苔黄腻，脉濡数。辨证属湿热蕴结。治宜清热利湿解毒之法。拟萆薢胜湿汤加减。

**处方**：萆薢 15g、防己 15g、木瓜 15g、金银花 15g、连翘 15g、牡

丹皮 12g、川牛膝 12g、生薏苡仁 30g、土茯苓 30g、水牛角（先煎）30g。

服 5 剂，再诊，诉药后水疱破溃处有痒感，已结痂，疼痛明显减轻，舌苔变薄，效不更方，续服 7 剂。三诊，皮疹基本褪去，破溃处已愈，后好转出院。

# 验案四则

## 医案 1

### 咳 喘

周××，男，56 岁。2016 年 3 月 29 日初诊。咳嗽月余，已经中西医叠治，服药甚多，但疗效不佳。证见：神情甚为痛苦，诉喉咙麻痒，有哮鸣声，痰少黏稠，痰色略黄，纳食尚好，两便如常，舌尖略红苔黄燥，左脉滑数，右寸弱、关尺滑数。证属湿热内蕴，气失宣降。治拟宣肺调气机为先，兼清湿热。方拟三子养亲汤合清肺救燥汤加减。

**处方**：苦杏仁 12g、莱菔子（碎）10g、葶苈子（碎）7g、广地龙 15g、桂枝 6g、花龙骨（碎，先煎）12g、炒白术 10g、桃仁 6g、炒苍术 8g、炙甘草 12g。2 剂。

4 月 1 日二诊：初诊第二剂药头服已服完。因前天晚上喝酒较多，昨晚咳嗽剧，痰白带黄，喉咙麻痒，平躺哮喘甚，口干，舌红苔黄润（根部尤黄），右脉常，左滑数。治则宜作调整，治以宣肺调气机兼化痰止咳。拟三子养亲汤合桔梗汤加减。

**处方**：莱菔子（碎）10g、葶苈子（碎）8g、广地龙 15g、桂枝 6g、苦杏仁 10g、郁金 7g、芦根 20g、炙黄芪 8g、桔梗 10g、炙甘草 10g、鱼腥草 15g、五味子 8g。3 剂。

4 月 13 日三诊：二诊 3 剂后，患者外出，没有用药，自感咳嗽明显减轻，今晨起又觉喉咙麻痒，似有薄纸般痰阻喉下，口略干，舌质红苔黄略燥，右脉虚，左脉滑数，续前法。

**处方**：莱菔子（碎）10g、苦杏仁 10g、广地龙 15g、桔梗 10g、芦根 20g、郁金 7g、前胡 12g、桂枝 6g、炙黄芪 10g、金瓜蒌 12g、鱼腥草 15g、射干 10g、炙甘草 12g。3 剂。

4 月 18 日四诊：三诊 3 剂药服完之后，自感病去如抽丝，咳嗽已清，也不哮喘，脉舌如常。

（胡汉民）

## 医案 2

### 口角㖞斜

胡××，男，52 岁。2016 年 1 月 15 日初诊。自诉约 10 天前晨起自觉上下唇合不拢，自照镜子之后方知口角向左歪斜。之后到医院针灸并服中药，效果不甚明显。证见：舌尖红，苔薄白略带黄，右脉细滑，左脉洪大，口不干，睡眠胃口尚好，二便如常。证属肝风内动，肝阳上亢，上扰清窍，致经络血滞。治拟清肝潜阳活血兼清心火，同时，注意顾护胃气。拟钩藤饮合龙胆泻肝汤加减。

**处方**：钩藤 30g、郁金 10g、莲子心 10g、淡竹叶 10g、焦山栀 12g、龙胆草 10g、当归 12g、茯苓 12g、炒谷麦芽各 10g、生甘草 10g。3 剂。继续针灸。

1 月 18 日二诊：上药 2 剂服后，口角㖞斜有好转，舌尖舌边乃红，苔白略黄，左脉滑数有力，右脉寸稍弱、关尺有力，二便如常，纳食佳。续前法，考虑肝火大部已泄，恐龙胆草过于苦寒，不宜再进。

**处方**：钩藤 30g、莲子心 10g、淡竹叶 10g、焦山栀 6g、黄连 6g、僵蚕 6g、广地龙 6g、全蝎 6g、天麻 10g、茯苓 6g、麻黄 6g、葛根 15g。3 剂。继续针灸。

1 月 21 日三诊：二诊 3 剂药服完后，口角㖞斜明显好转，舌尖淡红，苔薄白带黄，左脉寸弱，关尺如常，右寸关滑数，尺稍弱，口臭，大便一日一次或二日一次，较前少，纳食佳。续前法，平肝熄风，兼养胃阴，引火归元。

**处方**：钩藤30g、炒黄芩6g、渍竹叶10g、石斛6g、焦山栀6g、麻黄10g、葛根12g、桂枝12g、皂角刺10g、广地龙10g、肉桂3g、桃仁6g。5剂。上述5剂药服完后，口角复正，嘱清淡饮食，禁酒，随访痊愈无后遗症。

（胡汉民）

## 医案3

**扁　瘊**

周××，女，45岁，江山文溪小学教师。2014年5月8日初诊。脸部扁平疣十余年。自发生扁平疣，患者四处求医，中西药物并进，但未有任何效果，反而愈发愈多，同时患上药物性肝炎。现见患者脸部布满扁平疣，颜色漆黑，偶有痒感，严重影响美观。腰酸，胃纳良好，舌淡，脉沉细。

治疗经过：取穴双委中，双肾俞，双太阳，三棱针针刺出血，背部肝俞穴位点刺拔罐10分钟，每隔半个月治疗1次，共治疗8次，脸部扁平疣全部消退，皮肤光洁如初。一年后随访良好。

**按**：据统计，慢性肝炎的1/4到2/3的患者属于药物性所致。扁平疣数目少时可用火针点刺局部。该患者能取得如此好的效果，除辨证治疗准确外，自身的坚持也很重要。

（蔡苏林）

## 医案4

**瘙痒症**

毛×，女，57岁，江山市区永安里小区居民。2013年11月2日初诊。全身皮肤瘙痒 3 月余。在未有任何明显诱因下发生皮肤瘙痒，经本地人民医院、防疫站、杭州市第三人民医院检查治疗，中西药物并进，未能取得任何效果。晚上影响睡眠，胃纳一般，舌边有点印，脉细弦，现全身皮肤有明显抓搔痕迹。

治疗经过：取穴双曲池，双肺俞，针刺出血、拔罐。半个月复诊，病情好转大半。又经 2 次治疗，瘙痒痊愈，随访至今未复发。

**按：** 引起皮肤瘙痒病因很多。刺络拔罐治疗以荨麻疹、静脉曲张引起的瘙痒以及过敏性物质引起的皮肤瘙痒效果良好，起效快，无副作用，而且不复发，实为首选疗法。药物性治疗多为抗过敏，副作用多。

（蔡苏林）

# 二、医 论

## 翼山公妇科概论

汪国佐　汪泽华整理

先父翼山公行医五十多年，于内妇儿科积累了不少经验，而尤擅长于妇科，对经、带、胎、产、乳各方面都比较潜心，平日治此，效果亦较满意。惜乎，妇科验案，留存极少。今将其有关妇科方面的一些论述，稍作整理以与同道共享。

### （一）妇科学习用书

学习妇科者，要用心钻研古人的有关著述，如《产宝》《济阴纲目》《金鉴妇科》《洄溪妇科》《医通妇科》《山雷女科笺正》等皆平和可法，必读之书也。若夫傅青主之妇科，用药配伍虽有特色，而治法偏于温补，且夸大疗效，作参照而已，非必读之书也。他如陈氏之大全、王氏之准绳、沈氏之玉尺皆洋洋大观，研究妇科的，亦不可不问津焉。

### （二）月经不调

妇科之病，虽属繁多，但细究之，无非气血痰郁寒热虚实八字而已，若能辨别清楚，再牢牢掌握肝、脾、胃一关，则易矣。肝藏血，女子以血为主，昔人又有女子以肝为先天之说；而脾主统血又主信，脾胃健旺，血气调和，何畏前后错乱之有，虽有其他兼证在内，再参应用方药一二味以为辅佐，则调经之能事毕矣。妇人经病或前或后，或前后不定，变化多端，总不外乎脾胃虚弱、气血失调，或寒热互结，瘀血凝滞不化也，苟能于此数者心中有数，虽千头万绪，亦易掌握。其义至微，病同药异，病异药同，学者最宜深究。

### （三）带下

带下原因多端，简言之，无非脾阳不振，湿浊下注与邪毒内结，久而不化，变而为带，甚或五色杂下。故治此者，主要是调其脾胃，清利湿热，使毒邪得解，自然带证渐愈。其或属于癥瘕、肠覃、石瘕之类，则非单纯妇科之事，必须细心辨别，及早图治，懔之慎之。

### （四）胎动不安

妇女流产，原因繁多，非一言二语可以概之，如身体衰弱，营养不足而流产者；或房事过度，冲任失职，不能固摄而流产者；更有外界受伤，有损胎气而流产者；有产后调理失宜，使瘀血顽痰凝结不化，血脉壅涩不通，胎儿失却营养枯萎而流产者。故欲求安胎者，必早日调治，虚者补之，寒者热之，热者凉之，壅者决之，必使身体健强，寒热和调，气血和畅而胞胎自能安矣。其有习惯性流产者，尤当于平日调治，一旦怀孕后，始就医安胎，则用药反多棘手，收效亦差，医者病者，咸宜注意及此。

### （五）崩漏

血崩一证，原因多端。《素问》有："阴虚阳搏谓之崩"；赵氏曰："气为阳主升，血为阴主降，阳有余则升者胜，血出上窍，阴有余则阴者胜，血出下窍"；东垣云："清气下陷，不能升举而为崩"；丹溪云："涎郁胸中，经脉壅遏，下降而成崩"。他如冲任不固，摄纳无权，新产妇人瘀血停滞，新血不能归经以及胞宫瘀积等，皆能致崩。故治此者，无一定之法。唯有辨证施治、因病制宜而已，但临证遇到大崩如注时，则必须牢牢掌握止血、固脱二关。因出血太多若不急止，即有亡阴之虞，而血止之后，不急固其阳，则有阴虚阳越之险，挽救狂澜，此为要着。能把好此二关，再因病用药，或攻或补，或清或温，或攻补兼施，或温清并用，郁者畅之，壅者疏之，陷者举之，知其常而达其变，细心诊断，大胆负责，病情虽多，自可游刃有余，得心应手，转危为安，以奏全绩。唯癥积出血，治之稍难，尚待努力攻克耳。家父治崩漏，方药平淡无奇，而收效神速，或云另有密授。华曾举此以问，父笑谓：“我之秘在辨证施治而已，对症发药，不为成法所拘，此常理也。亦秘法也。”乍听似老生常谈，无可取者，其实大有道理，经云：治病必求其本，诸症皆然，非但崩漏矣。

## （六）恶阻

恶阻一症为妇女怀孕时常有之事，本不足奇，妇科书中多有论述，但语焉不详，难得其要领。以我多年临床所得，恶阻不外脾胃虚弱，寒热不调，气机不利，使黄婆失职，不能交通上下，如是则心下愦闷，吐逆不食，恶闻食气，头目眩晕，四肢烦痛，多卧少起等症重叠而来。此时但宜调理脾胃，和畅气机，损其有余，补其不足，安其胎气，则恶阻可以渐愈。《金匮》绝之之说，《沈氏辑要》已有阐发，予亦窥见数人，此则理有未明，或者各人之特性使然也。

## （七）乳疾

乳头厥阴所属，乳房阳明所经，内伤七情、外感六淫，以致厥阴之经气不行，阳明之热气沸腾，此乳疾之所由作也。病变多端，亦非一言可尽。以予观之，约有数端，如初产妇乳腺壅涩，乳汁不能流畅，肿硬作脓，此为内因；又或乳儿有疾，吮乳不当，酿成脓肿，此为外因；又或内已成脓，外则乳头破裂，红肿溃烂，作痛出血，此则属于内外因。然此三者，原因虽殊，治法总不外壅者疏之，虚者补之，热者清之，结者散之，溃者涤之，清其脓血，消其热毒，使内外通畅，气血安和则何往而不利？

又妇科书有：“女子未产前乳汁自出者，谓之乳泣，生儿多不育”之言。证之实践，却不尽然。昔人亦有辨驳之辞。更有女子平日未怀孕时，亦有如初乳样水液从乳头溢出者。家父曰：此症颇少，妇科书中亦少见载，性情急躁，肝火旺盛，疏泄太过者有之，姑名之曰"乳泄"可也。我退而遍考妇科方书，确未见述，唯闻父言如此，然其言对照于经旨，验证于临床，悉相符合，姑记之，以广见闻。

# 谈西医学习中医的体会

江山市人民医院　章诗录

（章诗录，男，1936 年 2 月出生，浙江兰溪人。副主任医师。1957年 7 月毕业于金华卫校。曾历任江山市人民医院副院长、院长十余年。1996 年 3 月退休。虽为西医出身，但信任中医，注重中西医结合，以提高临床疗效。）

祖国医学是我国广大劳动人民在长期与疾病的斗争中逐渐形成和发展起来的，历史悠久，并有着极其丰富的实践经验和颇具独特风格的系统理论。几千年来，它对我国民族繁衍和人民健康发挥了重大的作用，并对世界医学做出了宝贵的贡献。几年来，我学习了《药性赋》《汤头歌诀》《中医药概论》等中医中药书籍，在实际应用中也尝到一点甜头。毛主席说："中国医药学是一个伟大的宝库，应当努力发掘，加以提高。"这一英明论断，无比正确。

现在我谈一些学习中医的粗浅体会：

## （一）中西医结合抢救败血症效果显著

**1. 病例 1：**

鸿××，男性，36 岁，敖平公社人。

高热、全身痛，呕吐呓语入院。入院时病人表情较淡漠，体温39℃～40℃，神志恍惚，时而烦躁。巩膜无黄染，瞳孔对称等大，舌强硬，讲话含糊不清，舌质干、有黑苔，舌边有芒刺。颈软，胸对称，胸腹部皮肤见有散在小脓疱疹，心浊音界不扩大，心音规则，右肺有少量水泡音，腹平坦，肝肋下扪及、质软，脾未及，病理反射（－），血压

90/70mmHg。白细胞：2300/mm³，中性90%，淋巴10%，见中毒性颗粒，血培养为葡萄球菌。二氧化碳结合率28.4v%。诊断为败血症。

入院后予以链霉素0.5g肌注；每日2次，金霉素0.2g静注，每6小时1次，同时补液，纠正酸中毒。病情不见缓解，乱动乱讲，血压也下降了，有中毒性休克症状存在，当即投用神犀丹1丸，每日2次，同时继续对症治疗。第二天病人神志已较清楚，讲话也不那么强硬，再吃神犀丹1丸病情逐渐好转，以后痊愈出院。败血症已处于严重阶段，治疗往往非常棘手，而这一病例加用了神犀丹，却收到了意外的效果。

**2. 病例2：**

汪××，男性，19岁，大陈公社人。

发热头痛，全身痛入院。入院时发现病人呼吸急促，轻度紫绀，神志清，面部及四肢较冷，皮肤上大小不等瘀斑，颈软，心音规则，心前区有二级收缩期杂音，肺呼吸音（－）。腹软肝脾未及，病理反射（－），血压50/30mmHg，白细胞19000/mm³，中性84%，淋巴13%，单粒3%。诊断为败血症，中毒性休克。

入院后当即投用低分子右旋糖酐500毫升，并静滴氯霉素及氢化可的松，肌注链霉素，及其他支持对症治疗，同时加用紫雪丹，并煎服生地、丹皮、金银花、大青叶、紫花地丁、蒲公英、野菊花等芳香开窍及清热凉血等中药。效果较好，病人很快脱险，痊愈出院无后遗症。

### （二）西医诊断加用中医辨证方法好

在临床工作中，往往碰到某些病例，诊断很明确，但西医治疗效果不好，如感冒，我们主张用APC或银翘解毒片，有些病人不但效果不好，反而有恶心呕吐。按中医辨证，如外感风寒用APC就容易恶心呕吐，而对于外感风热病人效果就比较好。临床还碰到某些病人患肺炎，体温不高，但时间较长，胃口较差，经用抗菌素治疗往往效果很慢，我就注意检查舌苔，如舌质红，舌光剥少苔，舌质干，说明脱水未纠正，应适当增加补液量，之后再投用滋阴生津药物如北沙参、玄参、麦冬、生地、玉竹、芦根之类，则病情恢复较快。又如急性咽喉炎，应当辨别寒证还是热证，如果是热证，则用牛黄解毒丸效果比较理想，如用四环素或土霉素则易引起便秘，效果亦不好。因此同一种病，通过辨证来治，起到的效果就非常满意了。

（三）中西医结合治疗难治性疾病

有些病，虽然诊断明确了，但治疗却非常困难。前几年我曾碰到一例急性粒细胞性白血病患者，高热贫血入院，经西药抗菌及强的松治疗，效果不好。后加马钱子及喜树碱治疗，然马钱子加至中毒剂量，发生了抽搐，经用苯巴比妥钠及氯丙嗪控制抽搐。之后该病逐渐好转，骨髓穿刺检查也完全缓解，半年后因妊娠反应复发，合并肺炎死亡。

**病例：**

戴××，女性，20岁，毛村公社柴坑大队人。

发热，贫血，皮肤上有出血点入院。入院时检查：贫血貌，全身皮肤有散在瘀血点，巩膜不黄，舌少量白苔，心音规则，心前区有二级吹风样收缩期杂音，肺呼吸音正常，腹软肝肋下及，脾未及，血压112/76mmHg，体温36.4℃。血色素2.5g，白细胞4800/mm³，中性48%，淋巴46%，单核6%，幼稚白细胞6%，血小板6万。因未作骨穿，诊断为贫血待查，白血病？经输血400毫升，并以强的松＋青霉素治疗，同时予中药：党参、白术、山药、芋肉、当归、旱莲草、熟地、白芍、半支莲、半边莲、屯梨根及羊蹄等为主。治疗半个月，血色素上升至8g，一般情况良好出院（可惜未随访）。

（四）发挥独味药物的作用

俗话说："一味草药，气死名医"，临床上确实有某些单方验方效果良好。如慢性胆囊炎，用贯众30g＋夹心猪肉60g煎汤服，服后患者胃纳好转，上腹饱胀疼痛消失。我在本院住院部及门诊部用治过数例，效果较好。

用兰香草煎服治疗百日咳，症状改善很快。另外，兰香草用于小儿疖病的治疗效果也颇佳。有一例顽固荨麻疹用紫萍（鲜的）30g 煎服也收到了奇效。新鲜的葡萄董加鸭蛋煎吃治疗急性肾炎，部分病例效果也好。所以，单味药物，药源丰富，值得推广使用。

西医学习中医，走中西医结合的道路，是时代赋予我们的任务，也是实现医学科学现代化必经之路，我们应该认真学习，在学习中加以去粗取精，去伪存真，进行由此及彼、由表及里的思索，真正的把中医学到手。学习中医，我刚刚开始，还需要向老中医学习，向他们请教。我们一定要遵循伟大领袖毛主席关于全心全意为人民服务的教导，为促进中西医结合工作的开展而贡献我们的力量。

原载 1979 年 11 月江山县科学技术协会、中华医学会浙江省江山县

分会编《科技通讯中医部分》

# 内外合治输卵管炎患者 56 例

姜玉凤

笔者采用内服汤剂、外用热敷，内外结合治疗输卵管炎，疗效满意，现报告如下：

## （一）临床资料

从 1989 年 3 月至 1993 年 12 月，门诊治疗输卵管炎患者 56 例，年龄 20 至 40 岁不等，其中 23～30 岁 40 例，占 70%；病程 3 个月至 4 年不等，以一年为多，有 35 例，占 63%。均经西医妇科检查确诊，双侧附件增厚，或呈索条状，压痛明显 18 例；一侧附件触及长条状包块 12 例；子宫压痛连及一侧附件增粗 26 例。经 B 超检查 30 例，提示输卵管积水 12 例，做过输卵管通液术 6 例，通而不畅 4 例，不通 2 例。全部病例排除滴虫、霉菌感染，有结扎史的 16 例，人流史的 40 例（50 人

次）。本组病例无发热，血常规正常，但平时均有少腹一侧或两侧胀坠隐痛，经期痛感加重，腰骶部酸楚，白带量多，色黄或黄白而黏，尿量不多色黄。也有人流后多年不孕者，性情抑郁，或经前乳房发胀，烦躁易怒。有 22 例月经淋漓，半月始净，久则头眩眼花，耳鸣少寐。

（二）治疗方法

据症辨证属肝郁湿热，治以清热利湿、理气活血为原则。

内服自拟蛇舌败酱二苓汤加味：白花蛇舌草 30g、败酱草 15g、云茯苓 10g、土茯苓 15g、郁金 10g、牡丹皮 10g、生白术 10g、生白芍 15g、柴胡 6g、醋元胡 10g、生甘草 6g。加减：输卵管积水加炒薏苡仁 20g、浙贝 10g、泽泻 10g，重用茯苓 30g；眩晕甚加当归 10g、枸杞子 12g；少腹下坠感明显加生黄芪 3g；月经淋漓难净加宫血宁 2 粒日 2 次；若炎症消退，后期为通输卵管可加桃仁 6g、红花 6g、路路通 10g。

外敷药：苦参 15g、地丁草 15g、蒲公英 15g、桂枝 10g、细辛 6g、小谷茴 6g。浓煎，以纱布浸药液热敷患侧少腹，每日 1 次，每次 20 ~ 30 分钟。

（三）疗效观察

疗效标准：症状与体征全部消失（经 B 超复查，输卵管通液术复查）为痊愈。症状改善，但输卵管仍通而不畅；或积水消除三分之二以上者为显效。症状和体征仅部分改善，又反复发作者为无效。治疗结果：疗程最短 1 个月，最长 4 个月。治愈 38 例（均在一个月内治愈），显效 16 例，无效 2 例，总有效率 96.4%，并有 12 例治愈再怀孕者。

（四）案例

郑××，女，24 岁，赵家人。1992 年 2 月初诊。婚后一年半尚未怀孕，婆婆骂声不绝于耳，促其求治。诉未婚先孕，无奈人流，未曾调养，致经水失调，超前为多。经前乳胀，量不多，少腹胀痛伴腰酸，舌苔薄白，脉细弦，面色少华，一副哭相。妇检：外阴（－），子宫平位正常大小，左附件增粗，压痛明显。做输卵管通液术提示：输卵管通而不畅。按上法内外合治，并嘱暂时避孕。经过一个月调治，自觉症状消失，复查输卵管已畅通，随后择期探亲。期间配合治疗，于通液术后第二个月怀孕，得一千金，婆媳自然和好。

## （五）体会

笔者于 1989 年曾单用内服汤剂治疗，疗程颇长。1989 年后采用内服汤药、外加中药热敷，疗效明显提高，说明外敷中药能直达病所，内外合用，确能增强疗效，缩短疗程。

本组病例均有人流史或结扎史，个别患者 3 次人流史，这说明加强妇女经期、孕产期的卫生保健十分重要。建议进一步加强计划生育和妇幼保健的宣教指导工作，以降低该病的发生率。

原载 1995 年 8 月《上海中医药》，本次有所增删

# 甘温除热法为主治愈干燥综合征 1 例

浙江省江山市人民医院　王克非

郑××，女，60 岁，江山城区人。2000 年 11 月 16 日就诊。主诉：口鼻咽喉干燥烘热，不能自禁 3 月余。

现病史：患者自觉口腔、鼻腔、唇周阵发性干燥烘热，难以忍受。咽喉干燥，舌体发僵，常需水润，否则语言困难。诸症每于午后夜间加剧，以致夜不能寐，尤其在夏秋之季，必卧室周围用水泼湿，或在室内摆满水盆。如此阵发性燥热仍潮水般地袭来，以致胸闷烦躁，彻夜难眠。昼则两目酸困，头昏气浅，四肢无力，心中懊恼，不思饮食，大便干结难解，小便量少发热，深以为苦。数月来，虽遍服市内诸医中西药物，未获寸效。经人介绍，邀余会诊。

体检：面色灰暗，神情憔悴，皮肤肌肉松弛，头发干燥无华，苔

白厚粗糙，中有裂纹，舌淡微红，脉右濡滑，寸关部尤显滑利，尺脉沉取无力，脉左濡细微弦。

既往史：患者1997年曾因类风湿性关节炎服中西药物治疗，察其所服西药，除有抗风湿药外，亦有激素。中药则均为温热辛燥、破气耗血之品（如制川乌、桂枝、细辛、蕲蛇、蜈蚣之类）。1998年并发胃溃疡出血住院治疗。

综合望闻问切所得，诊断为："干燥综合征"。

病因病机：因病过服辛热之品，渐致阴液亏损是致病之因，五脏阴液不足，内热炽盛，元气大伤是病机所在。东垣先生曾曰："火与元气不两立，一胜则一负"。且观前医用药，或直泻其火，未免过于苦寒；或予滋阴清热，又嫌滋腻呆板，均与病无益。故遵东垣先生"甘温除大热"之法，匡扶脾胃之气，培植后天之源，升清降浊，以复运化。

治则：补中益气，升清降浊，甘温除热。

方药：补中益气汤加味。

处方：太子参30g、生黄芪15g、生白术15g、柴胡3g、升麻10g、陈皮10g、黄柏15g、麦冬15g、枳壳10g、山萸肉10g、当归身10g、桔梗10g、麻子仁30g、山茱萸1.5g、泽泻15g。4剂。

方中佐入少量肉桂，既有强心开胃、加强补气药效力的作用，又和黄柏相伍，含有引火归元，内清相火之意。

治疗经过：二诊时，自觉口鼻咽喉部干燥感明显减轻，胸闷缓解，精神振作，苔转薄，脉象寸关部滑利明显转缓，故守方加减用药。或加入黄连、黄芩、连翘、生石膏等直挫心肺、肝胃之火，或加入芦根、白茅根、肥玉竹、嫩百合、制首乌，补益心肺、肝肾之阴，如此进退调理至第6诊（服药20剂），突然于口腔、鼻翼、唇周等处发出多量红色疱疹，内热外透，自觉口渴干燥感骤减，病势顿挫。然午后、夜间潮热时发，不耐劳累，两目酸困，头昏沉重，苔边腻浊等时有反复。

故或佐入藿朴夏苓之类清利湿热，或佐入乌梅、木瓜、冬桑叶、佛手之类柔肝清肝，继续调理至第 11 诊（服药 41 剂），干燥感基本消失，偶有轻微反复。改拟益胃滋阴清热之法，贵在清灵，条理胃气，辅以食疗，疏调情志，以期巩固。方药：太子参 15g、淮山药 15g、茯苓 15g、黄精 30g、蒲公英 15g、乌梅 10g、黄连 3g、川贝 6g、淮木通 6g、粳米 30g、绿豆 30g、黄柏 10g。以此方加减调理至 17 诊（服药 67 剂），病情稳定，诸症消失，临床治愈。

体会：此例干燥综合征既有五脏阴分大伤、内热炽盛的临床表现，又有湿浊缠绵、气机阻滞的临床表现，病情颇为复杂。然而笔者紧紧抓住脾胃气机阻滞、元气大伤之病机要点，以补益脾胃、甘温除热为要紧，辅以清补五脏之阴，佐以芳香化湿清热，取得了临床治愈的显著疗效。

其次，笔者还体会到，调理脾胃必须紧紧抓住脾胃升清降浊之要点，协调好升清与降浊的相互关系，恢复脾胃运化，使其补阴而不滋腻，清热而不伤气。处方遣药，务必谨守病机，清灵流动，药随证转，使病情渐入佳境，最后辅之以食疗，扶助胃气而收功。

干燥综合征缘于内有燥热，而燥热内扰的起因却相当复杂，除了自身禀赋不足或久病阴虚外，过服燥热药物也是诱因之一。此例患者就是因为素患类风湿性关节炎，过服燥热药物引发该症的。燥热内扰，津液受伤；津液受伤，燥热益炽，恶性循环，以致五脏阴亏，元气大伤。所谓"少火生气""壮火食气"也。《素问·经脉别论》曰："饮入于胃，游溢精气，上输于脾，脾气散精，上归于肺，通调水道，下输膀胱，水精四布，五经并行"，充分说明了脾胃在津液生成输布整个代谢过程中的重要作用。只有脾胃功能的强健，才能使津液的生成源源不息，从而克制以致消除燥热之邪的干扰，恢复机体内部脏腑组织器官的阴阳平衡。因此，重建脾胃的升清降浊功能，正是本例干燥综合征得以治愈的的关键所在。笔者在以后的医疗实践中运用李东垣

《脾胃论》中"补中益气汤"的宗旨，甘温除热法还治愈过多例干燥综合征，也证明了这一理论的正确性和实用性，仅供参考。

原载 2008 年第 3 期《中华实用临床杂志》

# 感染后咳嗽的中医治疗

浙江省江山市中医院　潘善余

感染后咳嗽（PIC）是指各种病原体如细菌、病毒、支原体、衣原体等致呼吸道感染以后继发咳嗽，当感染得到控制，但咳嗽症状仍不缓解。PIC 治疗不及时往往转变为慢性持续性咳嗽，严重者影响日常工作和生活。根据 PIC 的证候特点，我们辨证采用宣透、补虚、活血等方法施治，取得了较为满意的疗效。

## （一）宣透肺气

PIC 早期阶段，多数患者都经过抗感染治疗和清热解毒中药的使用，原来可能有的热象（如发热、咽痛等）已经消失，血常规、胸片及肺部体征检查基本恢复正常，咯痰颜色也由开始的黄稠变为白色泡沫痰或无痰，但咳嗽一症未见明显缓解。究其原因，多由于刚开始治疗时清热解毒力量有余，而疏风解表之功不足，以致于表邪未尽，肺失宣肃，气逆为咳。因此，此时的治疗重点为疏达外邪，宣肺止咳。临床可根据感邪的性质，发病的时气等辨证施治。若咳嗽绵延不愈，呈干咳无痰，咽喉作痒则咳，晨起或夜间尤甚，遇寒则发，遇暖则舒，咳甚时尿自遗，胸胁震痛，口不干，或口干喜热饮，舌苔薄白，或白而不干，脉弦细等。此类证候可予疏风散寒，宣肺止咳。药用麻黄、苦杏仁、干姜、甘草、桔梗、枇杷叶、紫菀、款冬花、牛蒡子、百合、当归等。若干咳少痰，或痰如线粉不易咯出，咽干，喉痒，鼻燥，口渴，舌尖红，苔薄黄，脉小而数等。可予解表宣肺，润燥止咳。药用桑叶、杏仁、南沙参、浙贝母、豆豉、梨皮、桔梗、连翘、山栀等。

如治毛××，女，43岁，江山市区人。2008年6月12日初诊。患者半月前开始出现咳嗽伴发热咽痛、鼻塞流涕等症状。经西药抗病毒、补液等对症处理5天，发热咽痛除，鼻塞流涕止，但咳嗽反而明显，尤以夜间为甚，口干鼻燥，舌尖红，苔薄黄，脉数。理化检查：咽充血，两肺听诊阴性，血常规正常，胸片无殊。拟诊咳嗽。治当解表宣肺，润燥止咳。药用冬桑叶10g、杏仁10g、芦根15g、瓜蒌皮15g、浙贝母15g、炒条芩10g、桔梗10g、连翘15g、炙百部15g、淡豆豉15g、炙枇杷叶12g、生甘草5g。服药5剂后咳嗽症状缓解，上方去豆豉加梨皮15g、炙紫菀12g。再服5剂，咳嗽停止，咽干喉痒症状消除。

### （二）扶正祛邪

PIC慢性迁延期，多正气已伤，无力驱邪，邪恋如故，清肃失司，肺气上逆。一般病程较长，常超过3周以上，呈慢性持续性过程，反复发作，迁延不愈，严重影响患者的日常工作和生活，但各项理化检查基本正常，支气管激发试验或舒张试验均阴性（除外咳嗽变异型哮喘）。此时辨证多为本虚标实，正虚邪恋。因为咳嗽之所以迁延，必因正气内虚，所谓"邪之所凑，其气必虚"。故正气虚弱乃本病的根本，因而应"追本求源，审因论治"，主要从调理脾肺入手。肺主气，主宣发。肺气虚弱，则卫外不固，外邪易侵；肺阴亏虚，则濡润失职，肃降无权。脾主运化，升清。外感咳嗽久咳不愈而见虚象，乃脾肺气虚、元气耗损之征。正如《脾胃论》云："脾胃之气既伤，而正气亦不能充，而诸病之所由生也"。若脾气亏虚，不能运化水谷津液而聚湿生痰，上渍于肺，则咳嗽、咯痰。

肺气虚者多表现为咳声低弱无力，咯痰清稀色白，畏风自汗，易感冒，舌淡苔白，脉细弱。治宜补肺固卫，疏风化痰。药用黄芪、白术、防风、麻黄、苦杏仁、枇杷叶、紫菀、款冬花、僵蚕、蝉蜕等。脾气虚者多表现为咳嗽痰多，痰白而稠，胸脘作闷，神疲乏力，舌苔白而腻，脉濡滑。治宜健脾化痰，理气止咳。中药可予六君子汤合二陈汤加减。药如党参、白术、茯苓、炙甘草、苍术、陈皮、半夏、厚朴、百部、紫菀。肺阴虚者多表现为干咳少痰或痰少而黏，声音嘶哑，口干咽燥，时有低热，舌红而干，脉细数。治宜滋阴润肺，清燥止咳。方用沙参麦冬汤加减，药如沙参、麦冬、生地黄、紫菀、款冬花、百合、天花粉、川贝母、枇杷叶、杏仁、瓜蒌、桑叶等。

（三）活血化瘀

临床观察，PIC 患者病程较长，咽喉部黏膜常充血、水肿或肥厚。因此我们认为 PIC 患者均有不同程度的瘀血症状存在。PIC 初期阶段，外邪袭于肺络，肺失宣达，气机不畅，势必引起血脉凝滞不通；PIC 慢性迁延期限，因于肺气虚弱，无力运血，血运不行，或阴虚血脉涩滞，或痰浊内盛，阻遏气机，脉络瘀阻。正如《血证论》说："须知痰水之壅，由瘀血使然，但去瘀血则痰水自消"。因而我们体会活血化瘀法应贯穿 PIC 整个治疗过程中。加上活血药可使血活气动，再配以宣肺的药物，可使气血畅行，肺络宣达，外邪随之而出，痰浊随之而泄，邪去正复，咳嗽自愈。我们常在辨证施治的基础上加用活血化瘀药，如穿山甲、当归等。

如治郑××，男，46 岁，江山市区人。2008 年 8 月 18 日初诊。感冒后致咳嗽已 2 月余，已先后服清热宣肺、养阴润肺、止咳化痰等中药半月余，但仍干咳少痰，咽痒不适，声音嘶哑，口干咽燥。察舌质红苔薄白，脉细弦，咽后壁黏膜充血，淋巴滤泡增生。拟滋阴润肺，活血止咳。药用南沙参 15g、麦冬 12g、生地 12g、百合 15g、天花粉 15g、赤芍 10g、丹参 30g、当归 10g、浙贝母 8g、杏仁 10g、瓜蒌皮 15g、炙枇杷叶 12g。5 剂后咳嗽减轻，上方加减，再服 10 剂，诸症解除。

原载 2005 年 11 月《浙江中医杂志》第 40 卷第 11 期

# 浅谈胃食管反流病从气论治

浙江省江山市中医院　徐安姈

摘要：胃食管反流病的病位在食管，但与脾胃肝胆诸脏腑功能失调关系极为密切。主要病邪为湿、痰、气、瘀，与胃失和降、浊物上逆密切相关。饮食失调、七情内伤是其主要病因；升降失调、胃气上逆是其基本病机；肝气犯胃、气郁化火是其发病关键；从气论治、调理升降是其基本治法。

关键词：胃食管反流病　从气论治　调理升降　辨证论治

胃食管反流病是因食管胃连接部抗反流结构障碍而致胃或肠内容物反流致食管，引起胃灼热、反胃、恶心呕吐、胸骨后痛等反流症状或组织损害，常合并食管黏膜炎性改变的疾病，若长期存在，最终将形成瘢痕和狭窄，可出现吞咽困难和呕吐。中医辨证属于"胸痛、结胸、吐酸、痞满、呕逆、嗳气、噎膈"等范畴，对其论证和治法虽然丰富，但未能形成专病进行研究。

随着消化内镜检查的开展与普及，人民群众生活水平的提高，饮食结构的改变，胃食管反流病的发生率和检出率越来越高。近十余年来国内外学者已进行了大量的研究，中医对本病的认识也有了很大的提高。笔者数年来将胃镜检查和临床表现相参照，微观辨证与宏观辨证相结合，认为本病的病位在食管，但与脾胃肝胆诸脏腑功能失调关系极为密切。主要病邪为湿、痰、气、瘀，与胃失和降、浊物上逆密切相关。饮食失调、七情内伤是其主要病因；升降失调、胃气上逆是基本病机；肝气犯胃、气郁化火是其发病关键；从气论治、调理升降是其基本治法，现就从气论治浅谈如下。

## （一）从气论治的理论依据

1. 饮食失宜、七情内伤是本病的主要病因　中医认为饮食不节，嗜食肥甘，过饮酒浆，可以损伤脾胃，致脾胃蕴热，气机升降失调，胃气上逆。适度饮食，有利于脾气的恢复，胃气的顺降。现代研究证明：高脂肪食物会降低食管下括约肌压力，延长胃排空时间。长期大量饮酒，会削弱食管酸廓清能力，降低食管下括约肌压力，削弱食管上皮的保护功能。其次，情绪紧张、焦虑、强迫、恐怖等七情内伤，可致肝失调达，横逆犯胃，胃气上逆。调和七情，有利于肝气的疏泄，脾胃气机疏通调达。现代研究证明：情绪改变会延迟食管内酸的清除，加重反流。

总之饮食失宜、七情内伤是本病的主要病因，并从微观辩证的角度得到了证实，与现代医学对本病的研究极为吻合。

2. 升降失调、胃气上逆是本病的基本病机　胃为水谷之海，主受纳与腐熟水谷，容纳于胃的水谷经过胃的腐熟后，下传于小肠，其精微经脾之运化而营养全身。胃主通降，以降为顺。食管的功能是通过蠕动将食物团运进胃中，为传化物而不藏，以通降为顺，故应属"胃"的范围。胃气宜降，只有胃气通降，才能使食管传输的食物团顺利入胃，胃内食糜下输小肠，这与现代胃肠动力学研究结果基本相符。脾胃为人体气机升降之枢纽，升降相因，燥湿相济，才能使胃肠动力协调有序，维持水谷饮食的消化吸收，这种生理功能一旦由于种种病因引起失调，就会导致气机逆乱，出现胃肠动力障碍而发病。升降失调，胃气上逆，就会出现脘腹痞满、纳呆、呕恶等，这些症状与胃食管反流病的主要表现基本相似。所以脾胃升降失调、胃气上逆是胃食管反流病的基本病机。

3. 肝气犯胃、气郁化火是本病的发病关键　脾胃气机的升降与肝主疏泄的功能密切相关。脾的运化，胃的受纳，有赖于肝的疏泄，肝的疏泄功能是脾胃气机疏通畅达、脾升胃降的一个重要条件。肝的疏泄功能正常，肝气条达则胃气和降，若情志不舒，饮食失调，引起肝气郁滞，疏泄失职，横逆犯胃，胃失和降就会出现胃脘、胸胁胀满疼痛、呃逆、嗳气、恶心呕吐等症状，情志不畅易诱发或加重。若治疗失时，日久气郁化火，肝性失柔，横逆犯胃，肝胃蕴热生酸，酸液随胃气上逆而泛溢，就会出现胃灼热或胸骨后疼痛伴反酸，口干，口苦，舌红苔黄，脉弦数。胃喜润恶燥，气郁化火，灼伤胃络，胃阴不足，虚火内生，胃气失和就会出现胃脘隐隐作痛，干呕，呃逆，消瘦，舌红少苔，脉细数。气滞而血行不畅，痰阻而脉络不通，导致血液运行不畅而瘀血停积，出现吞咽困难，胸痛，呕吐甚至呕血。

　　笔者认为胃食管反流病胃镜检查早期病变以黏膜充血水肿为主，一旦解除致反流因素，病变可逆，与肝气犯胃的临床表现相类似。中期病变以浅表糜烂为主，由于基底细胞层增厚，富于血管和神经的上皮乳头几乎接近黏膜的最表面，对酸很灵敏，胃灼热或胸骨后灼痛感特别明显，若治疗得当，病变仍可逆转，与肝胃郁热的临床表现相类似。后期由于溃疡、纤维化、狭窄形成而发生吞咽困难，呕吐，饮食减少，患者往往营养不良，形体消瘦，符合胃络血瘀的临床表现，此时病变已不可逆。所以在疾病的早中期应抓住治疗的关键时机，防止疾病进一步发展。

　　（二）从气论治的主要方法

　　1. 调理升降　胃食管反流病的病机关键是脾胃升降失调，以胃失和降，胃气上逆为主，治疗应以调理脾胃气机升降为先，以苦辛配伍首当推重，以苦寒泄降为主，辛温通阳相佐为用，两者合用，泄中有开，通而能降，通调气机，气顺中和，以恢复中焦升降转输之功能。常用的苦辛配伍药物有：黄连与吴茱萸，黄芩与半夏，黄连与厚朴，黄连与苏叶等。

　　2. 顾护胃气　胃气是脾胃运行水谷精微的功能，胃气之盛衰关系到人体的生命活动及其生死存亡，故笔者认为辨证施治过程中应注意扶护脾胃之气，用药宜轻清平和。因为脾胃既病，胃气已伤，纵然有湿、痰、瘀等邪内阻，也不堪过于攻伐，再伤胃气，处方用药宜轻清灵动，理气而不耗气伤阴，芳化而不辛燥伤阴，行气而不破气伤正，养阴而不滋腻碍胃，使脾胃气和，中焦通达，升降协调，出入有序。

3. 疏肝理气 既然本病的主要病机是胃气上逆，发病关键是肝气犯胃，治疗重点自然应是疏肝理气、和胃降逆，恢复正常的胃气通降，保证食物顺利地自食管入胃，胃中食糜及时地排空。历代医家治疗相关病证的方剂和现代医家治疗胃食管反流病的方剂甚多，其中配伍疏肝理气之药者达半数以上。现代药理研究证明：疏肝理气和胃之品能抑制胃酸分泌，降低胃蛋白酶活性，从而减少对黏膜的损伤；能降低胃肠平滑肌紧张性，促进胃肠道蠕动，有解痉止痛和消除胃肠胀气的作用，显示出疏肝理气和胃药物在治疗胃食管反流病中的作用，与现代医学治疗本病选用抑制胃酸分泌药物、调节胃食管动力药物、黏膜保护药物有异曲同工之处。

王肯堂在《证治准绳》中明确指出："夫人饮食起居，一失其宜，皆使血瘀滞不行。"在疾病早中期应进行及时、有效的治疗，在疏肝理气的基础上，适当添加活血化瘀药物，使气行则血行，从而预防或减缓瘀血证的发生。

综上所述，在治疗胃食管反流病的过程中，虽然辨证有寒热虚实之不同，但胃气上逆是主要病机，肝气犯胃是发病关键，疏肝理气、和胃降逆应贯穿整个治疗过程。因为肝气升发有助于脾气的升清，使之运化正常；脾升是胃降的前提，胃降是脾升的保证。只有清气正常上升，浊气才能更好下降，而浊物之下降更有利于清气的上升。只有察气机失调之所在，顺气机升降之规律，扬药物升降之特性，才能调整气机升降失调状态至正常。

原载 2004 年第 28 卷第 4 期《浙江中医学院学报》

# 治疗内伤百病重在调理脾胃

浙江省江山市碗窑乡卫生院　赵建旺

摘要：脾胃为后天之本，气血生化之源，人体五脏六腑的功能活动，气血的化生与充养无不依赖脾胃的功能调节。本人在三十多年临床实践中，治愈了大量内科疑难杂症，取得了较为满意的治疗效果。

脾与胃互为表里，脾主运化，又主统血；胃主受纳腐熟。脾升胃降，燥湿相济，共同完成水谷的消化、吸收与输布，为气血生化之源。机体的精、气、血、津液赖脾胃运化，功能不断充养，才能维持五脏六腑的功能活动，故李东恒《脾胃轮》中有"脾胃为后天之本"之说。同时脾胃又是全身五脏六腑气机升降的枢纽。脾胃受伤一方面可引起气机升降逆乱，导致肝郁不舒，气滞血瘀，水湿内停，而成痰饮。另一方面又可导致精、气、血、津液的化源不足，从而影响脏腑的功能而变生种种他症。据此确立了治疗内科杂症重在调理脾胃这一论点的理论依据。本人在三十多年的中医临症治疗中注重脾胃调理，治愈了许多疑难病例，现将临床典型病例报告如下：

## （一）调理脾胃、甘温除热治愈内伤发热

患者徐××，男性，43岁，本市贺村镇吴村农民。素体脾胃虚弱，每遇饮食不慎或进食生冷即易腹泻、便溏，且平时易患感冒。二月前，突感恶寒，继而发热，微汗但头痛身疼不甚明显，并伴有恶心呕吐。两三天后呕吐缓解，但食欲极差，口干而不欲饮，大便稀溏，腹中隐痛，舌质淡红，苔薄少津，脉细略数，重按无力。他医辨为阴虚发热，用青蒿鳖甲汤加葛根、地骨皮等滋阴清热之品，服用十余剂，病者发热不退，热势反而加重，并出现大便溏泄，每日七八次，且完谷不化。持续一月有余，病情日渐加重，发热不退，形瘦体弱，不成人形，后经朋友介绍，前来我院要求服用中药治疗。查血常规：白细胞 $4.8 \times$

$10^9$/L，中性68.2%，淋巴31.8%。尿常规，肝、胆、脾、胰B超检查未发现异常，后腹膜B超探查未发现淋巴结肿大，胸片示：两肺膈清晰。肝功能检查各项正常，血生化指标除血钾偏低外，其余无异常发现。诊其患者，证见发热而不恶寒，乏力自汗，形体消瘦，气短懒言，口干但不饮水，食欲极差，四肢困倦，大便溏泄，小便短少，脉象沉弱而数，舌质淡白腻。究其病机为禀赋不足，素体脾阳虚弱，复因他医用寒凉滋阴之剂，更损脾阳，致使发热累月不退。证属阳虚发热，宗李东恒，甘温除热法，重在调理脾胃。

**处方**：生黄芪20g、西党参20g、炒白术15g、陈皮6g、升麻8g、柴胡6g、干葛根15g、当归12g、茯苓15g、炮姜5g、大枣7枚。水煎服，每日1剂，早晚各1次，共服3剂。

二诊：服上方3剂后，热势见减，便次减少至一日2~3次，但仍不成形，乏力自汗亦缓，饮食增进，精神好转，口干已欲少量进水。此乃脾阳渐复，病势已退之象。药已中病，复方减升麻、柴胡用量，加太子参，去炮姜继用。

**处方**：生黄芪20g、西党参20g、炒白术15g、陈皮6g、升麻5g、柴胡5g、干葛根15g、当归10g、茯苓15g、太子参20g、砂仁5g<sup>后下</sup>、大枣7枚。水煎服，每日1剂，早晚各1次，连服5剂。

三诊：服上方5剂后，发热渐退，精神疲乏明显好转，腹泻已止，纳谷已香，后投以香砂六君丸调理一月有余。半年后随访，患者纳增体健，反复感冒亦除。

本例患者素体禀赋不足，脾阳亏虚运化失常，故稍有饮食不慎或食生冷之品即易便溏、腹泻，脾阳不振且卫外不固，则易感冒。其病机为阳虚发热，医者错辨阴阳，误用寒凉滋阴之品，更伤脾阳，以致患者发热数月不退，腹泻不止，形瘦气弱，病情加重。详察其证，发热而不恶寒，此非外感，诚为内伤发热；口虽干而不欲饮，也非阴虚之候，实为脾虚运化无权，津液不能输布上承之故。更有乏力自汗、气弱懒言、四肢困倦、不思饮食，皆为一派脾阳不足之象，故宗李东垣益气健脾、甘温除热之剂投之，热势即退，腹泻亦止，食欲增进，精神好转，病已对症，后改用香砂六君丸调理脾胃，而收功。

### （二）调理脾胃培土生金，治愈肺痨伴药物性肝损害

患者吴××，女性，60岁，本市大桥镇仕阳村农民。1996年5月10日初诊。因进行性消瘦，伴头昏、乏力、低热、自汗、气浅等2月有余，在市某医院查胸片诊为"播散型肺结核"，即予收住肺科医院住院治疗。患者原有链霉素过敏史，西药投用多种抗结核药三天，患者即出现腹胀、恶心、呕吐频作，头昏、乏力、气浅益甚，纳欲全无，双目出现黄染，考虑为"药物性肝损害"，而立即停用抗结核药，改用营养、护肝药治疗一周，病情日渐加重。医院已向家属告知病危，建议转大医院治疗。患者因家庭经济原因，自动出院。后经亲属介绍，抬来我院要求中医治疗。患者一周米粒未进，靠输液维持生命。证见双目微闭，白晴黄染，面色黄，暗如烟熏，精神疲惫，倦怠嗜卧，自汗不止，气息奄奄，舌质淡胖嫩，苔白腻稍厚，脉沉细微。查血常规：白细胞$2.9×10^9$/L，中性48%，淋巴52%，红细胞$3.0×10^{12}$/L，血小板$42×10^9$/L。肝功能检查：总胆红素86μmol/L，直接胆红素54μmol/L，血清总蛋白58g/L，白细胞比例0.93。尿常规：尿胆原＋＋，尿胆红素＋＋。B超探查：肝脏肿大，肝实质呈弥漫性损害，腹水少量。胸片："两肺播散型肺结核"。中医辨证：证属脾阳虚损，元气大伤，尤有阳气欲脱之势。急拟温阳健脾，大补元气，佐以利湿退黄。

**处方：**别直参5g<sup>另炖</sup>、炮姜6g、太子参20g、生黄芪20g、生白术15g、法米仁30g、茯苓20g、陈皮8g、砂仁5g<sup>后下</sup>、茵陈15g、焦三仙各15g。3剂，水煎，每日1剂不分服药次数，采用少量多次频频喂之，以免药进过多，发生呕吐丧失药效。

二诊：3剂药后，病者自汗即止，黄疸略退，双目能开，精神好转，已能言语，舌淡苔薄，脉细弱。药已对症，原方炮姜减半再进

5 剂。

**处方**：别直参 5g（另炖）、炮姜 3g、太子参 20g、生黄芪 30g、生白术 15g、生薏苡仁 20g、茯苓 20g、陈皮 8g、砂仁 5g（后下）、茵陈 15g、焦三仙各 15g。5 剂。水煎服每日 1 剂，服法同前，并嘱其家属，每日给予带粥皮米汤频频喂食，借谷气以助药力。

三诊：药后病人腹胀明显缓解，呕吐已止，黄疸减退，但口干口渴，仍时有微热，舌边稍红，苔薄少津，脉细略数。病人阳气渐复，阴虚之象显露，治拟益气健脾，稍佐养阴。原方去辛香燥热之炮姜、砂仁以免伤阴耗津、别直参改投生晒参，再加黄精、淮山药等养阴而不滋腻、益气而不碍胃之药。

**处方**：生晒参 10g、生黄芪 20g、太子参 20g、制黄精 15g、淮山药 15g、生薏苡仁 20g、茯苓 15g、炒白术 10g、炒扁豆 15g、地骨皮 10g、干石斛 10g、焦三仙各 15g。5 剂水煎，每日 1 剂分 2～4 次服。

四诊：药后黄疸尽退，低热已除，精神倍增，已能下床活动，口干口渴也缓，嘱以原方再服 7 剂后，复查肝功能、血钾恢复正常，B 超探查肝脏缩小，腹水已吸收，但血小板仍偏低：$76 \times 10^9/L$。患者要求带中药出院，后坚持来我院门诊随访配药，以参苓白术散健脾益气，调养脾胃，以培土生金，佐加平贝母 10g、制百部 10g、沙参 15g 等调养三个月余。患者体健如初，半年后胸片复查"播散型肺结核吸收期"，一年半后再复查胸片已告痊愈，未用任何抗结核西药。

本例患者西医诊断为"播散型肺结核"，服用抗结核药后出现严重肝损害，病情日趋加重，抗结核药无法再用，西医甚感棘手，已无良策可图。中医辨证属脾阳受损，元气大伤，大有阳气欲脱之势。投以别直参大补元气为益气圣药，佐以太子参、生黄芪以助别直参补气之力；炮姜、白术温阳健脾；茯苓、薏苡仁健脾利湿；砂仁、陈皮理气健脾以助脾气升发输布，胃气通降之性，焦三仙和胃消食，更益茵陈利湿退黄，解抗结核药之余毒，救病势于危笃，投之立效。后阳气渐复，阴虚之象显露，调整用药；益气不忘养阴，养阴之时更重视固护脾胃，最后投参苓白术散加味调治三月而愈。可见中医不仅能治慢性病，对危急重病只要辨证准确，用药得当，同样能力挽狂澜，疗效显著。

### （三）调理脾胃治疗肥胖——代谢紊乱综合征

患者张××，女性，38岁，银行职员。2001年8月12日初诊。形体肥胖，体重超标十余年。近两年来出现血压、血糖、血脂、血尿酸均升高，伴月经紊乱。血压160～180/90～95mmHg，体重指数31.2，曾就诊于杭州多家三甲医院，均诊断为代谢紊乱综合征，服用西药一年余，血压、血糖、血脂、尿酸均未得到有效控制。后经朋友介绍前来我院要求服中药治疗。查空腹血糖9.6mol/L，血清总胆固醇13.2mmol/L，甘油三酯3.6mmol/L，肝功能检查：总胆红素、直接胆红素均正常，谷丙转氨酶106U，r-谷氨酰转氨酶58U。证见形体肥胖，时有畏寒，且常易患感冒，面色㿠白虚浮，头昏、头晕，气短乏力，困倦嗜卧，胸满腹胀，双下肢浮肿，左踝肿痛，活动障碍，舌淡苔白腻，脉濡细，重按无力。证属脾阳不振，运化失职。治宜温阳健脾，化湿利水。自拟健脾轻身汤加减。

**处方：** 淡附片10g、炮姜5g、炒苍术15g、茯苓20g、生薏苡仁30g、法半夏15g、陈皮10g、泽泻15g、木瓜20g、砂仁6g<sup>后下</sup>、炒莱菔子15g、苦瓜粉6g<sup>冲服</sup>。7剂，水煎服，每日1剂，连服14剂。

二诊：患者药后，自述尿量明显增多，体重半月之内减轻4kg，畏寒，面浮肢肿，左踝肿痛皆除，头昏、头晕，困倦嗜卧，胸满腹胀见减，精神好转，惟仍感乏力气短，活动后更觉气急，舌淡苔白滑，脉象濡细。前方已显效，原方去苍术，减附片、炮姜，加生晒参、生黄芪以增益气之力。

**处方：** 淡附片8g、炮姜3g、生晒参10g、生黄芪20g、茯苓30g、生薏苡仁30g、法半夏15g、陈皮10g、泽泻10g、木瓜20g、砂仁6g<sup>后下</sup>、炒莱菔子15g、苦瓜粉6g<sup>冲服</sup>。7剂，水煎服，每日1剂。

三诊：患者以上方连续再进 30 余剂，2 个月后来诊。自述药后 2 个月，头昏未作，乏力气短、困倦嗜卧、胸满腹胀已除。二个月从未得过感冒，体质较前明显增强，且胃纳较前增进，而体重反再减轻 3.5kg，精神大增，但月经虽较前好转，仍有迟后，或淋漓拖延，色较前鲜红，舌质淡苔薄白，脉缓较前有力。查空腹血糖 6.8mmol/L，血清总胆固醇 6.2mmol/L，甘油三酯 2.3mmol/L，血尿酸 320U，谷丙转氨酶 68U，r－谷氨酰转氨酶 42U。综观证，脾运已健，湿邪已祛，原方去炮姜、法半夏，附片用量减半，以免久用药性温燥辛烈而伤阴，继续调理脾胃。

**处方：**淡附片 4g、生晒参 10g、生黄芪 20g、茯苓 20g、生薏苡仁 30g、陈皮 10g、泽泻 10g、木瓜 20g、砂仁 6g$^{后下}$、炒莱菔子 15g、红枣 7 枚、苦瓜粉 6g$^{冲服}$。

用上方前后调理月余，再嘱其红枣 10 枚煎汤吞服苦瓜粉 5g，半年后，患者体重指数降至 25，面色红润，月经也变正常，查血压、血糖、血脂、血尿酸、肝功能等各项指标均在正常范围。本例患者在西医诊断为肥胖——代谢紊乱综合征，现代医学尚无特效治疗方法，甚感束手。中医辨证属脾阳不振、运化失职以致骤湿生痰，痰湿内滞，气机逆乱而变生种种病证。中医用温阳健脾、化气利水之法而获头功，继以益气运脾、调理脾胃，以巩固疗效。可见中医调理脾胃法，只要在中医辨证论治指导下确有卓越疗效，另外苦瓜粉治疗肥胖、高血脂等确有良效，值得推广。以红枣煎汤吞服，一则以除苦瓜寒凉之性，以防长期服用，伤脾碍胃；二则红枣具有益气健脾之功，二者合用妙在相得益彰。

### （四）调理脾胃治疗肝积——肝癌

患者吴××，男性，48 岁，本市吴村镇农民。2002 年 3 月 18 日初诊。患者于 1999 年 10 月发现右上腹包块，伴全身乏力，消瘦，包块呈进行性增大。经杭州二家三甲医院 B 超及 CT 扫描检查，确诊为"肝癌"。2 年来一直服用中药调理，病情趋于稳定。近日因巩膜轻度黄染，左锁骨下淋巴结肿大而住入我院。证见腹部胀满，右上腹可触及肿大肝脏，右肋下 10cm，剑突下 12cm，质硬，表面不平，无明显触痛，纳减尿黄，口干不喜饮，舌质黯红，苔白腻脉弦数。证属脾虚肝瘀癥积，阻滞运化之气机。治宜健脾益气，消癥化积。拟异功散加味。

**处方：**太子参 15g、炒白术 10g、茯苓 20g、陈皮 5g、赤芍 10g、柴胡 10g、三棱 10g、莪术 10g、猫人参 15g、蛇舌草 15g、生薏苡仁 30g、生黄芪 20g、血竭 5g、壁虎烘干 2 条、生山楂 15g。水煎服，每日 1 剂。

服药 7 剂后，腹胀满稍缓，仍口干乏味而不欲食，B 超复查"多发性肝癌"。治守上方加建曲 15g、佛手片 10g，以行气和胃消食。又进 7 剂，患者白睛黄染消退，胃纳渐增，苔白腻渐化，上方再加腊月梅 10g，再进十余剂后患者腹胀好转，纳谷睡眠已复常，舌淡苔白。守上法，重拟方药：生黄芪 15g、太子参 15g、白术 10g、鸡血藤 20g、陈皮 10g、茯苓 20g、生薏苡仁 20g、三棱 10g、莪术 10g、猫人参 30g、干石斛 10g、佛手片 10g、红枣 7 枚。守上方化裁调治，患者命延至 2003 年夏季，存活期近 5 年。

**体会：**笔者通过三十多年的中医临床实践，治愈了大量内科疑难急症，其中不乏现代医学难以解决的疑难病例，充分体现了辨证论治在临床内科杂病治疗中的重要作用，打破了中医只能治疗慢性病这一不合理的固有观念。以上 4 例皆为本人临床治验实例，实践证明，只要详审病因，辨证用药得当，常能挽危急、起沉疴。

原载浙江省中医学会《2015 年中医全科医学分会学术论文集》

# 桂枝加龙骨牡蛎汤治疗小儿夜惊 16 例

浙江省江山市人民医院　徐有水

近年来，笔者应用桂枝加龙骨牡蛎汤加减治疗小儿夜惊 16 例，疗效满意，现报告如下。

## （一）一般资料

16 例均为门诊患儿，其中男性 9 例，女性 7 例；年龄 2～13 岁，其中 2～5 岁 6 例，6～9 岁 5 例，10～13 岁 5 例；病程 5 天～6 个月。主要临床表现为熟睡中患儿突然惊醒，瞪目坐起，躁动不安，面部表情恐怖，似见异物状，有时叫喊。发作时神志迷糊，家长呼之不醒，清醒后对夜惊发作情况完全不知。发作次数不定，一般连续发作数日或数十日，或隔数日发作 1 次。部分患儿夜惊发作后入睡时，喉中有痰鸣音。全部病例行脑电图检查均未见明显异常。

## （二）治疗方法

用桂枝加龙骨牡蛎汤加减治疗。基本方：桂枝、酸枣仁、钩藤、炙远志、朱茯苓、生白芍各 6～10g，生龙骨、生牡蛎、珍珠母各 20～30g，黄连、五味子、甘草各 3～6g，蝉衣 2～4g。随症加减：伴有心悸、汗出者加薤白、丹参、石菖蒲、浮小麦、稽豆衣；口干明显者加生地黄、麦冬、玄参；兼有食积者加山楂、麦芽、谷芽；伴便秘者加火麻仁、柏子仁；舌苔黄腻者加瓜蒌、竹茹。每日 1 剂，水煎 2 次混合，分早、中、晚 3 次口服，10 剂为 1 个疗程。本组最少服用 10 剂，最长 60 剂，平均 30 剂。

## （三）治疗结果

经治疗 16 例中，12 例痊愈（夜惊症状消失，1 年内不发作）；3 例有效（症状减轻，发作间隔时间延长）；1 例无效（治疗后症状、间隔时间无变化)。总有效率92.3%。

### (四) 病案举例

叶××，女，7岁。2005年12月12日诊。患儿夜惊3月余。平素胆小，3月前因其父遭遇车祸，当时血流满面，患儿目睹后当晚即睡眠不安，后逐渐加剧，睡觉时经常哭喊，躁动不安，几乎每夜必发。2月前开始出现入睡后1小时左右突然坐起，面部表情恐怖，似见异物状，伴有心悸、全身汗出。今来我处就诊。舌红，苔薄黄，脉细数。证属心肝火旺，阴血不足。治宜平肝宁心，安神定志。桂枝加龙骨牡蛎汤加减：桂枝、钩藤、酸枣仁、炙远志、朱茯苓、麻黄根、生白芍各6g，生龙骨（先煎）、生牡蛎（先煎）、珍珠母（先煎）各20g，黄连、蝉衣、五味子、甘草各3g。5剂。12月26日复诊，诉服药后夜惊发作次数大减，入睡后已不再坐起，因家长无时间而未按时来复诊。前方再进5剂后诸症皆平，睡眠安稳，一直未复发。

### (五) 讨论

小儿夜惊是儿科临床常见的睡眠疾病之一，因影响正常睡眠，使脑下垂体分泌的生长激素减少，食欲减退，从而会影响儿童的生长发育，故应积极防治。祖国医学认为本病病位在心肝，阴血不足是导致心肝火旺、神魂不舍的根本原因。小儿"阳常有余""阴常不足"，其"有余"是相对的，而"不足"则是绝对的。心藏神，主神志，脏和则神安，心主火属阳，日属阳而夜属阴，至夜间阴盛阳衰，由于心火过亢，阴不能潜阳，热扰神明，故入夜惊悸不安。肝主疏泄而调情志，体阴而用阳。肝血不足，肝体失柔，疏泄失调，久则肝阴亏损，内生虚热，相火妄动，魂不守舍，可导致睡眠障碍。

桂枝加龙骨牡蛎汤出自《金匮要略》，由桂枝汤加龙骨、牡蛎而成，仲景用于治疗阴阳两虚，以阴泄阳浮为特点的失精、梦交之虚劳证。笔者今将之加减移用治小儿夜惊，每获良效。方中桂枝合甘草辛甘化阳，桂枝合白芍调和阴阳，白芍收敛浮越阳气；酸枣仁、远志养心益阴、安神；龙骨、牡蛎重镇安神，潜阳敛阴；黄连清心泻火；朱茯苓清内热宁心安神；珍珠母镇惊定志；五味子与甘草同用甘酸养阴；蝉蜕善治小儿惊痫夜啼，钩藤能平肝熄风，两药俱为镇静安神定惊之佳品。众药合用，阴阳调和，共奏平肝宁心、安神定志之功。诚如《金匮要略心典》所云："病见于阴，甚必及阳，病见于阳，穷必及阴，以法救之者，养其阳以救阴之偏，则阴以平而阳不伤；补其阴以救阳之过，则阳以和而阴不敝。《内经》'用阴和阳、用阳和阴'之道也"。

*原载 2006 年 8 月第 41 卷第 8 期《浙江中医杂志》*

# 《伤寒论》小柴胡汤治痛症验案

浙江省江山市须江中心卫生院　管寿明

小柴胡汤出自《伤寒论》，药仅七味，组织严谨，是著名的和解剂，常用来治疗少阳正证、变证、热入血室等病证。笔者根据张仲景但见一证便是，扩大其方应用范围，用来治半身疼痛，偏头痛，胸胁痛，获效显著。今据临床所得，举以 3 例，以窥一斑。

## （一）治半身疼痛

徐××，女，59 岁，农民。2006 年 5 月 9 日初诊。3 月前患者突然右上肢麻木，后发展到右下肢也麻木不适，右肩及右胸廓痛憋胀，日轻夜重，手指逆冷，右上肢痠软无力，右胁下有剧烈压痛。血压正常。舌质淡紫苔薄，脉弦细。诊断：半身疼痛。治疗原则：疏通血脉，解郁祛瘀；方药：小柴胡汤加减。处方：柴胡 15g、黄芩 15g、人参 10g、半夏 10g、甘草（炙）10g、生姜（切）10g、大枣 4 枚、当归 15g、川芎 15g、木瓜 10g。服 6 剂而诸证悉除。

**按**：半身疼痛、麻木多由气血俱虚，经脉失养，或气血凝滞，或寒湿痰瘀留于脉络，阻滞经气血脉之运行所致。受邪较轻者仅有麻木，如受邪较重，血脉壅滞较甚，则可见麻木而兼疼痛。治疗原则一般为疏通血脉，解郁祛瘀。因邪在浅表血脉，既非在皮表，又未入里，而是属于半表半里之间，故用小柴胡汤加木瓜、当归、川芎以通经络活血脉为主，疗效较为满意。

### （二）治偏头痛

周××，男，38 岁，农民。2006 年初夏初诊。自诉头两侧痛已半年，加重一周，发作时痛甚，经用西药止痛药当时缓解。脑电图检查未见异常。头痛时微发热，疼痛有时连及耳部，亦有时口苦发干，目胀。舌淡苔薄，脉弦细。患者饮食二便均较正常。诊断：偏头痛（少阳病）。治法：和解少阳。方药：小柴胡汤。处方：柴胡 15g、黄芩 15g、人参 10g、半夏 10g、甘草（炙）10g、生姜（切）10g、大枣 4 枚、川芎 12g。服 5 剂，两侧头痛即消失。

**按**：《伤寒论》云："伤寒中风，有柴胡证，但见一证便是，不必悉具。"注家往往把这个"一证"局限于"往来寒热""胸胁苦满""默默不欲饮食""心烦喜呕"之柴胡四大证上。临床除了这四大证以外，一般很少想到用小柴胡汤的。其中还有一条重要却容易被人所忽略的原则是："伤寒脉弦细，头痛发热者，属少阳"。故本例投以小柴胡汤加川芎而愈。

### （三）治胸胁痛

曾××，男，45 岁，干部。2005 年 6 月初诊。胸胁满闷，疼痛半年，经服肝胃气痛片等药，每次当时缓解，过后如旧。表情沉默不愿言语，有时心烦而呕，周身乏力，舌淡苔白，脉弦。二便较正常。肝功及表面抗原、抗体均正常，肝胆、胰、脾 B 超未见异常。诊断：少阳病；治法：和解少阳。方药：小柴胡汤加减。处方：柴胡 15g、黄芩 15g、人参 10g、半夏 10g、甘草（炙）10g、生姜（切）10g、大枣 4 枚、徐长卿 10g。共服 4 剂病愈。

**按**：少阳经脉从缺盆下腋，循胸过季胁，受邪则经气不利，郁而不舒，故见胸胁满闷；少阳气郁，疏泄失职，则精神沉默抑郁，郁而化火则心烦气急；"邪在胆，逐在胃"少阳受邪，疏泄不利，甚或胃气上逆则呕。《素问·评热病论篇》曰：邪之所凑，其气必虚。这一论点在少阳发病中得到很好的体现。《伤寒论》中："血弱气尽，腠理开，邪气因入，与正气相搏，结于胁下。"当人体气血虚弱时腠理不固，正气无力抗邪，邪气侵入，直接结于胁下，发为少阳病。法当和解，投以小柴胡得愈。

**结语**

医者治病，贵在审证求因。笔者认为，运用小柴胡汤方，不必拘泥于典型的往来寒热之症，只要抓住"邪犯少阳，枢机不利"这一病机，凡病位在少阳出现一部分少阳主症即可施用。正如仲师所云：有柴胡证，但见一证便是，不必悉具。上述三例，在病机上有其共性，因而均以小柴胡汤为主治之而效。由此亦可见祖国医学治病求本之重要。

原载 2008 年第 7 期《浙江中医杂志》

# 《伤寒杂病论》便秘治法临床应用体会

浙江省江山市人民医院　姜海华

摘要：通过《伤寒论》《金匮要略》的认真研读，对《伤寒论》与《金匮要略》中张仲景治疗便秘的论述与治法、方药进行了认真细致的归纳与总结。认为张仲景治疗便秘的方法主要有：表里双解法、泻下通便法、润肠通便法、温阳通便法等四种方法，涉及外感、津亏肠燥、阴血亏虚、阳虚寒凝等病症，并分析其处方用药特点及病机特征，应用于临床，收到良好疗效。经过作者的临床实践，并举典型案例加以说明，充分展示了张仲景治疗便秘的高超技法，认为其治疗便秘的学术思想，对于指导当今临床结肠癌、肝性脑病、心功能不全、心脑血管疾病中便秘的治疗，仍有指导意义。改善上述疾病患者的便秘，对疾病的治疗及预后都有积极的临床意义。

中医对便秘的病因及治疗认识由来已久，并经历代发展，积累了丰富而有效的临床经验，《伤寒杂病论》奠定了中医治疗便秘的理论和临床基础。近期复习《伤寒杂病论》，对便秘的治法颇有体会。张仲景称便秘为"大便难""大便坚""脾约"等，认为便秘病因病机多与外感、津亏肠燥、阳虚寒凝、阴血亏虚等有关，治疗上或予小柴胡汤，或予大承气汤，或予麻子仁丸等，随证而异，施用不同治法，未独持泻下一端，但皆可达通利大便之目的，其诊治思路至今仍对临床具有指导意义。其治疗方法如下：

### （一）表里双解法

产后血虚便秘兼外感者，仲景以小柴胡汤治之，如"产后郁冒，其脉微弱，呕不能食，大便反坚，但头汗出……大便坚，呕不能食，小柴胡汤主之"。妇人产后血液虚耗，肠道失于濡润，阴衰于内，阳张于外，令肠胃内燥而大便难，肌腠外疏易汗液出，中风邪，予小柴胡汤治可使风邪外出，津液得留，复润肠道。

典型案例：王××，女，29岁。产后4天，未解大便，腹部胀满，鼻塞，出汗，乏力，纳呆，面色少华，舌淡苔白脉细弱。证属血虚便秘，又外感风寒。治宜小柴胡合四物汤加减。拟方：柴胡10g、制半夏10g、黄芩10g、红枣10g、当归10g、川芎10g、熟地30g、白芍15g、甘草10g。予以3剂。服药后次日解出较大量干结宿便。3剂后予以养血活血之品调理告愈。

**按：**患者产后血虚，肠道失濡，肠胃内燥，大便难解。肌腠不固，易感受风寒，故见便秘，腹部胀满，鼻塞，出汗，乏力，纳呆，面色少华，舌淡苔白脉细弱。予小柴胡汤使风邪外出，又合四物汤以补血养血，使津液得留，肠道得润，大便易解。全方并未使用大黄、芒硝之类攻下药也能使大便得通。

### （二）泻下通便法

表邪已退，而见便秘，或者兼见阳明腑实证者，予泻下通便之承气汤，中病即止。"若表已解，而内不消，大满大实，坚有燥屎，自可除下之"（《伤寒论·伤寒例第三》）。"太阳病发汗，若下、若利小便，此亡津液，胃中干燥，因转属阳明。不更衣，内实，大便难者，此名阳明也。阳明病脉迟，虽汗出，不恶寒者，其身必重，短气腹满而喘，有潮热者，此外欲解，可攻里也，手足濈然而汗出者，此大便已硬也，大承气汤主之；阳明病，潮热，大便微硬者，可与大承气汤"（《伤寒论·辨阳明病脉证并治法第八》）。"太阳表证已去或未去，大便多日不通提示胃津不足，但正气不衰，故以大承气汤荡积除滞，泻下导滞，急下存阴。便秘兼腹痛者，予厚朴三物汤"（《金匮要略·腹满寒疝宿食病脉证治第十》）。但是无阳明腑实证者，不可予下法，"无阳明强，大便硬者，下之则必清谷腹满"（《伤寒论·辨不可下病脉证并治第二十》）。

典型案例：姜××，男，44岁。因"左上腹痛伴呕吐1天"入院，诊为"急性胰腺炎"，请中医会诊。患者发病前有暴饮暴食史，大便3天未解，脘腹胀痛，恶心呕吐，舌红苔黄厚，脉实。证属阳明腑实。予以大承气汤加味，拟方：生大黄（后下）20g、芒硝（冲入）20g、枳实20g、川朴20g、桃仁10g、蒲公英30g、赤芍30g、败酱草30g。先予2剂，水煎250ml，50ml口服，200ml灌肠，次日大便得通。生大黄，芒硝减半，余药不变，继服5剂，巩固疗效。

**按：**患者表现为痛、胀、呕、秘，阳明腑实证显然，大承气汤"自可除下之"，辅以活血之桃仁、赤芍，清热之蒲公英、败酱增强疗效，故而积滞得以荡涤，痛胀呕秘立消。

### （三）润肠通便法

润肠通便法用于脾约之便秘患者。《伤寒论·辨阳明病脉证并治法第八》《金匮要略·五脏风寒积聚病脉证并治》《金匮要略·消渴不便不利淋病脉证治第十三》论消渴病篇均有论及脾约。一般注家认为，脾约发生机理是脾为胃行津液的功能受到制约。其强调脾约，多指肠道气机不利、传导不力。临床上慢传输型便秘患者，特别是消渴病患者常见脾约这种情况，多由于胃中阳气亢盛，使脾津液不足，无以润泽粪便，推动粪便行进的功能受到制约，故见消谷善饥、大便干结而小便数多等症，治疗重在润肠通便。

典型案例：郑××，男，59 岁。原有"糖尿病"史十余年，近期消谷善饥、大便干结而小便数，舌质红苔少脉细。拟麻子仁丸加减：火麻仁 15g、杏仁 10g、芍药 20g、大黄（后下）10g、枳实、厚朴各 10g，生地 15g、麦冬 10g、元参 15g。5 剂后改为中成药麻仁丸 6g，1 天 3 次，连续服用 1 月告愈。

**按：** 患者消谷善饥，大便干结而小便数，舌质红苔少脉细，证属脾约，麻子仁丸润肠通便，可谓对症。麻子仁丸（麻子仁、芍药、大黄、枳实、厚朴、杏仁）方中以麻子仁为君药，润肠通便，辅以小承气等，全方即可祛邪又不伤正，并且丸剂可长期服用。

### （四）温阳通便法

温阳通便法用于寒湿或虚寒内停之便秘患者。"伤寒八九日，风湿相搏，身体疼烦，不能自转侧……若大便坚，小便自利者，去桂枝加白术汤主之""趺阳脉微弦，法当腹满，不满者必便难，两胠疼痛，此虚寒欲下上也，当以温药服之"。药有白术、附子、甘草、生姜、大枣，去桂枝加白术汤方中白术扶脾通便，附子振奋阳气，使寒湿或虚寒之邪从表化，寒邪得去，大便自因温下而通。

典型案例：姜×，男，68 岁。患者便秘，腹痛拘急拒按，四肢关节酸痛，手足不温，舌苔白腻，脉弦紧。治法：温里散寒，通便止痛。用药：熟附子 10g（先煎）、干姜 10g、白术 15g、小茴香 3g、独活 10g、威灵仙 10g、木瓜 15g、大枣 10g、甘草 10g。水煎 2 服，每日 1 剂，连续服用14剂而愈。

**按**：患者便秘，腹痛拘急拒按，四肢关节酸痛，手足不温，舌苔白腻，脉弦紧，系虚寒内停，挟有风湿相搏。法仲景用温药附子、干姜、小茴香，辅以祛风湿药独活、威灵仙、木瓜而收效。此证型临床上较少见，说明用温热药治便秘应用机会较少，但也提醒我们治疗便秘不要"独持泻下一端"，一见便秘就用硝、黄之品先入为主，而是对症下药最为紧要。

### （五）体会

便秘既可见于临床多种疾病，也可病久独立成病，其临床特点为大便排出困难或排便间隔时间延长，粪质干燥坚硬。《中医内科学》将它分为热秘、冷秘、气秘、虚秘。慢性便秘在结肠癌、肝性脑病、心功能不全、急性心肌梗死及脑血管病等危重疾病的预后有重要影响，甚至可危及生命。目前，国际上推出罗马Ⅱ有关慢性便秘的诊断标准，分为慢传输型、出口梗阻型、混合型三种。慢传输型便秘患者的病理基础是粪便传输缓慢，以粪质坚硬、多日一行为特点；出口梗阻型的病理基础是排便障碍，以每次排便费力费时为特点；混合型兼见两者[1,2]。治疗上许多患者常自服泻药，处理便秘，而临床医生常多予大黄之类泻下处理，以图其快。秘者宜下，但非攻下一途，只要宿便得去，腑气得通即可。本病的关键在于大肠传导失常，所以我们要通的不是大便，而是腑气，腑气得通，则大便得解，腑气不通，即使大便得通，不久又会复结。对于非梗阻性便秘来说，西医一般以对症治疗为主，没有明显的治疗药物，所以对于便秘中医有绝对的优势。

张仲景科学地将便秘的症状加以区分，根据表现有两种：一是大便坚，一是大便难，前者指大便质地变干、变硬，后者指排便困难。两者有所联系，但症状表现及意义又有所不同，这和现代医学对便秘的认识是一致的。特别是麻子仁丸在临床应用至今，疗效卓著，经久不衰。重温张仲景对便秘的认识，对我们临床中医辨证治疗仍有深刻的指导意义。

## 参考文献

［1］中华医学会消化病学分会胃肠动力学组（柯美云，罗金燕，许国铭整理）．我国慢性便秘的诊治指南（草案）．中华消化杂志，2002，22（11）：684－687

［2］尚文璠，柯美云．慢性便秘的诊断与鉴别诊断．中国实用内科杂志．2004，24（4）：196－198

原载 2007 年 10 期《浙江中医杂志》

# 钟坚活血化瘀法治疗疑难病证举隅

浙江省衢州市中医院　毛志远

活血化瘀法是当今中西医结合学术研究中最具活力、最见成效、最受国内外学者关注的领域之一。许多疑难疾病，经活血化瘀法治疗均取得令人瞩目的效果。第四批全国老中医药专家学术经验继承工作指导老师钟坚主任中医师，从事中医临床及教学 40 余年，临床擅长运用活血化瘀法治疗内科疑难杂症，疗效显著。现将钟师多年来运用活血化瘀法治疗缺血性脑血管病、过敏性紫癜、特发性气胸、病毒性心肌炎的经验总结举隅如下。

### （一）缺血性脑血管病

缺血性脑血管病又称缺血性脑卒中，其发病率随年龄增加而急剧升高，危害严重。本病以突然昏仆、半身不遂、语言不利、口眼喎斜，或不经昏仆而仅以喎僻不遂为主要特征，属中医"中风""卒中""偏枯""喑痱"等范畴。

钟师认为本病符合"血脉凝泣""留血"等血脉瘀滞、血行失度之血瘀气衰，更导致脏腑功能虚衰；素体阴阳偏盛偏衰，形成老年肝肾阴虚或气血不足可因虚而瘀。在因虚致瘀的基础上，气无以化血，血无力载气，又可因瘀致虚。人体津血同源，如为痰湿、瘀血体质，极易津停成痰，痰凝阴络，血停为瘀，使痰瘀互阻为病。缺血性脑卒中是在血瘀证的基础上，加上饮食不节、多静少动、过度疲劳或精神刺激等诱因引发本病。其一般病理表现是：急性期呈痰浊瘀阻，痰热瘀阻或痰瘀腑实内结、肝火上炎、阳化风动等一派以"邪实"为主的表现，决定其发病快而痊愈慢的必然性。恢复期、后遗症期，如病情缠绵不愈，"久病必虚"，虚证又成为主要矛盾，呈现本虚标实的病理转归，更加重了因虚致瘀和因瘀致虚的恶性循环。本病为一种以瘀为主，并包括风、火、痰多种病理产物的共同作用，且随不同病期而复杂病理过程。

治疗以分期论治为主。急性期治标为要，恢复期、后遗症期标本同治。重点在调理脏腑阴阳气血。急性期痰血新成，易化易祛，疏通经脉为主，兼平肝熄风，涤痰开窍，通腑泄浊，以尽快清除血瘀诱因。为肢体功能恢复，只要正虚不甚，可早用全蝎、蜈蚣、地龙等虫类搜风通络道，以及破瘀散结之穿山甲、王不留行、莪术等通脉散瘀。恢复期、后遗症期，针对患者瘀血产生的原因，强调补虚为主，兼以活血。另外，活血化瘀药物的选择，要根据中药的四气五味及归经。如川芎辛温走窜为血中之气药，既能活血又能行气，还能载药上行作引经药，为消瘀血之良药；大黄既能通腑醒脑，又能活血通络以"推陈致新"，在患有便秘症状时应用可起到一举两得的效果；僵蚕既能祛风，又能涤痰和络。因此，用药配伍上注意互补，以利于提高临床疗效。

### （二）过敏性紫癜

过敏性紫癜是一种毛细血管变态反应性疾病，其病理基础为广泛的全身性小血管炎症，一般认为其病因与免疫相关，病变主要见于毛细血管，多累及皮肤、肾脏、关节及胃肠道，临床典型症状为皮肤紫斑，伴关节肿痛、胃肠道症状及肾脏损害。本病属中医"葡萄疫""肌衄""血证""斑疹"等范畴。

中医学认为，本病的发生主要是外感时邪，热毒内蕴，或久病伤阴，虚火灼络所致。所以治疗时，病在血分，重在调血，采用清热凉血，滋阴凉血，益气摄血。依据"凡离经之血皆谓瘀血"的理论，将活血化瘀法贯穿于本病治疗的全过程。

由于本病的发生与体质密切相关，先天禀赋不足、肺脾气虚为其内因，而外因则多因感受时邪，饮食不当所致。病机要点为脉络受伤，血不循经，溢于脉外，离经之血，经久不去，形成瘀血阻于脉络，又加重出血。瘀血为本病的继发因素，瘀血阻于脉络又加重出血，致使病情反复发作，故认为瘀血是本病的病机关键。因此，祛瘀也是防止复发的关键。钟师祛瘀治疗颇具特色，分虚实两大类。

实证包括风热兼瘀和热毒兼瘀。其中风热兼瘀多因外感风热邪毒所致，治以清热散风，活血化瘀，方以银翘散合四物汤加减；热毒兼瘀多因热毒入血，迫血妄行所致，治以清热解毒，活血化瘀，方用清瘟败毒饮合四物汤加减。

虚证分虚火兼瘀及气虚兼瘀论治。虚火兼瘀多由热邪内淫，耗伤肝肾之阴，肝肾不足，阴虚火旺，虚火伤于脉络，故使皮肤紫斑反复发作，治以滋阴降火，活血化瘀，方用大补阴丸合四物汤加减；气虚兼瘀多由久病气虚，瘀血阻滞，气虚行血无力，血行不畅，故致紫斑反复不愈，此起彼伏，斑色淡红，治以健脾益气，活血化瘀，方以归脾汤合四物汤加减。

（三）特发性气胸

特发性气胸多发生于既往肺部无明显病变的青壮年男性，发病率较低。根据患者临床证候，属中医胸痹范畴。

由于其病变部位在肺，肺有朝百脉、主治节的生理功能，肺主一身之气，调节着全身的气机，血液的运行，也有赖于肺气的敷布与调节。因此，肺气的敷布与调节功能失常，也必然会影响血液的运行。所以，在治疗上，钟师多运用活血化瘀法治疗本病，闻效显著。《医学真传·气血》也说："人之一身，皆气血所循环，气非血不和，血非气不运。"同样说明了气血的相互作用。在临床中实践运用，确有良效。

钟师治特发性气胸仍以分期论治为主。初期因血瘀气滞明显，故用血府逐瘀汤加减治疗，行血分之瘀滞，解气分之郁结，改善病变部位的血循，减少渗出，加速气体吸收。后期当胸痛胸闷症状减轻后始改用自拟补肺汤治疗，方中黄芪、党参、白术、百合、麦冬益气养阴补肺；佐当归、三七活血化瘀，消肿止痛；白及入肺，补肺生肌；牡蛎软坚散结，配三七能抗损伤组织纤维化；甘草调和诸药。合之能益气补肺，化瘀生肌，改善病变部位的血液循环而加速伤口的愈合和气体的吸收，缩短治愈时间。

### （四）病毒性心肌炎

病毒性心肌炎是病毒侵犯心脏所致的局限性或弥漫性心肌间质炎症改变致心肌纤维变性或坏死的病变。根据病因和主证可归纳于中医学中"温病（毒）""心悸""怔忡""胸痹""虚劳"等范畴。

钟师临症治疗本病重视如下三点。（1）本病为病毒感染性病症，中医辨证要点，始终注意"热毒"和"湿毒"。上感继发多为"热毒"，胃肠感冒继发多为"湿毒"。由于心主血脉，故"毒"多在阴分、血分，治疗应注意清透"血分""阴分"毒邪。（2）热毒感人最易耗气伤阴，故急性期，正气未衰时应以清热解毒透邪为主，兼顾气阴，以防邪去正伤。病情缠绵，缓解期和慢性期，即使无热毒症状，在调补气阴的基础上，也应佐以清热解毒透邪，因余热（毒）留滞血分、阴分是本病缠绵难愈的主要原因。临床常用银花、连翘、虎杖、前胡养阴清热、活血；邪毒滞恋，用荆芥、防风配养阴清热药，辛温透解。（3）本病心肌的炎症、水肿及纤维结缔组织增生，属于中医

"血瘀"的范畴，临床要适当使用活血化瘀药，可促进炎症水肿消退及抑制增生，有助心肌炎痊愈。由于本病邪毒多在阴分、血分，因此后期治疗应益气、养阴、活血兼顾。钟师临床常以炙甘草汤、四物汤、生脉饮及血府逐瘀汤化裁运用，从中也可见活血化瘀法在治疗疑难病证中运用的灵活性、复杂性。

原载 2013 年 5 月第 48 卷第 5 期《浙江中医杂志》

# 穴位贴敷治疗支气管哮喘 162 例

浙江省江山市中医院针灸科　姜水玉

支气管哮喘是一种常见的慢性呼吸道疾病。近年来笔者采用三伏天穴位贴敷治疗，取得较为满意疗效，现报告如下。

**（一）临床资料**

162 例均为门诊病人，其中男性 85 例，女性 77 例；年龄最大 60 岁，最小 12 岁；病程最长 55 年，最短 3 年。

**（二）诊断及排除标准**

（1）诊断标准：采用 2003 年中华医学会呼吸病学分会修订的标准[1].

（2）纳入标准：年龄在 10～60 岁之间，符合支气管哮喘诊断标准，经专科医师确诊为支气管哮喘患者。

（3）排除标准：年龄小于 10 岁或大于 60 岁者，好发于夏季的哮喘者。

**（三）治疗方法**

（1）治疗时间：每年进入伏天的那天开始做，每次间隔十天左右，共做三次，连续三个伏天治疗为一疗程。

（2）治疗用药：取生白芥子、细辛、白芷、延胡索按1：2：2：2的比例配一定量研粉末，加入外用麝香适量混匀，再以新鲜的生姜汁调和，制成直径约1cm、厚度约0.2cm的药饼放冰箱冷藏备用。

（3）取穴：第1次取大椎、定喘、百劳；第2次取肺俞、膏肓俞、脾俞；第3次取肾俞、膈俞。

（4）治疗方法：取好穴位后放上药饼，用事先备好的边长为6cm左右的正方形胶布外贴固定，一般每穴贴药时间为6小时。6小时后患者自行揭去，治疗期间嘱患者不能去空调房以免影响疗效，戒辛辣烟酒。一个疗程结束后统计疗效。

**（四）疗效观察**

（1）疗效标准：痊愈：临床症状消失，随访1年内未复发；有效：发作次数减少或发作症状较以往减轻，或发作时症状较以往容易控制；无效：病情无明显改善。

（2）治疗结果：162例中痊愈55例，占33.95%；有效90例，占55.56%；无效17例，占10.49%。总有效率89.51%。

**（五）典型病例**

徐××，男，13岁，学生。初诊日期：2005年7月9日。病史：气喘、胸闷、咳嗽反复8年。每遇天气转冷即气喘、咳嗽加重，一个学期有半个多学期在医院度过，多方求治疗效欠佳。后听说穴位贴敷治疗方法，遂来就诊。诊断明确，以上述方法，于初伏、中伏、末伏各治疗一次。2006年初伏的前几日其母即来预约并激动地向笔者诉说，自经过去年治疗，今年她儿子气喘、咳嗽一直没有发作过。2006年三伏天治疗后，告之若今年病情没有发作，2007年还是需要再来一次，最好做满一个疗程疗效才巩固。2007年三伏天来做最后一次，后随访一年，未再复发。

**（六）体会**

祖国医学认为哮喘发病与肺、脾、肾三脏有关，多因痰饮内伏、风寒袭肺、痰湿壅阻、肺失宣降所致[2]。根据《素问》"圣人春夏养阳，秋冬养阴，以从其根"以及"不治已病治未病"的防重于治的思想，采用穴位贴敷疗法通过药物对穴位的刺激引起局部皮肤发泡，达到刺激经穴产生防病治病的效果，贴敷的药物一般选取中药辛温之品[3]：细辛最能入阴经，温肺化饮；白芥子善化胸膈寒痰，且生白芥子能增强发泡效果；白芷、麝香芳香走窜，散寒通络；生姜能散风寒，化痰饮。三伏天阳气正旺，腠理开泄，用上述药物敷贴体表相应穴位，可通过经络传导使药力长驱直入，深入病所。又所取穴位以善治哮喘的定喘穴和肺脾肾之背俞穴为主，通过中药和穴位的作用，可以祛除体内停痰伏饮，使肺气受益，脾气健运，肾气得充，从而得到预防哮喘发作和减轻哮喘发作的近、远期效果。可见穴位贴敷疗法，对好发于冬春的支气管哮喘确有独特的疗效。

## 参考文献：

［1］中华医学会呼吸病学分会哮喘学组．支气管哮喘防治指南［J］．中华结核和呼吸杂志，2003，26（3）：132－138.

［2］裘沛然，陈汉平．新编中国针灸学［M］．上海：上海科学技术出版社，1992：483－485.

［3］姚红，童娟，张盘德，等．穴位贴敷治疗支气管哮喘：多中心随机对照研究［J］．中国针灸，2009，29（8）：611－612.

原载 2010 年第 12 期《浙江中医杂志》

# 桂枝茯苓丸在妇科疾病中应用举隅

浙江江山市人民医院　吕品　刘日才

桂枝茯苓丸，别名牡丹丸，夺命丸，为活血化瘀消癥之常用方。由桂枝、茯苓、牡丹皮、桃仁、赤芍组成，广泛应用于由瘀血引起的多种病证,如带下、癥瘕、痛经、胞衣不下等证属瘀阻者,均可加减化裁运用。近年来,笔者以桂枝茯苓丸加减治疗一些妇科疾病,每获良效。

**(一)出处、组方特点、功能主治**

桂枝茯苓丸原方载于《金匮要略·妇女妊娠病脉证并治第二十》:"妇人宿有癥病,经断未及三月,而得漏下不止,胎动在脐上者,为癥痼害。妊娠六月动者,前三月经水利时,胎也。下血者,后断三月衃也。所以血不止者,其癥不去故也,当下其癥,桂枝茯苓丸主之。"本方以桂枝温通血脉;茯苓淡渗利水,益心脾而能安胎;赤芍、桃仁活血化瘀;瘀阻郁久易化热,以牡丹皮清热活血。全方共奏活血化瘀、缓消癥块之功效。是治疗因瘀血癥瘕在胞宫而致孕后下血不止者,原方充分体现了"有故无殒,亦无殒也"的治疗思想。后世应用已经不限于妊娠疾病,广泛应用于由瘀血引起的多种病证。

**(二)病案举例**

1. 慢性盆腔炎

钟××,女,35岁。2011年7月3日初诊。异位妊娠术后半年,白带量多,鼻涕状,味腥臭。妇科B超提示:右侧附件旁0.8cm×2.0cm条状肿物,1.5cm盆腔积液。行输卵管造影:右侧输卵管堵塞,左侧输卵管通而不畅。诊断为"慢性盆腔炎,输卵管积水"。予以消炎通液对症治疗,但症状反复,遂求助于中医治疗。证见:白带量多,少腹坠胀、隐痛,伴腰酸,月经量中,色黑多夹血块,口苦,乏力,纳欠佳,大便稀溏,舌质淡紫,边有齿痕,苔白厚腻,脉濡细。中医辨证:气虚血瘀,痰湿阻滞之带下病。治以益气养血,化湿祛瘀。投以桂枝茯苓丸加减:桂枝10g、茯苓15g、牡丹皮12g、桃仁10g、赤芍15g、当归10g、川芎10g、党参20g、生黄芪30g、全瓜蒌15g、路路通10g、艾叶6g、陈皮15g、炙甘草6g。7剂,水煎,日服2次。药后复诊,少腹坠胀有所减轻,乏力改善,纳转佳,厚苔变薄,效不更方,加入莪术 10g、石菖蒲 15g、佩兰 12g、制附片（先煎）6g，以加强化湿祛瘀之功效，连服 14 剂。三诊：腹痛腰酸明显好转，白带转清，量减少，无明显臭味，大便已成形，当月月经血块有所减少，纳可，后予以原方加减续服一个月。再诊：白带已正常，无明显腹痛腰酸，胃纳佳，苔薄白。复查 B 超：附件肿物已消失，未见明显盆腔积液。嘱其注意生活调摄，不适随诊，随访半年未复发。

**按：**慢性盆腔炎大多继发于急性盆腔炎，因治疗不彻底，病情迁延而致；或患者体质较差，病原菌毒力较弱，初起即为慢性，是妇科常见病。该病较顽固，不易彻底治愈，易反复急性发作，或继发附件炎，甚者造成不孕，给女性带来诸多困扰。此例之证属中医"带下"，多因外感六淫、情志内伤、房事不节、手术等因素致寒湿之邪损伤胞脉，胞脉瘀阻，遂见带下、少腹坠胀、腰酸、舌紫苔白腻以及附件肿物（积水）形成，故用桂枝茯苓丸化裁应用。《金匮要略论注》药用桂枝茯苓丸者，桂枝、芍药，一阴一阳；茯苓、丹皮，一气一血，调其寒温，扶其正气。此患者初诊时气虚明显，故一诊予桂枝茯苓丸加党参、黄芪、当归等益气养血化瘀之品以扶助正气；又寒湿宜温宜化，瘀滞宜通宜行，故后诊在顾护正气的基础上加强温寒化湿祛瘀之功效，药后诸症渐除。慢性盆腔炎证属寒湿瘀阻者用此方加减治疗，效果极佳，但贵在坚持用药。

2. 子宫肌瘤

毛××，女，40 岁。2010 年 6 月 25 日初诊。体检发现"子宫肌瘤"半年。近一年来月经周期每每推迟 7 天以上，经量多，色暗红，多夹血块，7 天左右净，经前乳房胀痛，行经初始少腹疼痛，刺痛为主，拒按。平素偶有腰酸，白带尚正常，胃纳可，二便正常。B 超检查：子宫后壁见一 2.5cm×3.0cm 低回声区，提示子宫肌瘤，盆腔少量积液。曾就诊西医妇科，予对症治疗并建议定期复查，因被告知肌瘤 5cm 以上可行手术治疗，患者惧怕手术，遂求助中医。诸症见上述，舌淡紫，苔薄白，脉弦细。中医辨证为气滞血瘀、瘀阻脉络之癥瘕。治以活血化瘀，软坚散结。予以桂枝茯苓丸加减：桂枝 10g、赤芍 15g、牡丹皮 12g、茯苓 12g、桃仁 10g、生黄芪 30g、制香附 15g、益母草 20g、莪术 10g、当归 10g、泽兰 10g、浙贝 15g、大枣 5 枚、炙甘草 10g。嘱患者每半月就诊一次，患者配合良好，予上方加减前后共服 3 月余（每日 1 剂，水煎，日服 2 次，经期停服），后复查 B 超，子宫肌瘤缩小为 1.8cm×2.2cm，经量、血块较前明显减少，行经腹痛减轻。继以成药"桂枝茯苓丸"坚持服用 3 个月（经期停服）。再诊：周期经量已正常，血块少，偶有行经腹部不适，B 超提示子宫小肌瘤（1.0cm×1.2cm）。嘱患者每半年复查 B 超，后随访一年未见明显增大，月经正常。

**按：**子宫肌瘤是女性生殖系统最常见的良性肿瘤，属于中医"癥瘕"范畴。中医认为癥瘕的形成多与气血失调有关。本病例为瘀血内停，气机受阻，久积成癥。瘀阻于内，冲任气血运行不畅，故经前经行少腹疼痛拒按；瘀血不去，新血不得归经，故经量多，色暗夹块。治宜化瘀消癥，方用桂枝茯苓丸加减，加莪术、香附、当归、泽兰、益母草等以加强行气活血化瘀之功，加浙贝以软坚散结；癥瘕之患非短期能除，需长期服药，而本方为攻伐之剂，久服恐伤正气，使用时酌加黄芪、大枣、炙甘草等益气补血之品顾护胃气，以防伤正。而后服用之成药为丸剂，能缓消癥块，并能增强病患服药的依从性。笔者经临床多次应用后认为 3cm 以下的子宫肌瘤用此方化裁疗效佳。

### 3. 药流后蜕膜残留

卢××，女，26 岁。2012 年 3 月 7 日初诊。一个月前因"稽留流产"在外院行药流，此后阴道流血时多时少，淋漓不尽。B 超检查后西医妇科诊断为：流产后蜕膜残留。予以止血消炎对症处理，并前后两次行刮宫治疗，仍时有少量暗红色液体流出，故求助中医。证见：

小腹时有刺痛，腰酸乏力，心情烦躁，胃纳欠佳，大便干结。舌淡红有瘀点，苔薄白，脉细涩。复查 B 超提示：宫腔内多个小片状低回声区，盆腔 1.5cm 积液。中医证属瘀阻脉络，气血两虚。治以活血化瘀，益气养血。予桂枝茯苓丸合生化汤加减：桂枝 6g、茯苓 12g、牡丹皮 12g、桃仁 6g、赤芍 10g、生黄芪 20g、当归 12g、川芎 10g、炮姜 6g、益母草 20g、五灵脂 5g、蒲黄炭 15g、皂角刺 6g、炙甘草 10g。上方服用 7 剂，水煎，一日 2 次。嘱患者服药期间注意阴道流血量以及有无肉样组织排出。二诊（3 月 14 日）：诉服药后流血渐少，第 4 天起至今无流血，偶有咖色白带流出，量少。复查 B 超提示宫腔内已无蜕膜残留。效不更方，原方加减巩固 5 剂。再诊：腹痛消失，胃纳可，白带转清，大便软。两周后月经来潮。

**按：**药物流产后蜕膜残留的情况在临床上比较常见，残留的蜕膜影响子宫收缩和内膜修复，出现腹痛腰酸、阴道流血淋漓不尽，为流产患者所苦。止血消炎对症治疗治标不治本，对于微小的残留刮宫难以完全清除，病情迁延不愈，容易导致贫血以及盆腔炎等。本病例证属瘀阻脉络，出血时间久导致气血亏损，故投以桂枝茯苓丸合生化汤加减，益气养血，化瘀生新，加用五灵脂、蒲黄炭、皂角刺散瘀止血，清除残留，促进子宫内膜修复。诸证悉除，疗效确切，笔者临床使用颇多。

### 4. 痛经

郑××，女，34 岁。2010 年 3 月 25 日初诊。自诉痛经 3 年。3 年前行人工流产后即出现痛经，呈进行性加重，每至经期需服用止痛药（芬必得胶囊）方可缓解，月经量多，夹块。多方诊治，效果欠佳。病历记载妇科检查：子宫大小正常，活动差，压痛，右侧附件可触及一小包块，质中，活动，压痛。查 B 超：右侧卵巢巧克力囊肿，大小 1.9cm×2.3cm。西医诊断：痛经，子宫内膜异位症。建议手术，患者体质差且恐惧手术，故寻求中医治疗。证见：体稍胖，表情沉默，精神欠佳，面色不华，易烦躁，大便干，舌质暗红有瘀斑，苔白腻，脉细涩。中医诊断：痛经，癥瘕，属湿瘀互结证。治以益气活血化瘀，除湿散结止痛。施以桂枝茯苓丸合当归芍药散加减：桂枝10g、桃仁6g、牡丹皮12g、茯苓15g、赤芍12g、当归15g、白术15g、泽泻12g、川芎10g、大黄（后下）6g、莪术10g、生黄芪30g、党参20g、制香附12g、制元胡15g、炙甘草10g。7剂，水煎，一日2次。酌情加入三七粉（冲服）、法山甲、泽兰等活血化瘀之品，每半月就诊一次，上方加减连续服用两月（经期停服），经期腹痛渐轻（可不服用止痛药），经量减少，精神转佳，面色改善，大便通畅，复查B超肿块已缩小至1.2cm×1.8cm，予上方化裁再服14剂。后改成药桂枝茯苓丸服用3月（经期停服）。再诊：行经时仅有轻微腹部不适，精神佳，纳可，B超示囊肿已小于1cm。遂续服上述成药两月，后随访半年，患者因故未复查B超，但痛经未发。

**按：**痛经有原发性和继发性两类，本例属于子宫内膜异位症引起的继发性痛经。中医认为，瘀血是产生这一系列症状的关键，瘀阻胞宫，不通则痛；痛久致虚，加重疼痛，加之此患者还兼有湿困的表现，故宜予桂枝茯苓丸温通胞脉、活血化瘀，当归芍药散健脾利湿，养血止痛，黄芪益气，穿山甲、泽兰、莪术等化瘀，诸药合用，祛邪固本，化瘀不伤正，共奏益气行血、化瘀止痛、消癥散结之功。中医治疗本病具有标本兼治、整体调理、疗效可靠、副作用较小、不易复发等优点，有着其他治疗手段所无法替代的作用，值得肯定和推广。

## （三）体会

胞宫乃奇恒之腑之一，与肾有络脉之联系，冲任二脉均起于胞中，有"冲为血海""任主胞胎"之说。七情损伤、房事纵欲、素体脾肾阳虚、手术等均会损伤胞脉，导致胞脉气血不调、运行不畅。其又位居下焦阴湿之地，寒湿之邪易占据血室，致阳气不伸、胞脉瘀阻，从而出现一系列湿瘀互结之症状。桂枝茯苓丸药物平常，配伍巧妙，乃化瘀之良方。通过辨证配合益气、养血、行气、化湿之品，通过活血利水、化瘀生新使冲任调和、胞脉通畅，从而达到治疗多种妇科疾病的目的，体现了中医学辨证论治"异病同治"的特色。该方治病多贵在坚持用药，多有良效。

## 参考文献

［1］班胜，黎敏，李莉．国医大师班秀文．第 1 版．北京：中国医药科技出版社，2011：69 - 71

［2］张润兰．桂枝茯苓丸治验 2 例．山西中医，2010，26（8）：6.

［3］张慧珍．益气化瘀法治疗子宫内膜异位症 38 例．光明中医，2010，25（9）：1633 - 1634.

原载 2013 年 6 月第 28 卷第二期《衢州医药》

# 三、验　方

## 伤风感冒

### （一）

〔主治〕流行性感冒：头痛、发热、怕冷、鼻塞、流鼻涕、胸痛、咳嗽。

〔方药〕薄荷一钱、荆芥一钱五分、光杏仁一钱五分、苦桔梗一钱、玄参三钱、全瓜蒌三钱、甘草一钱。

〔用法〕水煎二次，取汁分服。

（毛时安）

### （二）

〔主治〕普通感冒：头痛身疼，发热畏寒，舌苔白，口不渴，胸痞食少，或痢疾初起发热畏寒者。

〔方药〕荆防败毒散：荆芥穗、防风、羌活、独活、柴胡、前胡、川芎、桔梗、茯苓、炙草、炒枳壳。

（黄鼎溪）

### （三）

〔主治〕流行性感冒。

〔针灸处方〕内关、郄门、合谷、迎香。

〔用法〕内关针0.5至1厘米，轻刺激约3分钟，郄门针2厘米左右，中等度刺激约2分钟。迎香针0.3至0.5厘米，轻刺激约5分钟。

〔附注〕上方录自浙江中医院志五九年二月号第四十四页，经本人试验，效果确好。在针刺入迎香后，鼻塞流涕者可立即感觉鼻不塞，经一二次治疗（每日针一次后），感冒痊愈。

（华敦恭）

# 疟 疾

## （一）

〔主治〕三日疟。

〔方药〕黄蹄四只。

〔用法〕将足蹄去壳洗净煮烂吃。

（朱崇伦）

## （二）

〔主治〕疟疾。

〔方药〕黄荆树叶。

〔用法〕水煎服。

（柴锡生）

## （三）

〔主治〕预防疟疾。

〔方药〕人参败毒散加槟榔一两、石黄一两、常山三两。

〔用法〕上药焙干研末，每日服二次，每次三钱，开水送下，连服四天，不复发。

（朱谦牧）

## （四）

〔主治〕疟疾。

〔针灸处方〕太阳、百劳、大椎。

〔用法〕未发前 2 小时针太阳、百劳、大椎，用补针法，徐徐捻转，针后用麝香灸之，连针数次，即愈。

（江顺东）

# 痢 疾

## （一）

〔主治〕痢疾。

〔方药〕全顶龙芽草（一名仙鹤草），俗名子不离母草。

〔用法〕煎服。

（毛兆和）

## （二）

〔主治〕赤白痢。

〔方药〕山楂炭末、红糖。

〔用法〕上两味同煮一大碗饮下。

（毛兆和）

# 温 病

## （一）

〔主治〕外感病气机阻塞，因而出现高热不退或大汗不止，或胀痛不止，或目不了了，或咽干舌燥，或热结旁流，腹泻不已或热病后种种见症屡治不愈者。

〔方药〕三承气汤：生大黄、制厚朴、炒枳实、玄明粉、生甘草。

（黄鼎溪）

## （二）

〔主治〕热性病高热不退及病后热伏不退，大汗大渴烦躁不宁者。

〔方药〕加味白虎汤：薄荷叶、知母、川连、飞滑石、生石膏、天花粉、黄芩、生甘草。

（黄鼎澳）

（三）

〔主治〕病后胃热呕吐。

〔方药〕竹叶石膏汤加减：生石膏、知母、淡竹叶、麦冬、制半夏、生甘草。

（黄鼎澳）

（四）

〔主治〕湿温症。

〔方药〕谷仁汤：生谷芽五钱、生薏苡仁五钱、苦杏仁二钱半、青蒿三钱、芦根三钱、淡竹叶三钱、飞滑石二钱半、白通草八分、人中黄二钱。

〔附注〕此方我在抗日战争胜利后创设。诊治数百人，皆收疗效。

（毛兆和）

（五）

〔主治〕痉痫初起头痛昏迷（脑膜炎）。

〔方药〕金银花三钱、杭菊花三钱、连翘三钱、炒山栀三钱、薄荷八分、冬桑叶三钱、荆芥一钱半、生甘草一钱。

〔用法〕煎服，如无汗恶寒加羌活八分、防风一钱五分，口渴加黄芩、石膏，痉挛加僵蚕、全虫、全蝎，神昏热甚加用牛黄清宫丸。

〔附注〕法取辛凉轻清，解除上升之势，降低血压。

（严作青）

（六）

〔主治〕预防脑膜炎。

〔方药〕紫金锭。

〔用法〕上药磨汁涂鼻。

（毛兆和）

## （七）

〔主治〕脑膜炎。

〔方药〕白菊花三钱、金银花三钱、冬桑叶二钱、生栀子二钱、羌活一钱半、独活一钱半、连翘一钱半、鲜竹茹三钱、川连一钱半、石决明三钱、薄荷一钱半、鲜芦根三钱、石膏四钱、藁本一钱、钩藤三钱、玉枢丹六粒。

〔用法〕煎服。

（毛以成）

## （八）

〔主治〕脑膜炎。

〔方药〕羚羊角尖三分、石决明三钱、川连一钱半、大生地三钱、白菊花二钱、羌活一钱半、鲜竹茹三钱、金银花二钱、连翘三钱、钩藤勾三钱、薄荷一钱半。

〔用法〕煎服。

（毛以成）

## （九）

〔主治〕温病谵语。

〔方药〕珍珠粉。

〔用法〕珍珠粉和人乳服。

（毛以成）

# 中暑（发痧）

## （一）

〔主治〕预防中暑。

〔方药〕陈石香薷一钱、车前草三钱、茶叶三钱。

〔用法〕水煎服。

（毛兆和）

**（二）**

〔主治〕受暑腹痛。

〔方药〕飞滑石五钱、川郁金三钱、赤芍二钱。

〔用法〕水煎取汁服。

（杨昌华）

**（三）**

〔主治〕痧胀：突然感受疫邪，腹痛如绞，面青口张。

〔方药〕葱头三枚、食盐一撮。

〔用法〕嚼下。

（毛文善）

**（四）**

〔主治〕夏秋间热霍乱：上吐下泻，口渴，大小便俱热。

〔方药〕生石膏八钱、滑石四钱、清竹叶三钱、川连一钱、法夏一钱、半生甘草一钱、知母三钱、枇杷叶二片。

〔用法〕水煎取汁服。

〔附注〕仿病机暴注下迫皆属于热意，法取热者寒之。

（严作青）

**（五）**

〔主治〕上吐下泻。

〔方药〕鲜蒿白、行军散。

〔用法〕蒿白煎汤冲行军散。

（毛兆和）

# 泄 泻

## （一）

〔主治〕久泻不止。

〔方药〕陈茶叶三五钱、老生姜三五钱。

〔用法〕水煎服，连服二三天即愈。

（毛廷绥　姜良由）

## （二）

〔主治〕急性肠炎。

〔方药〕车前子、甘草。

〔用法〕水煎服。

（毛兴贵）

## （三）

〔主治〕湿与气郁、食积混乱中川，清浊不能升降，导致上吐下泻。

〔方药〕紫苏叶一钱、藿香叶一钱半、法半夏二钱、赤苓二钱、神曲二钱、橘皮一钱半、半炒白术二钱、炒扁豆三钱、制川朴一钱、甘草一分半。

（严作青）

## （四）

〔主治〕水泻口渴。

〔方药〕葛根三钱、炒白术二钱、茯苓二钱、炒扁豆三钱、山药二钱、砂仁五分、炙甘草一钱。

〔用法〕水煎服。

（严作青）

# 霍　乱

## （一）

〔主治〕真性霍乱，上吐下泻，粪如米泔水，四肢厥冷，脉主微细，口不渴腹不痛。

〔方药〕附片二钱、干姜一钱半、炒白术一钱、党参三钱、法半夏二钱、炙甘草一钱。

〔用法〕水煎二次，取汁分服。

〔附注〕仿仲景直中太阴，脾胃机能失司而设，心脏衰弱，症状严重者，用此温肾补脾强心剂。

（严作青）

## （二）

〔主治〕夏秋霍乱失水，眼眶陷，螺纹瘪，自汗出，脉微细，心脏衰弱欲脱之症。

〔方药〕西洋参八分、生扁豆三钱、山药三钱、芡实三钱、法薏苡仁三钱、陈木瓜一钱、炙甘草八分。

〔用法〕水煎二三次，取汁分服。

〔附注〕此方平补脾胃，收脱止泻，使脾胃机能迅速恢复，可免虚脱。

（严作青）

# 肺 痨

## （一）

〔主治〕肺结核咳血。

〔方药〕原麦冬三钱、仙鹤草三钱、鲜石斛三钱、鲜生地三钱、野百合三钱、北沙参二钱、光杏仁一钱、阿胶珠一钱半。

〔用法〕水煎二次，取汁分服。

（毛时安）

## （二）

〔主治〕肺结核。

〔方药〕鳗鱼。

〔用法〕每天代菜下饭，十岁左右者每条以三四两为佳，成人以半斤以上者佳，连服一月。

（毛时安）

## （三）

〔主治〕肺痨吐血咯血。

〔方药〕赤丹参三钱、赤芍一钱、陈枳壳六分、川象贝各二钱、杏仁三钱、茯苓一钱、泽泻一钱、甘草六分、山药一钱、丹皮一钱、旋覆花（布包）一钱。

〔用法〕水煎二次，取汁分服。

〔附注〕此方由先祖维翰先父鸿风传授，经我治愈千余人，此方新定方名为"祖传丹参赤芍枳壳汤"。

（毛兆和）

## （四）

〔主治〕晚期肺病。

〔方药〕人参菇（俗名馆内覃）。

〔用法〕先用米泔水漂净，此药一钱，用猪肉半斤烧吃。

〔辨真伪〕菇质轻色淡红，有弹性者为真，此药亦能治多年肝胃气痛。

（毛兆和）

# 盗　汗

## （一）

〔主治〕盗汗。

〔方药〕冬桑叶一味。

〔用法〕研末，空腹用米汤调服三钱，每日二次。

（毛文善）

## （二）

〔主治〕盗汗潮热。

〔方药〕刺猬皮二钱、青蒿梗一钱半、鲜石斛二钱、萸肉一钱半、银柴胡二钱、潞党参二钱、炒白芍二钱、炙鳖甲三钱、原麦冬三钱、当归身一钱、炙甘草一钱。

（毛时安）

## （三）

〔主治〕盗汗。

〔方药〕芋头梗。

〔用法〕上药晒干切细拌小米粉煮吃。

（王昌根）

# 咳 嗽

## （一）

〔主治〕秋燥咳嗽咽痛。

〔方药〕麦冬三钱、玉竹二钱、北沙参三钱、玄参一钱半、细生地三钱、旱莲草三钱、桑叶三钱、枇杷叶三钱。

〔用法〕水煎二次，分服。

（周理华）

## （二）

〔主治〕干咳。

〔方药〕川贝一两、杏仁一两。

〔用法〕上药共研细末，用枇杷叶二两煎汤，白糖冲服。

（朱谦牧）

## （三）

〔主治〕干咳无痰。

〔方药〕紫菀一钱半、百部一钱半、松子仁三钱、款冬花二钱、甜杏仁二钱、陈皮一钱、冰糖五钱。

〔用法〕水煎服。

（周理华）

# 吐 血

## （一）

〔主治〕吐血。

〔方药〕马兰头连根叶四两、白茅根四两、莲子四两、大黑枣四两。

〔用法〕先将马兰头、白茅根浓煎去渣取汁，再煮莲子、黑枣，做点心食五次后血止不复发。

（周焕烈）

## （二）

〔主治〕吐血。

〔方药〕（1）大黄泻心汤；（2）干姜甘草汤；（3）仙鹤草一两、大枣十枚；（4）儿茶六成、白矾四成共研末；（5）别直参一钱半。

〔用法〕除（4）吞服外，余煎服。

〔附注〕别直参称为独参，如其他止血药不效者用此则效，并可治产妇出血、面色㿠白者。

（周铭之）

## （三）

〔主治〕吐血。

〔方药〕侧柏碳、地榆炭、鲜石斛、藕。

〔用法〕水煎服。

（朱谦牧）

# 胸脘痛

## （一）

〔主治〕胃痛不止。

〔方药〕吴茱萸一钱、广木香一钱、槟榔一钱、黄连一钱、台乌药一钱半、酒赤芍三钱。

〔用法〕煎服。

（张兆庆）

## （二）

〔主治〕心头气病。

〔方药〕玄胡索二钱、五灵脂二钱、没药二钱、香附二钱、红花五分、当归一钱、白芍二钱。

〔用法〕水酒各半煎服。

（周焕烈）

## （三）

〔主治〕胃气病。

〔方药〕柴胡一钱、川楝子二钱、制香附一钱、橘红一钱、青皮一钱、沉香一钱。

〔用法〕水煎服。

（祝松寿）

# 噎　膈

## （一）

〔主治〕食道癌。

〔方药〕荔枝子。

〔用法〕上药焙干磨粉吃。

（毛春芹）

# 鼓 胀

## （一）

〔主治〕晚期血吸虫病腹水。

〔方药〕当归身二钱、焦白术二钱、炒白芍二钱、茯苓皮五钱、淡附片一钱半、细辛六分、干姜八分、五味子六分、炙桑皮三钱、广陈皮一钱半、生姜衣一钱、桂枝一钱、大腹皮三钱、炙甘草一钱。

〔用法〕水煎服。

〔附注〕如小便不畅加车前子三钱。

（汪寿仙）

## （二）

〔主治〕血蛊（蓄血胀）。

〔方药〕芒硝三钱、桃仁泥三钱、炒干漆一钱半、煨三棱二钱、制川朴二钱、延胡索二钱。

〔用法〕百沸汤煎服。

〔附注〕鼓胀之由蓄血，腹青筋或手足有红缕赤痕者，非因坠堕闪挫，瘀蓄于肠，腹大膨胀之血蛊。

（钟芳瑾）

## （三）

〔主治〕晚期血吸虫病腹水，肝硬化腹水，肾脏炎腹水。

〔方药〕巴豆霜干十五两、甘遂七两半、大戟七两半、芫花七两半、厚朴七两半、全当归七两半、党参七两半、枳壳七两半，另用黄蜡十两、滑石粉八两（为衣）。

〔制法〕上味除黄蜡、滑石粉外，共研极细末和匀，开水泛丸如绿豆大，置烈日中晒干，又将黄蜡放锅内隔汤燉烊，不能加水，趁药丸连匾晒得极热时，把黄蜡溶液刷在匾里，急剧旋转药匾，使每粒药丸子的外面涂上一蜡廓，转匀后，再转旋药匾滚上一层滑石粉为衣服，阴干即成。

〔用量〕成人每服4~6克，小儿每服1.5~1.6克。

〔用法〕每晨六时空腹温开水吞服，服药日不吃早餐，服药后病人取半卧位，可减少呕吐腹痛等副作用和病人痛苦。

（钟芳瑾）

**（四）**

〔主治〕血吸虫病晚期大便出血。

〔方药〕灶心土一两、阿胶珠三钱、当归二钱、生地二钱、炙甘草一钱。

〔用法〕分二次煎服。

（徐志源）

**（五）**

〔主治〕晚期血吸虫病脾痛不止。

〔方药〕落水沉香末一钱。

〔用法〕分二次开水吞服。

（徐志源）

**（六）**

〔主治〕鼓胀病肝硬化。

〔方药〕五灵脂一钱、玄胡索一钱半、黑白丑各二钱、三棱一钱二分、蓬莪术一钱半、红花五分、生鳖甲五钱、穿过山甲二钱、枳壳三钱、熟大黄三钱、左金丸二钱、郁金一钱二分，体虚者加党参三钱。

（王昌根）

**（七）**

〔主治〕预防血吸虫晚期腹水消后复发。

〔方药〕《三因方》禹余粮丸。

〔用法〕每日服一次，每次三十丸至五十丸，食前服温开水下，最忌盐，否则发痛愈甚。

〔附注〕此丸在杭州中药店现成出售。

（钟芳瑾）

## （八）

〔主治〕腹胀如蛊，四肢浮肿，便秘尿少。

〔针灸处方〕水分、丹田、三阴交、脾肾各穴。

〔方药〕麻黄一钱、桂枝一钱半、细辛一钱、干姜一钱、附片一钱、白芍一钱半、知母三钱，便秘加大黄三钱。此方若有高热、口渴、气喘兼症即不能服，须另行酌定。

〔用法〕先用麝香药灸水分、丹田、脾肾各穴，三阴交灸之觉热为度。连灸三日，再针以上各穴，唯水分、丹田两穴不可针，加服中药消水饮如上。

（江顺东）

# 黄　疸

## （一）

〔主治〕黄疸之属于湿热者为阳黄。

〔方药〕茵陈三钱、赤苓三钱、猪苓三钱、泽泻三钱、焦山栀三钱、苍白术各二钱、陈皮一钱半、川连二钱、葛根一钱半、秦艽一钱半。

〔用法〕水煎二次取汁分服。

（钟芳瑾）

## （二）

〔主治〕黄疸之属于寒者为阴黄。

· 361 ·

〔方药〕茵陈三钱、云茯苓三钱、白术二钱、猪苓三钱、泽泻三钱、川朴八分、肉桂五分、干姜八分。若脾虚者加参、草、归、芍。

〔用法〕分二次煎服。

（钟芳瑾）

### （三）

〔主治〕黄疸已见肝硬化腹胀肢肿。

〔方药〕羌活一钱、全紫苏一钱半、木瓜二钱、大腹皮二钱、川芎二钱、炙甘草一钱、陈皮一钱、广木香八分、槟榔一钱、白术一钱、沉香末五分（冲服）。

（钟芳瑾）

# 水　肿

### （一）

〔主治〕腹部肿，脉沉细。

〔方药〕商陆三钱、干姜一钱半、木瓜二钱、鸡内金一钱半、潞党参八钱。

〔用法〕流水煎二次取汁分服。

（钟芳瑾）

### （二）

〔主治〕腹部寒气胀痛并浮肿。

〔方药〕大蒜二两、花椒五钱。

〔用法〕用猪肚一只煮服三四次。

（周鼎祥）

### （三）

〔主治〕全身水肿。

〔方药〕荆芥一钱、紫苏叶一钱二分、防风一钱半、炒苍术一钱二分、秦艽一钱半、制大黄三钱、法半夏一钱半、炒枳壳一钱半、制川朴一钱半、桔梗二钱、山楂肉四钱、白扁豆三钱、料豆衣二钱、茯苓皮三钱。

（毛以成）

# 腰 痛

## （一）

〔主治〕一切腰痛。

〔方药〕橘核。

〔用法〕橘核去外皮炒黄研末，每服二钱，黄酒送下，日二次或加王不留行末二钱更效。

（严大田）

# 腹 痛

## （一）

〔主治〕中寒腹痛。

〔方药〕炒白芍三钱、炙甘草一钱、广木香一钱、吴茱萸一钱、干姜五分。

（钟芳瑾）

# 便 秘

## （一）

〔主治〕大便不通，腹泻。

〔方药〕大麦杆一把。

〔用法〕煎服。

（柴锡生）

# 脱 肛

## （一）

〔主治〕脱肛。

〔方药〕鳖头。

〔用法〕鳖头焙或烧炭存性研成细末放入铁盒备用，以防泄气，用时将脱出部洗净托上药末敷之，或用香油调敷。

（毛兴贵　张培德）

## （二）

〔主治〕脱肛。

〔方药〕0.2%～0.3%明矾水，麻油，黄蜡。

〔用法〕先用明矾水洗脱肛部，待干再用麻油、黄蜡调涂托脱上肛部，在一小时内不可行动。

（汪寿仙）

# 小便不通

## （一）

〔主治〕尿道发炎，小便不通。

〔方药〕木通一钱、车前子三钱、六一散五钱。

〔用法〕先将木通、车前子煎沸，再入六一散煎约十分钟取汁凉服，可渐通。

（朱德光）

（二）

〔主治〕小便不通。

〔方药〕车前子一钱、木通五钱、滑石粉五钱、甘草二钱、鲜白茅根七根。

〔用法〕煎服。

（王昌根）

# 黄胖（桑叶黄）

（一）

〔主治〕黄胖（钩虫病）。

〔方药〕贯众三钱、苦楝皮五钱、山紫苏五钱、土荆芥五钱。

〔用法〕煎服。

（毛之奎）

# 脚　气

（一）

〔主治〕两胫肿大。

〔方药〕米皮糠炒香一斤、红糖半斤。

〔用法〕糠糖拌匀，早中晚定时定量服。

（周焕烈）

# 流火大脚风

（一）

〔主治〕丝虫病。

〔方药〕丝瓜络、白糖。

〔用法〕煎服连服五至十天。

（王昌根）

## （二）丝虫病

〔方药〕络石藤五钱。

〔用法〕煎服数次

（王昌根）

## （三）

〔主治〕大脚风（丝虫病）。

〔方药〕陈久茶叶。

〔用法〕煎汤洗脚。

（毛兆和）

# 疝 气

## （一）

〔主治〕寒疝绕脐作痛，口吐白沫。

〔方药〕制附片二钱、广木香一钱半、川朴一钱半、桂枝一钱、生姜三片、炙甘草八分。

〔用法〕水煎服。

（周祖寿）

# 痿 痹

## （一）

〔主治〕软骨病。

〔方药〕熟地三钱、虎胫骨三钱、枣仁三钱、茯苓三钱、上赤桂二钱、当归三钱、防风二钱、川芎三钱、炙黄芪二钱。

〔用法〕上药共末蜜丸，每日二次，每次三钱，用木瓜一钱煎汤送服。

（周道尊）

### （二）

〔主治〕各种风症。

〔方药〕红花二两、当归五钱、防风五钱、荆芥五钱、白芷三钱、怀牛膝三钱、米酒五斤，浸一个月。

〔用法〕日服三次，每次一两。

（周祖寿）

### （三）

〔主治〕风湿性关节炎。

〔方药〕独活三钱、秦艽三钱、当归三钱、五加皮三钱、附片六分、防风三钱、川芎二钱、炒白芍三钱、鸡血藤胶三钱、甘草一钱半、桂枝一钱、桑寄生三钱，小活络丹一粒另外服。

〔用法〕水煎服。

（姜良由）

### （四）

〔主治〕关节炎。

〔方药〕炙虎骨四钱、续断二钱、萆薢一钱、汉防己二钱、宽筋草二钱、独活二钱、牛膝三钱、白茯苓四钱、红花五分、全当归三钱、炙黄芪二钱、五加皮五钱。

〔用法〕水煎用白茅根一两为引，加白酒冲服，连服五六剂必效，再服五六剂可痊愈。

（周师通）

## （五）

〔主治〕关节炎。

〔方药〕桂枝二钱、仙灵牌一钱、炒白芍二钱、威灵仙三钱。

〔用法〕水煎用白酒少许冲服。

（周鼎祥）

## （六）

〔主治〕风湿性关节炎及扭伤。

〔方药〕生川乌、生草乌、细辛、肉桂各等分。

〔用法〕共研细末，用滤过拌匀，密装瓷瓶内，用时取一块，捻成小饼样，垫艾炷下，灸痛处，灸至肌肉感觉热难受后停灸。隔一二天继续再灸，较诸单用艾炷灸者收效更速。

（华敦恭）

# 麻风病

## （一）

〔主治〕大麻风。

〔方药〕穿山甲肉。

〔用法〕烧吃。

（毛兆和）

# 头痛眩晕

## （一）

〔主治〕头痛眩晕。

〔方药〕川芎三钱、防风三钱、白芷三钱、桂圆肉一两。

〔用法〕水煎服。

（朱德光）

## （二）

〔主治〕耳鸣。

〔方药〕生地黄。

〔用法〕切断纸包火煨塞耳，数次即愈。

（周文魁）

# 养　生

## （一）

〔主治〕少年白发。

〔方药〕何首乌二两、熟地四两、当归一两、炒白芍二两。

〔用法〕煎服，每日服一剂，服至两月。

（王昌根）

## （二）

〔主治〕养精延龄发乌体轻。

〔方药〕大鲜何首乌十斤、皂豆（黑大豆）二斤。

〔用法〕上药入铜锅煎九天待干，藏好每晨当粥吃用水蒸，一月后见效。

〔禁忌〕服药同时忌食萝卜。

〔附注〕我服一月后即感体轻发乌好睡，现年七十精尚足

（毛兆和）

# 月经不调

## （一）

〔主治〕月经不调。

〔方药〕熟地三钱、炒白芍三钱、川芎一钱、酒蒸茺蔚子一钱、酒当归一钱半、益母草一钱、泡姜炭一钱、红花一钱、桃仁一钱。

〔用法〕煎服。

（张兆庆）

## （二）

〔主治〕子宫出血。

〔方药〕益母草一两、阿胶（酒燉烊）五钱、生甘草三钱。

〔用法〕煎服。

## （三）

〔主治〕阴部肿硬抽痛。

〔方药〕枳实八两。

〔用法〕用枳实切片炒热后帛裹熨痛硬处，冷则易之，二三次即愈。

# 血　崩

## （一）

〔主治〕血崩。

〔方药〕鲜老鼠冒根一两、丹参一两。

〔用法〕先将老鼠冒根洗净加丹参煎二次，每次冲入黄酒五钱服。

（李廷钧）

## （二）

〔主治〕产后血崩。

〔方药〕潞党参三钱、炙黄芪六钱、归身三钱、炒白芍二钱、炒杜仲二钱、阿胶二钱、艾绒一钱、制香附一钱、地榆炭三钱。

〔用法〕水煎服二次。

（李廷钧）

# 带　下

## （一）

〔主治〕赤白带。

〔方药〕全当归三钱、白芍三钱、高良姜炭五分、黄柏一钱、椿根皮一钱半、樗白皮一钱。

〔用法〕水煎四次，分服。

（钟芳瑾）

## （二）

〔主治〕体虚带下。

〔方药〕潞党参、茯苓、白术、甘草、陈皮、生薏苡仁。

〔用法〕煎服。

（钟芳瑾）

# 孕妇呕吐

## （一）

〔主治〕孕妇呕吐。

〔方药〕伏龙肝（又名灶心土）。

（毛兆和）

# 胎前水肿

## （一）

〔主治〕胎前水肿。

〔方药〕当归三钱、川芎三钱、白芍六钱、茯苓四钱、泽泻七钱、白术四钱。

〔用法〕共研末，每服一钱，日三服。

（周铭之）

# 麻　疹

## （一）

〔主治〕预防麻疹肺炎。

〔方药〕鲜芦根二两。

〔用法〕煎汤茶服。

（毛旭璜）

## （二）

〔主治〕麻疹热逼肺胃，呕血便血，烦躁，脉伏。

〔方药〕（一）鲜生地四钱、金银花三钱、丹皮一钱半、赤药一钱半、紫草一钱半、人中黄一钱半、连翘二钱、川连一钱、花粉二钱，以上煎服。鲜侧柏一握杵汁冲。

（二）麻黄三钱、青葱四钱、苏叶一两，此方熏洗。

〔用法〕第一方煎服，第二方煎熏浴。

（王晋梓）

## （三）

〔主治〕麻疹见点色紫。

〔方药〕鲜生地三钱、金银花二钱、丹皮一钱半、赤芍一钱半、连翘二钱、光杏仁二钱、桔梗一钱、生芫荽子二钱、荆芥一钱半、蝉衣一钱、甘草二钱、生枳壳一钱、青葱三支、葛根二钱。

〔用法〕煎服。

（王晋梓）

**（四）**

〔主治〕麻疹见点，痰闭。

〔用法〕光杏仁二钱、桔梗一钱半、牛蒡子一钱半、前胡一钱半、川贝一钱半、连翘二钱、僵蚕一钱半、荆芥一钱五分、防风一钱、芫荽子一钱半、生甘草一钱、枳壳一钱、老紫草一钱、青葱三支。

〔用法〕煎服。

（王晋梓）

**（五）**

〔主治〕麻疹见点至足，高热不退，口渴烦躁。

〔方药〕连翘二钱、生石膏三钱、淡竹叶二钱、鲜芦根四钱、鲜石斛二钱、鲜生地三钱、金银花三钱、光杏仁一钱半、桔梗一钱半、川贝一钱、生甘草一钱、只壳一钱、玄参二钱、白前二钱。

〔用法〕煎服。

（王晋梓）

**（六）**

〔主治〕麻疹回后蒸热咳嗽，喑哑，烦躁，不纳，口臭，便闭。

〔方药〕北沙参二钱、连翘二钱、干石斛二钱、鲜芦根三钱、玄参三钱、鲜生地三钱、地骨皮三钱、白前二钱、川贝一钱、枳壳一钱、甘草一钱、大麻仁三钱。

〔用法〕水煎服。

（王晋梓）

# 惊风　脐风

## （一）

〔主治〕抽筋。

〔方药〕蜈蚣一条、全蝎四枚。

〔用法〕共研末，每服二厘，不可多服。

（周铭之）

## （二）

〔主治〕暑热高，神昏不语。

〔方药〕紫雪丹一分、生地四钱、生石膏一两。

〔用法〕生地石膏二味煎汤，紫雪丹冲服。

（周铭之）

## （三）

〔主治〕急惊风。

〔方药〕青蒿虫七条。

〔用法〕将青蒿虫捣成糊状和粥吃。

〔方药〕青竹沥一杯、生姜汁数滴。

〔用法〕竹沥与姜汁混合服。

（毛兆和）

## （四）

〔主治〕脐风。

〔方药〕安宫牛黄丸一个。

〔用法〕用灯芯七条煎汤，安宫牛黄丸化服。

（王昌根）

## （五）

〔主治〕脐风。

〔方药〕全蝎三分、蝉衣三只、灯芯三条、丝瓜络一寸、川贝三分。

〔用法〕水煎服。

（王昌根）

## （六）

〔主治〕抽搐，角弓反张，四肢发丹毒，口渴、痰闭。

〔方药〕天麻八分、当归七分、丹皮一钱半、竹黄七分、姜虫一钱半、赤芍一钱半、生石决明四钱、炙乳没各八分、麻黄四分、胆星八分、全蝎三个、钩藤三钱、川地龙八分、鲜白茅根一束、琥珀抱龙丸一粒磨冲。

〔用法〕水煎服，二剂即愈。

（王晋梓）

## （七）

〔主治〕小儿高热抽搐，昏睡，便秘，尿少，口渴，津少。

〔方药〕生石明三钱、钩藤三钱、甘菊花二钱、全蝎三个、直僵蚕一钱半、连翘二钱、黄芩一钱半、茯苓三钱、车前子一钱、川贝一钱半、枳壳一八分、银花二钱、芦根二钱、鲜荷叶一角、万氏牛黄丸一粒化服。

〔用法〕水煎服二次。

（王晋梓）

# 疳（包括寄生虫病）

## （一）

〔主治〕驱蛔虫。

〔方药〕葱白、菜籽油。

〔用法〕葱白打细同菜油蒸熟，饭后服。

（毛廷绥）

## （二）

〔主治〕驱蛔虫。

〔方药〕芜荑一钱、槟榔一钱、生大黄一钱、建均子七个、楝树皮二钱。

〔用法〕煎服。

（张兆庆）

## （三）

〔主治〕疳疾鼓胀，不思饮食。

〔方药〕野皂角五钱、鸡蛋一枚。

〔用法〕水二碗煎，鸡蛋熟后，打破壳再同煎，茶饮完鸡蛋同吃完，连服三四次可愈。

〔附注〕野皂角七八月间采取阴干，茎高二三尺，叶瓣长如皂角叶，结实如川牙皂，细小味淡。

（江顺东）

## （四）

〔主治〕蛔虫及姜片虫。

〔方药〕槟榔五钱、雷丸二钱、使君子三钱、根厚朴二钱、建曲二钱。

〔用法〕共研末蜜丸，大人每日三次，各服三钱；小儿减半温开水送下。

（严大田）

## （五）

〔主治〕小儿梦中咬牙。

〔方药〕槟榔五钱、广陈皮二钱、牵牛子一两（炒焦取头末）、炙甘草五分。

〔用法〕共细末以蜜调空心服，每服二钱。

（姜良由）

# 白 喉

## （一）

〔主治〕白喉。

〔方药〕生石膏三钱、连翘三钱、金银花一钱、生甘草一钱、黄连一钱、龙胆草一钱。

〔用法〕水煎服。

（张兆庆）

# 小儿腹泻

## （一）

〔主治〕腹泻。

〔方药〕淮山药一两。

〔用法〕水浓煎，一日之间陆续吃完。

（周铭之）

## （二）

〔主治〕夏月小儿水泻。

〔方药〕红灵丹。

〔用法〕每服一分，日二三服。

（周铭之）

## （三）

〔主治〕腹泻。

〔方药〕防风一钱、白术一钱、茯苓三钱、甘草一钱。

〔用法〕水煎服。

（周铭之）

# 杂 治

## （一）

〔主治〕小儿脾热，眼不能开。

〔方药〕当归一钱、川芎一钱、白芍二钱、生地三钱、天花粉二钱、甘草二钱。

〔用法〕水煎服。

（周焕烈）

## （二）

〔主治〕小儿龟头发炎。

〔方药〕凤凰蛋壳。

〔用法〕烧存性研末，加冰片少许，敷患处。

（朱德光）

## （三）

〔主治〕羊须疮。

〔方药〕红枣烧存性，不拘数。

〔用法〕青油调搽。

（郑献朝）

## （四）

〔主治〕小儿脱肛。

〔方药〕五倍子、白矾末等分。

〔用法〕先将五倍子末用纸卷成条燃着，放便桶薰之即收上，再用白矾末搽之不复发。

（郑献朝）

## （五）

〔主治〕小儿痄子热疖。

〔方药〕活蟾。

〔用法〕在四五月间采取活蟾一二只剥去皮，每服一只清汤蒸吃。

（郑献朝）

# 跌打损伤

## （一）

〔主治〕骨折。

〔用法〕水杨梅根皮。

〔用法〕先将根皮切细用红粉炒热捣烂敷患处，外用杉木皮夹好，再布包紧，三天一换，五至七次痊愈。

（周顺清祖传）

## （二）

〔主治〕跌打损伤。

〔方药〕木蟹树皮（大茴香树皮）。

〔用法〕将皮晒干研细末，内伤每服五分至一钱酒冲服，外伤用酒药末敷伤处。

（周顺清）

## （三）

〔主治〕跌打损伤。

〔方药〕白鲜皮一两、当归尾三钱、骨碎补三钱、续断二钱、杜仲二钱、白薇二钱、泽兰三钱、法穿山甲珠一钱。

〔用法〕水煎服酒冲，多少适量。

（李廷钧）

**（四）**

〔主治〕损伤肿痛。

〔方药〕生甘草。

〔用法〕用醋磨上药敷患处。

（祝松涛）

**（五）**

〔主治〕损伤肿痛。

〔方药〕王不留行三钱、血竭一钱半、杜仲四钱、地鳖虫一钱半。

〔用法〕水煎服。

（周祖寿）

**（六）**

〔主治〕损伤痛。

〔方药〕生草乌二钱、生川乌二钱、红花一钱半、肉桂一钱。

〔用法〕共细末，强壮人每服三分，老人及小孩每服一分或酌减，用白糖汤或黄酒冲服每日二次。

（王晋才）

**（七）**

〔主治〕损伤或挫伤。

〔方药〕生天南星五分、生半夏五分、生草乌五分、生川乌五分、南木香二钱、香血芷二钱。

〔用法〕共研末老白酒冲服，开水亦可，分十次服，每日服一次，但必须夜间服下。

（陆庆堂）

# 刀　伤

## （一）

〔主治〕外伤出血。

〔方药〕鼍血。

〔用法〕鼍血和石灰拌匀阴干，研细末。用时将伤口洗净敷上细末包好。

（毛良烜）

## （二）

〔主治〕刀伤出血。

〔方药〕龙眼核不拘数、冰片少许。

〔用法〕焙干研细末加冰片末和匀掺上，血即止，无斑痕。

（毛之奎）

# 烫火伤

## （一）

〔主治〕烫火伤。

〔方药〕新鲜黄牛粪、生桐油。

〔用法〕两者调敷患处即能止痛。

（周焕烈）

## （二）

〔主治〕烫火伤。

〔方药〕鸡骨头焙干研末。

〔用法〕用香油调敷患处。

（周文魁）

**（三）**

〔主治〕烫火伤。

〔方药〕芝麻壳烧灰研末。

〔用法〕用青油调敷患处。

（王晋才）

**（四）**

〔主治〕烫火伤。

〔方药〕菜油、石灰等分。

〔用法〕先将石灰用水化开澄清二次，将水面上浮游之尘埃杂质去掉，另将清石灰水倾入碗具中，再加菜油调成白色浆液，用此搽敷患处。有水泡即须刺破。

（毛良烜）

**（五）**

〔主治〕火烧伤。

〔方药〕贯众烧研末。

〔用法〕香油调整涂立止痛。

（周文魁）

# 痈疽疔毒

**（一）**

〔主治〕食指痈疽，久烂不止。

〔方药〕金针花根。

〔用法〕捣烂如泥，敷患处，逐日换敷。

（杨昌华）

**（二）**

〔主治〕疔疮走黄。

〔方药〕陈苔菜。

〔用法〕研末敷患处痛止而愈。

（周文魁）

## （三）

〔主治〕疔疮及蜂窝炎。

〔方药〕鲜白雄鸡草、鲜紫花地丁草。

〔用法〕共捣烂敷患处。

（陆庆堂）

## （四）

〔主治〕对口或偏口。

〔方药〕干茄蒂不拘数。

〔用法〕焙干研末，清油调涂。

（洪世志）

## （五）

〔主治〕对口。

〔方药〕白茄蒂三个。

〔用法〕晒干研末用醋调搽患处，余下用白糖酒冲服。

（朱谦牧）

## （六）

〔主治〕对口。

〔方药〕瓜子肉。

〔用法〕捣烂敷患处。

（夏江茂）

## （七）

〔主治〕疔疮。

〔方药〕桐子树皮（去粗皮留白皮）二两、三白酒一碗。

〔用法〕将皮煎蘸酒三服，肿消痛止。如疮口已溃，用三仙丹和八宝丹加冰片研细末搽敷患处，膏药贴上两天一换。

（徐培春）

## （八）

〔主治〕对口、对偏。

〔方药〕白毛夏枯草一两、红沙塘少许。

〔用法〕两物拌匀，放石臼内杵烂，敷患处，未出头者消散，已出头者收口，数二次即愈。

（姜增寿）

## （九）

〔主治〕疔疮。

〔方药〕白毛骨柴叶。

〔用法〕采叶咀嚼敷疔上，痛停肿消。

（姜增寿）

## （十）

〔主治〕唇疔。

〔方药〕粪缸内长尾虫。

〔用法〕洗净捣烂取汁点上即愈。

（姜增寿）

## （十一）

〔主治〕水疔。

〔方药〕甘蔗渣。

〔用法〕烧灰存性用油调搽患处数日即愈。

（姜增寿）

## （十二）

〔主治〕疔疮。

〔方药〕骆驼虫。

〔用法〕除去头足将腹部研糊搽患处，疗头即出，消肿止痛。

（金朝根）

## （十三）

〔主治〕疗疮。

〔方药〕蝉衣、僵蚕等分。

〔用法〕共研末醋调敷四周围，候根发出，再涂即愈。

（周文魁）

## （十四）

〔主治〕发背搭掌。

〔方药〕槲树根皮（去粗皮取白）不拘数、酒酿糟、白糖或红糖少许。

〔用法〕将槲树根皮捣烂如泥再加酒酿糟捣匀，捏成饼子，中留一空，敷患处，其中孔要对着疮顶正中。此系传验方。

（杨昌华）

## （十五）

〔主治〕上搭掌初起，及一切肿毒。

〔方药〕生天南星不拘数、浓茶适量。

〔用法〕将浓茶放粗碗中，用南星磨成浆糊状涂患处。

（杨昌华）

## （十六）

〔主治〕搭掌。

〔方药〕蚊虫二个。

〔用法〕将蚊放膏药中贴换，两天即愈。

（廖宗理）

## （十七）

〔主治〕骨槽风。

〔方药〕苦楝子肉不拘数。

〔用法〕捣烂敷患处，其骨白出而愈。

（姜仁贵）

**（十八）**

〔主治〕无名肿毒。

〔方药〕生川乌一钱半、生草乌一钱半、生南星一钱、生半夏一钱、樟脑五分。

〔用法〕共研米醋调敷患处。

（郑同春）

**（十九）**

〔主治〕无名肿毒。

〔方药〕八角刺根、老公鸡一只。

〔用法〕将公鸡肉和八角刺根蒸食，过几天肿全消。

（王喻义）

**（廿）**

〔主治〕蛇头疮生，手指上红肿疼痛。

〔方药〕蜈蚣一条、白芷三钱、麝香一厘。

〔用法〕共研末纸捲烧烟熏之，痛即止。

（毛文善）

**（廿一）**

〔主治〕蛇窝疮关节皮质处痛痒交作。

〔方药〕蜈蚣一二条、香油二两。

〔用法〕将蜈蚣浸入油内，磁瓶收贮，搽疮上二次即愈。

（毛文善）

**（廿二）**

〔主治〕肚毒俗名肚超。

〔方药〕野芋草根不拘数、酒槽二两。

〔用法〕共捣烂敷患处，肿即消散。

〔附注〕该草生于山地，叶三角形，柄红色细长互生，藤根有圆形块状，像芋艿。

（徐兆森）

## （廿三）

〔主治〕掌心掌背肿烂不止。

〔方药〕鲜白及、茶子油饼等分。

〔用法〕共捣如泥敷患处。

（杨昌华）

## （廿四）

〔主治〕肉破流脓。

〔方药〕芥菜根、荔枝肉。

〔用法〕将菜根洗净和荔肉共捣敷患处。

（杨昌华）

## （廿五）

〔主治〕搭掌。

〔方药〕牛角屑、青油。

〔用法〕将牛角屑烧炭成性去火性，用青油调敷患处，如已溃敷疮周围，中留小孔，使出脓水。

（毛良烜）

## （廿六）

〔主治〕一切肿毒，开刀不痛。

〔方药〕蟾酥一钱、生半夏六分、闹洋花一钱、蟾酥散一钱、白胡椒一钱八分、川椒一钱八分、华发一钱、大川乌一钱八分。

〔用法〕共碾细末，每服五厘，黄酒调服。

（周道尊）

**（廿七）**

〔主治〕无名肿毒，跌打损伤刀口出血。

〔方药〕精酒九两、樟脑二两、冰片三钱、红汞水五两。

〔用法〕放酒内和匀即成。头痛牙痛都可搽敷。

（徐培春）

# 乳 痛

**（一）**

〔主治〕乳痛初起尚未成脓。

〔方药〕野紫苏全草、橘树根梢、棕树根梢各等量。

〔用法〕共放锡壶内家鸡蛋一枚，煎服二次，鸡蛋吃与不吃无关。

（毛良烜）

**（二）**

〔主治〕妇女吹乳。

〔方药〕野紫苏一握。

〔用法〕水煎服后，温覆取汁即愈。

（洪世志）

**（三）**

〔主治〕乳痛。

〔方药〕蒲公英一两。

〔用法〕水酒各半煎服。

（张炳旺）

**（四）**

〔主治〕乳肿。

〔方药〕蒲公英二两、芙蓉花根一握。

〔用法〕先将蒲公英煎服，再将芙蓉花根捣烂敷患处肿即消。

（王昌根）

# 发丹（疹）

## （一）

〔主治〕发丹不止。

〔方药〕野生水芹根、白酒。

〔用法〕将根部细须去掉，用白酒炒白根七次，加水煎汤温服。

（毛昌华）

## （二）

〔主治〕漆疮痒肿。

〔方药〕杉木屑。

〔用法〕煎汁涂。

（毛兆和）

# 瘿

## （一）

〔主治〕腋下瘿瘤。

〔方药〕长柄葫芦、麻油。

〔用法〕烧存性研末，用麻油调搽以消为度。

（周文魁）

## （二）

〔主治〕项下气瘤。

〔方药〕自然铜。

〔用法〕置水缸中，逐日饮食皆用此水，其肿自消。

# 湿 疮

## （一）

〔主治〕天疱疮。

〔方药〕蚕豆壳、丝瓜叶。

〔用法〕将蚕头壳烧存性研末，用丝瓜叶捣汁调搽。

（周道尊）

## （二）

〔主治〕天疱疮。

〔方药〕芭蕉叶。

〔用法〕芭蕉叶全部洗净捣烂绞汁涂患处。

（杨昌华）

## （三）

〔主治〕湿风疮。

〔方药〕杨树叶、青油。

〔用法〕杨树叶烧存性研末，用青油调涂。

（李廷均）

## （四）

〔主治〕天疱疮。

〔方药〕煅海蛤壳二钱、青黛五分、石膏二钱、黄柏二钱、轻粉五分。

〔用法〕共细末，用天竹叶捣汁调涂。

（李廷均）

## （五）

〔主治〕湿疮。

〔方药〕青黛三钱、冰片三分。

〔用法〕共细末外敷。

（祝松寿）

## （六）

〔主治〕黄水疮。

〔方药〕黄连一钱、黄柏一钱、生大黄一钱半、冰片二分。

〔用法〕共细末用青油调搽。

（周祖寿）

## （七）

〔主治〕黄水疮。

〔方药〕枯矾、黄柏、海螵蛸、龙骨、滑石、松香各等分。

〔用法〕共细末，疮湿干搽，疮干用猪油调敷。

（周焕烈）

## （八）

〔主治〕脓疱疮。

〔方药〕鲜苦瓜叶。

〔用法〕捣汁涂患处，数次即愈。

（王昌根）

# 疥 癣

## （一）

〔主治〕疥癣。

〔方药〕吴茱萸三钱、生硫磺五钱。

〔用法〕共研细末，用菜油调涂。

（周祖寿）

## （二）

〔主治〕癣。

〔方药〕芥菜。

〔用法〕用鲜叶擦患处，每日二三次，五六天即愈。

（王昌根）

## （三）

〔主治〕牛皮癣。

〔方药〕松树皮、冬桑叶。

〔用法〕煎服，服到十次可痊愈。

（徐培春）

# 秃　疮

## （一）

〔主治〕头上秃疮。

〔方药〕蕲蛇二两、白糖二两。

〔用法〕将蛇研末用白糖拌服，轻者一次，重者二三次，隔一星期一次。

（毛廷绥）

## （二）

〔主治〕秃疮。

〔方药〕烟油（在烟筒里）。

〔用法〕搽在疮上，数次即愈。

（江顺东）

## （三）

〔主治〕头发虫吃脱落光。

〔方药〕桃叶不拘数。

〔用法〕捣烂绞汁擦患处数次，发复生。

（徐培春）

# 痒 痔

## （一）

〔主治〕肛门痒痛。

〔方药〕木鳖子仁雌雄各五个。

〔用法〕研末做成丸，用碗盖存放湿处勿令干，每丸以唾液化开贴痔上，痛即止，一夜一丸。

（周文魁）

# 肾囊风（阴囊湿疹）

## （一）

〔主治〕绣球风。

〔方药〕凤凰蛋壳不拘数。

〔用法〕煎汤温洗患处，二三次即愈。

（毛良炟）

## （二）

〔主治〕肾囊风。

〔方药〕鳖头、蛇床子、白芷各等分。

〔用法〕共研细末，菜油调敷。

（周文魁）

## （三）

〔主治〕阴囊湿痒。

〔方药〕乌梅十四枚、古钱四十文、盐三指撮。

〔用法〕用苦酒一斤，上药放铜器中浸九日，洗之效。

（周文魁）

## （四）

〔主治〕肾囊风。

〔方药〕洋绿。

〔用法〕洋绿化水搽患处。

（陈正义）

## （五）

〔主治〕绣球风。

〔方药〕松毛嫩心不拘数。

〔用法〕煎汤熏洗数次即愈。

（姜瑞明）

# 阴囊肿痛

## （一）

〔主治〕肾囊肿大如碗，睾丸疼痛。

〔方药〕马鞭草。

〔用法〕采鲜草捣烂敷患处。

（毛文善）

# 疬

## （一）

〔主治〕软疬。

〔方药〕净松香一两、铜绿五钱、猪胆一个、蓖麻子肉一两。

〔用法〕共捣成膏敷患处。

（王长兴）

## （二）

〔主治〕红疖。

〔方药〕光杏仁一钱、松香三钱、飞朱砂八分、白洋水一钱。

〔用法〕捣烂如泥，贴在疖上即愈合。

（徐昌杰）

## （三）

〔主治〕软疖。

〔方药〕白鹅喉一条烧成性、水银一钱、硫黄一钱。

〔用法〕共研细末，青油调敷患处。

（张炳旺）

## （四）

〔主治〕软疖。

〔方药〕自然铜。

〔用法〕研细末搽患处，膏药贴上即愈合。

# 杂 症

## （一）

〔主治〕角带疮（带状疱疹）。

〔方药〕水葫芦。

〔用法〕将水葫芦洗净，捣烂绞汁搽患处。

（毛良烜）

## （二）

〔主治〕腰带疮。

〔方药〕过山龙。

〔用法〕研末青油调涂。

（王昌根）

## （三）

〔主治〕足趾鸡眼。

〔方药〕地骨皮、红花。

〔用法〕研末敷之。

（周文魁）

## （四）

〔主治〕冻疮溃烂。

〔方药〕青果核、冰片。

〔用法〕共研细末，用青油调敷。

（江顺东）

## （五）

〔主治〕冻疮未溃。

〔方药〕石灰水。

〔用法〕泡洗。

（江顺东）

## （六）

〔主治〕鸡眼。

〔方药〕凤仙花。

〔用法〕先将鸡眼剪破，用花擦数次即可根除。

（徐培春祖传）

## （七）

〔主治〕足根裂纹。

〔方药〕白及、野猪油。

〔用法〕先将白及磨汁涂患处，再用野猪油涂上。

（王昌根）

**（八）**

〔主治〕狂犬病。

〔方药〕潞党参一钱、茯苓三钱、生甘草一钱、羌活一钱、当归一钱、连翘三钱、干地黄一钱半、黄连一钱、生地三钱、鲜芦根一握。

〔用法〕水煎服连服五次。

（张兆庆）

**（九）**

〔主治〕头上生虱。

〔方药〕百部一两。

〔用法〕水煎待冷，洗之，两次愈。

（张兆庆）

**（十）**

〔主治〕下颌脱落。

〔方药〕白术麻风汤：焦白术一两、防风五钱、升麻一钱半。

〔用法〕水煎服。

（姜仁贵）

**（十一）**

〔主治〕偷粪老鼠即鼠漏。

〔方药〕猫头骨。

〔用法〕烤干研粉，加醋调敷患处。

（郑同寿）

**（十二）**

〔主治〕破伤风。

〔方药〕老人指甲三片、绿麻根节三两、头发三钱。

〔用法〕上三味用青麻梗烧存性，研细末，再用黄酒三杯冲服，汗出即愈。

（毛之奎）

# 眼　疾

## （一）

〔主治〕一切目病。

〔方药〕生地二钱、当归一钱、白芍一钱、川芎一钱、白菊花一钱、密蒙花一钱、谷精草一钱、木贼草一钱、龙胆草一钱、蝉衣一钱、淮木通一钱、车前草一钱、泽泻一钱。

〔用法〕煎服。

〔附注〕此系祖传方，经我治愈数百人，复传徒松亦治疗数十人。

（毛兆和）

## （二）

〔主治〕胬肉翻出。

〔方药〕大生地、乌梅肉各等分。

〔用法〕共烧存性研极细末撒上，胬肉自会收缩，可不用刀刮。

（周培烈）

## （三）

〔主治〕眼内云翳白星。

〔方药〕七叶一枝花，即红心草。

〔用法〕采根洗净捣烂搓成条塞鼻孔中，左目塞右，右目塞左。

（毛良烜）

## （四）

〔主治〕眼珠生星。

〔方药〕移星散：黄荆树烧存性。

〔用法〕研极细末，用青油调匀，再用灯烛芯蘸药膏点星上，二次即愈。

（毛连中）

## （五）

〔主治〕眼生云翳白星。

〔方药〕落地珍珠。

〔用法〕采其根珠炼成粉末，放入膏药中，贴太阳穴，左眼贴右，右眼贴左，觉灼热微痛即去膏，起泡即愈。

（毛良烜）

## （六）

〔主治〕眼中生星。

〔方药〕白蒺藜三钱。

〔用法〕水煎洗，三日愈。

（周文魁）

## （七）

〔主治〕飞丝入目。

〔方药〕（一）白矾、食盐少许。

〔用法〕将二味放入碗内，用清水搅匀，洗眼。

〔方药〕（二）鸡冠血点入亦愈。

　　　　（三）白菜汁点入亦愈。

（王缙梓）

## （八）

〔主治〕目疾。

〔方药〕覆盆子。

〔用法〕水煎服，二三剂即消散。

（汪寿仙）

**（九）**

〔主治〕眼珠生星。

〔方药〕威灵仙一钱、川连八分、甘石炉一钱五分、冰片一分。

〔用法〕共研细末，蘸人乳，点入眼内。

（郑同春）

# 耳　疾

**（一）**

〔主治〕耳中息肉。

〔方药〕桐油。

〔用法〕将油滴入耳内，数日后，息肉自消化。

（周永济）

**（二）**

〔主治〕中耳炎。

〔方药〕蛇蜕一段烧存性、陈皮烧存性一钱半、冰片一分、麝香一分。

〔用法〕共研极细末，吹入耳内。

（陈义正）

**（三）**

〔主治〕中耳炎。

〔方药〕红枣、白矾。

〔用法〕将枣去核纳入白矾煨透，研末吹入耳内。

（张炳旺）

**（四）**

〔主治〕中耳炎。

〔方药〕老虎耳朵（白色的）。

〔用法〕洗净捣汁滴入耳内。

（毛良烜）

**（五）**

〔主治〕百虫入耳。

〔方药〕桃叶。

〔用法〕鲜桃叶尖焙干卷成条状塞鼻中，虫立出。

（毛文善）

**（六）**

〔主治〕耳内疼痛不止。

〔方药〕人指甲、冰片。

〔用法〕将指甲在新瓦上烧黄研细末，用冰片少许和匀吹入耳内，痛即停止。

（周焕烈）

**（七）**

〔主治〕百虫入耳。

〔方药〕洋油。

〔用法〕滴少许入耳，虫即死，用钳取出。

（姜瑞明）

# 鼻　疾

**（一）**

〔主治〕鼻渊。

〔方药〕川芎、橘饼。

〔用法〕用川芎煮茶喝，同时配橘饼吃，初服减轻，久服有效。

（洪世志）

## （二）

〔主治〕鼻衄。

〔方药〕绿豆叶、绿豆。

〔用法〕两味共研细末，用温开水吞服，每日三次，每次一钱半。

（朱崇伦）

## （三）

〔主治〕鼻出血

〔方药〕白色木槿花（如无白色可用石榴花）、鸡蛋二三枚。

〔用法〕将花洗净和鸡蛋蒸熟加白糖少许同吃。

（朱德光）

## （四）

〔主治〕鼻中出血。

〔方药〕大蒜。

〔用法〕捣烂贴足心，血止拭去，或用白茅花三钱蘸服。

（周文魁）

## （五）

〔主治〕鼻血不止。

〔方药〕白及。

〔用法〕用口津液磨汁涂山根穴上，立止。

〔方药〕用多年尿壶在火上烘热，向熏之，立止。用本人鼻血点入眼内，右鼻点左，左鼻点右，如两鼻孔都出血，点两眼角之上。

（王缙梓）

## （六）

〔主治〕鼻衄。

〔方药〕（一）鲜茅根煎服。

（二）鲜柏汁煎服。

（三）头发灰煎服。

（四）棕榈炭煎服。

（五）松毛汁煎服。

（王昌根）

# 咽 疾

## （一）

〔主治〕单蛾。

〔方药〕蒙花管尺许一根。

〔用法〕用火点着蒙花管一端如吸烟状，喉中珠泡随烟消散。

（姜增寿）

## （二）

〔主治〕喉蛾。

〔方药〕威灵仙二至三株。

〔用法〕鲜威灵仙捣烂，开水煮汁服下，蛾破而愈。

（周顺清）

## （三）

〔主治〕喉风，内外肿硬，饮食不下。

〔方药〕金钱草。

〔用法〕捣烂绞汁嚼之即愈。

（李光奎）

## （四）

〔主治〕小儿口舌喉生疮，大便燥结。

〔方药〕玄参二钱、生甘草二钱、玄明粉二钱、生大黄一钱半、浙贝二钱、川连八分、天花粉一钱半、大生地三钱、大力子一钱半、白桔梗一钱半。

〔用法〕水煎服。

（戴文台）

**（五）**

〔主治〕喉蛾危急，呼吸闭塞。

〔方药〕芥菜籽。

〔用法〕将芥菜籽捣粗末和烟草装入旱烟盏内，吸烟连吸数次，蛾即破裂，毒血流出即愈。

（洪世志）

**（六）**

〔主治〕喉风肿痛。

〔方药〕西豆根二钱、土牛膝四钱、射干二钱、大力子二钱、龙胆草一钱、川连一钱半、桔梗一钱半、黄柏一钱半、知母二钱、焦栀子二钱，如便秘加大黄二钱。

〔用法〕煎服。

（周师通）

**（七）**

〔主治〕咽喉红肿作痛。

〔方药〕青鱼胆一百个、胆巩五钱、头枚五分。

〔用法〕将鱼胆阴干连药共研极细末，吹入喉内，痛即止。

（朱谦牧）

**（八）**

〔主治〕白喉。

〔方药〕麻黄一钱、桔梗一钱、光杏仁二钱、生石膏四钱、生甘草一钱。

〔用法〕煎服。

（毛以成）

## （九）

〔主治〕白喉。

〔方药〕白僵蚕一钱、川贝一钱、黄连三钱、生地三钱、玄参二钱、鲜石斛三钱、金银花二钱、生甘草一钱、蝉衣三只、板蓝根一钱、连翘一钱、鲜白茅根三钱。

〔用法〕水煎二次，取汁分服。

〔外敷药〕锡类散、硼砂粉。

〔用法〕先用淡盐汤洗患处，继用硼砂水洗净，后用锡类散敷患处，一日五六次，可使白膜外脱。

（王昌根）

## （十）

〔主治〕扁桃腺炎。

〔方药〕青茶叶七张、老虎耳朵七张、珠兰叶七张。

〔用法〕采鲜叶洗净，水煎服。

（张逸心）

## （十一）

〔主治〕咽喉肿痛，痰涎上涌舌胀大。

〔方药〕炒牛蒡子二钱、前胡二钱、天花粉三钱、生栀子二钱、黄芩二钱、玄参三钱、金银花三钱、人中黄三钱、生甘草一钱。发寒热加柴胡二钱，郁热加白芍三钱、贝母二钱，口渴加麦冬三钱、知母二钱。

〔用法〕水浓煎冷服，饭后服。

（周焕烈）

## （十二）

〔主治〕喉蛾。

〔方药〕白花金锁匙一根。

〔用法〕根捣烂取汁，再用米泔水冲服，立愈。

（廖宗理）

## （十三）

〔主治〕喉蛾。

〔方药〕马兰头根。

〔用法〕捣烂绞汁噙口内，数次即愈。

（李先魁）

## （十四）

〔主治〕喉蛾。

〔方药〕壁钱、嬉壳一至二个。

〔用法〕当烟吸，蛾即溃破出血而愈。

（姜瑞明）

## （十五）

〔主治〕喉音不亮。

〔方药〕茶叶白糖。

〔用法〕水煎服。

（徐缙兴）

# 口齿各症

## （一）

〔主治〕小儿鹅口疮。

〔方药〕白马骨。

〔用法〕水煎服。

（王昌根）

**（二）**

〔主治〕风火牙痛。

〔方药〕川连二钱、生石膏粉四钱、细辛五钱。

〔用法〕水煎服。

（朱崇伦）

**（三）**

〔主治〕牙痛。

〔方药〕食盐一钱、生姜二片、细辛三分。

〔用法〕三味合并嚼细，咬在牙上痛即止。

（毛廷绥）

**（四）**

〔主治〕小儿舌疮。

〔方药〕炙麻黄一钱、荆芥一钱、赤芍二钱、炙甘草二钱、酒大黄三钱、焦栀子二钱、生白术三钱、黄芩二钱、绿豆三钱。

〔用法〕用米泔水煎服二剂，大小便畅通即愈。

（周焕烈）

**（五）**

〔主治〕牙痛。

〔方药〕天仙子三钱。

〔用法〕装入烟筒内当烟吸，不可咽下。

（周文魁）

**（六）**

〔主治〕小儿口疮。

〔方药〕细生地一钱半、玄参一钱半、桔梗一钱、地榆炭一钱。

〔用法〕水煎服。

（汪寿仙）

## （七）

〔主治〕走马牙疳。

〔方药〕大麦年鱼（鲶鱼）。

〔用法〕剖去腹内脏腑切成数段，蒸熟淡吃，三四次痊愈。

（毛良烜）

# 蛇犬蜈蚣虫兽咬伤

## （一）

〔主治〕蛇咬伤。

〔方药〕臭虫。

〔用法〕捣烂涂伤口处，其毒药立解。

（周道尊）

## （二）

〔主治〕蛇咬伤。

〔方药〕五灵脂一两、雄黄五钱。

〔用法〕共研细末用黄酒送服，每日二钱，分二三次服。并可局部涂之，甚效，起泡针刺破。

（毛廷绥　王昌根）

## （三）

〔主治〕毒蛇咬伤。

〔方药〕雄黄三钱、吴茱萸四钱、威灵仙四钱、五灵脂四钱、贝母四钱、白芷三钱、细辛八分。

〔用法〕共细末，日服三次，发热在38℃以上者可加川连二钱、羌活一钱半、柴胡三钱、荆芥一钱。

（毛之奎）

**（四）**

〔主治〕虫咬伤

〔方药〕肥猪肉切成块、雄黄一两（研）。

〔用法〕把肉块涂遍雄黄末，挂在通风处，用时雄黄肉擦之，肿即消。

（杨昌华）

**（五）**

〔主治〕蜂蛰伤。

〔方药〕芋艿。

〔用法〕取芋艿茎干横断，挤出其汁涂伤处，痛止肿消。

（杨昌华　廖宗理）

**（六）**

〔主治〕蜈蚣咬伤。

〔方药〕青油灯芯。

〔用法〕将青油点火，用烛芯浸油燃烧伤处，痛即止

（廖宗理）

**（七）**

〔主治〕蛇咬伤。

〔方药〕半边莲。

〔用法〕捣烂敷患处并煎服甚效。

（毛兆和）

**（八）**

〔主治〕蛇咬伤。

〔方药〕大叶墙爬藤（即络石藤）一两、一枝香二钱、白糖少许。

〔用法〕共捣烂泥混合敷伤处，如痛未止，可水蓣（生在冷水坑沿）调米泔水搽伤口，伤痛即止。

（林江海）

## （九）

〔主治〕蛇伤。

〔方药〕小青叶二钱、青木香二钱。

〔用法〕共捣烂，先将汁吞服，渣敷伤口。

（林江海）

## （十）

〔主治〕蛇咬伤。

〔方药〕四叶青。

〔用法〕煎服。

（王昌根）

## （十一）

〔主治〕蜈蚣咬伤。

〔方药〕香附。

〔用法〕嚼烂涂之立效。

（周文魁）

# 鱼骨竹木刺伤

## （一）

〔主治〕鱼骨鲠喉。

〔方药〕威灵仙一两、砂糖二两。

〔用法〕浓煎服。

（柴锡生）

## （二）

〔主治〕竹木刺伤。

〔方药〕白颈蚯蚓。

〔用法〕将蚯蚓切断，滴血入眼，刺即出。

（周文魁）

## （三）

〔主治〕诸骨鲠喉。

〔方药〕糖饼一块。

〔用法〕饼含口内，在将烊未烊之际用力吞下。

（李先魁）

# 急　救

## （一）

〔主治〕酒醉。

〔方药〕鲜生萝卜，不拘多少。

〔用法〕洗净捣汁喝下。

（杨昌华）

## （二）

〔主治〕铁钉误吞入腹。

〔方药〕灵活磁石三钱、朴硝三钱。

〔用法〕两味研末用猪油白蜜少许开水煮冲服，铁钉即随大便而出。

（姜瑞明）

## （三）

〔主治〕误吞引针线入腹。

〔方药〕蟾眼。

〔用法〕采取活蟾一只，将眼睛挖出，整个吞下，针即刺入蟾眼内随大便而出。

（姜瑞明）

**（四）**

〔主治〕食物中毒。

〔方药〕（1）苦白矾五钱、大蒜二两。

〔用法〕打浆拌匀，开水煮汁服，呕吐即解。

〔方药〕（2）黄连一钱、生大黄三钱、生甘草一钱、玄明粉一钱。

〔用法〕水煎服。

（江兆庆）

# 肝硬化

〔方药〕熟地 30g、必福 3 个、炒白术 30g、炒白芍 30g、当归 30g。

〔用法〕共研末用温开水吞服。

（王炳奎）

# 血吸虫病引起脾脏肿大（痞块）

〔方药〕穿山甲 30g、雷丸 15g、炒白术 30g、当归 45g、生黄芪 30g、地鳖虫 15g、瓦楞子 90g、炒干漆 30g、醋柴胡 30g、醋三棱 30g、醋鳖甲 60g、阿魏 18g、生桃仁 30g、生鹤虱风 15g、炒白芍 30g、海藻 30g、泽泻 25g、炒枳实 30g、醋青皮 30g、醋莪术 30g、醋大黄 25g。

〔用法〕蜂蜜为丸，每天早晚服 8g 左右，温开水吞服。

（王炳奎）

# 痄腮

〔主证〕身热，头痛，一腮或二腮肿大，按之则痛，舌苔白腻。

〔治法〕清热解毒，祛风散结。

〔方药〕海藻10g、昆布10g、大力子6g、板蓝根15g、连翘6g、银花6g、象贝6g、瓜蒌皮6g、制天虫6g。

（宣桂琪）

# 水　痘

〔主证〕身体微热，头面腰背四肢出现水疱疹，或咳嗽，或烦躁，舌苔白薄。

〔治法〕达痘宣化。

〔方药〕荆芥3g、苏梗5g、连翘壳6g、丝瓜络6g、忍冬藤6g、象贝6g、杏仁6g、广郁金5g。痘回后去忍冬藤，加金银花5g、甘草2.4g、夏枯草6g。

（宣桂琪）

# 夏季热

〔主证〕夏季经常发热，口渴引饮，小溲频数，烦躁不安，形瘦体弱或便泻，舌红，苔薄白。

〔治法〕清暑和阴为主。

〔方药〕连翘壳6g、鲜芦根30g、生石膏15g、知母6g、青蒿3g、乌梅肉5g、鲜荷叶60g、益元散10g（包）、鸡内金5g。舌红烦躁，口渴甚者，加元参5g、麦冬5g、石斛10g。

（宣桂琪）

# 婴儿夜啼症

〔主证〕小儿心神不足，常有夜间烦啼不止，无外感等症。

〔治法〕安神宣化。

〔方药〕蝉衣 3g、制天虫 5g、薄荷 2.4g、钩藤 5g、辰灯芯二束、紫金片 0.3g（化服）。

（宣桂琪）

# 后 记

　　征集编辑出版《江山中医医案》一书的想法由来已久，但正式确定并公开征集医案是从去年开始的。经过近两年的努力，在江山市卫生计生局和其下属医疗单位，以及郑寿彭、宣桂棋、姜玉凤、汪泽华、邵荣芳、林梅素等江山中医药前辈大力支持下，至今玉汝而成，颇感欣慰。在此，也特向上述单位与个人致以衷心感谢。

　　本书共分《医案》《医论》《验方》三个部分。医案是全书的主体，一共收集了41位中医师的371个医案。在医案体例方面尽可能的作了统一，每个医案有病名、患者姓氏、大概住址、性别、诊次、辨证、方药、治疗效果、按语等。患者绝大多数是江山本地的，个别是与江山山水相依的江西广丰区管村、福建浦城等地的，这一点主要体现中医辨证施治的地域性特征，为今后治疗在江山出生成长的患者提供一些可以参照的治疗方案，也是我们征编出版本书的重要目的所在。医论相对少一些，收录13篇医论。验方部分主要取自由姜建英（已故医者毛文池的夫人）女士家藏的估计是20世纪50年代末60年代初江山卫生部门编辑的验方小册子，这本小册子很难得，记录了钟芳瑾等一些解放初期江山老中医的验方和民间家传秘方，体现了政协文史资料不拘一格、多说并存、存史育人的特点。

　　在本书编辑过程中，我们遵循以作者出生年月先后为序原则来编排，体现尊老敬老的精神。由于征集时间有限或者是错过了征集时机，江山市还有个别较有名气的中医师的医案没有收录书中，诸如周宠范、钟芳瑾、徐昌杰、郑绍均等，有遗珠之憾。待后来者再补，适时征集再版。

医者仁术，医者父母心，中医历来讲究医德、医道，更讲究辨证施治，所以书中所载医案，是针对特定病人的治疗方案，读者切不可凭借自己的臆想而按图索骥，认为治某病可用某方，由此而贻误病情，甚至危及生命，这就大违本书征编之初衷，特请读者注意。

编者

2016 年 8 月